心血管内科专科护士手册

主编 黄 霞 魏丽丽 冷 敏

科学出版社

北 京

内 容 简 介

本书共10章，包括心血管内科护理质量敏感指标及评价标准、心血管系统基础理论知识、常用药物应用及护理要点、常用辅助检查及指导、常用临床技术操作及指导、急危重症的紧急处理及护理配合、心血管系统疾病护理常规、介入手术护理常规、健康管理及护理临床教学等内容。对心血管内科护士应具备的基本理论知识和技能，以及处理突发事件的应急能力、临床实践能力、教学及品质管理能力，有指导作用。内容实用，叙述详尽，理论与实践结合紧密。是临床心血管科护理人员常备的学习参考用书，亦可作为专科护理人员及社区医护人员学习用书。

图书在版编目(CIP)数据

心血管内科专科护士手册/黄霞，魏丽丽，冷敏主编.—北京：科学出版社，2018.9

ISBN 978-7-03-058837-1

Ⅰ.①心… Ⅱ.①黄… ②魏… ③冷… Ⅲ.①心脏血管疾病－护理－手册 Ⅳ.①R473.5-62

中国版本图书馆CIP数据核字(2018)第213608号

责任编辑：郝文娜 / 责任校对：李 影
责任印制：赵 博 / 封面设计：吴朝洪

科学出版社出版
北京东黄城根北街16号
邮政编码：100717
http://www.sciencep.com
涿州市般润文化传播有限公司印刷
科学出版社发行 各地新华书店经销

*

2018年10月第 一 版 开本：720×1000 1/16
2024年 3 月第十一次印刷 印张：17 1/4
字数：346 000

定价：89.00 元
（如有印装质量问题，我社负责调换）

编委会

主　编　黄　霞　魏丽丽　冷　敏

副主编　刘娅楠　赵　鸿　汲　芳　崔　岩　曹国荣

徐　虹　荣山伟

编　委　（以姓氏笔画为序）

于莉莉　王　青　王　妮　王　斌　王丽君

王洪梅　王翠翠　王慧敏　毛坚丽　尹　娜

孔田甜　田　敏　代晓雪　冯　爽　冯卉琴

吕雪娜　刘娅楠　齐宗辉　汲　芳　孙丽丽

孙春蕾　牟金金　李　丹　李　霞　李琪琪

杨　丽　杨秀瑾　吴莹玉　冷　敏　宋　宁

宋丽霞　迟笑婷　张　阳　张　婷　张云梅

张明明　张南南　陈亚婷　金延春　周　赟

周小燕　赵　鸿　赵玉红　荣山伟　胡　建

骆　梅　徐　虹　高　琴　郭　彤　黄　霞

曹国荣　崔　岩　崔亚暖　崔祥宇　崔璐璐

樊筱瑜　魏丽丽

前　言

随着社会经济发展，我国进入全面建设小康社会的新阶段，人民生活水平不断提高，健康需求快速增加，“无病早预防、有病早治疗、防止伤病残”已经成为广大人民群众最关注、最迫切、最现实的问题。工业化、人口老龄化和环境变化等，使心血管疾病患病人数也急剧增加，呈现出“高患病率”“高致残率”“高病死率”的特点。目前，心血管疾病的病死率已跃居我国居民疾病死亡原因的首位，高于肿瘤及其他疾病，且仍呈不断上升趋势，给患者和家属造成的精神和经济负担日渐加重。因此，普及心血管疾病的防治知识，提高医疗卫生专业护理人员临床护理管理能力，将有效降低疾病的病死率，提高患者的生活质量，促进民众健康。本书根据国内外最新循证医学资料与常见疾病的诊疗护理指南，结合临床实践经验编写而成，旨在提高心血管内科专业护理人员业务能力、教学能力及品质管理能力，为患者及其家属提供全方位、全周期健康服务。

本书内容全面实用、涵盖知识面广，指导性强，突出心血管专科护理特色，是心血管专业护理人员工作的指导工具书。适合护理科研、教育工作者、临床护士、实习人员及进修人员的培训学习及参考，对于提高护理工作水平、提高学科影响力具有重要的指导意义。由于本人能力和水平有限，书中不足之处，敬请各位专家、读者和护理同仁提出宝贵意见，以便修正和补充。

黄　霞　魏丽丽　冷　敏

2018年5月21日

目 录

第1章

心血管内科的护理质量敏感指标及评价标准

当前，我国多数医院的护理质量评价体系仍沿用1989年颁发的第一套全国统一的《护理质量评价指标体系》，标准陈旧，部分指标主观性强，欠科学性。标准里更多关注的是护士工作，缺乏对患者结局的关注。而患者结局是护理质量评价的金标准。

随着护理工作内外环境的变化、循证护理的提出和优质护理服务的深入推进，护理工作的内涵及人们对健康的需求发生了很大的变化，原有的护理质量评价体系已经很难适应当前医院管理的需求，同时，加上护理人员不足、护理队伍整体专业化水平不高与管理的滞后，迫切需要护理管理者"以循证为基础，从质量管理的实际出发，结合各种先进管理方法和手段，建立敏感、科学、实用的护理质量体系。

护理质量敏感性指标是指用于定量评价和监测影响患者结局的护理管理、护理服务、组织促进等各项程序质量的标准，主要包括结构指标、过程指标、预后指标，是反映护理工作量大、风险性高、成本高、问题多发的指标。

构建敏感指标评价体系的目的是通过抓住指标和数据，准确测量护理质量，发现问题、改进质量，从而确保患者受益，体现护理的独特价值，达到持续质量改进，使护理管理更加科学化、规范化。为持续改进心血管内科的护理质量，规范护士行为，保证患者安全，我们构建了心血管内科的护理质量敏感性指标及评价标准。

第一节　急性心肌梗死患者的心理护理落实率

一、指标定义

1.心理状态　心理活动的基本形式之一。指心理活动在一定时间内的完整特征。例如，注意、疲劳、紧张、轻松、忧伤、喜悦等。它兼有心理过程和个性心理特征的特点，既有暂时性，又有稳定性。是心理过程和个性心理特征联结的中介环节，是构成一切心理活动展开的背景。

2.心理护理　护理过程中，由护士通过各种方式和途径（包括应用心理学和技术），积极影响患者的心理活动，从而达到护理目标的心理治疗。

3.焦虑、抑郁及躯体化症状自评量表　依据心理学理论，根据操作规程，对患者的能力、人格、心理健康等特征，以及行为确定出一种量化的标准，通过分值判断患者存在焦虑、抑郁、躯体化症状的程度，作为进行心理护理的依据。

4.急性心肌梗死住院患者　所有住院患者的初步诊断中包含急性心肌梗死患者。

5.急性心肌梗死患者的心理护理落实率　给周期内急性心肌梗死患者发放心理自评量表，判断心理状态及采取相应的护理措施，统计周期内急性心肌梗死心理护理落实措施达标总例数与同期急性心肌梗死患者心理护理措施的总例数的百分比，即为急性心肌梗死患者心理护理落实率。

二、指标监测意义

急性心肌梗死是冠心病中较为常见和严重的一个类型，因心肌坏死及伴随出现心功能不全和心律失常，使患者体力劳动和自理能力受到限制，造成心理压力，此类患者在院内经过系统的抢救、治疗和护理的同时，容易出现许多心理问题。

导致心理障碍发生的主要因素是儿茶酚胺的激素水平变化，心肌梗死发病后患者多存在焦虑、抑郁、恐惧等负性情绪，可致大脑皮质功能紊乱、自主神经功能失调、交感神经兴奋，造成患者行为、性格反常。同时，儿茶酚胺分泌增多、心率加快、心肌氧耗量增加，促使血小板聚积，增加血液黏滞性和凝固性，也可以导致脂质代谢紊乱、冠状动脉痉挛等，从而加重病情，增加患者心理负担。

早期实施心理护理干预，护理人员对患者加以沟通，用亲切的态度倾听患者内心想法，用关怀的语气给予支持、鼓励，对患者进行心理疏导，人文关怀，消除其焦虑、抑郁等负面情绪，可有效减轻患者的心理压力并增强自我调节能力，缓解不良情绪引发的躯体不适，帮助患者恢复身心健康，改善生活质量，减少心血管事件发生，对提高急性心肌梗死合并心理问题患者的治愈率有重要意义。

三、测量方法

（一）计算公式

急性心肌梗死患者心理护理落实率=周期内急性心肌梗死心理护理落实措施达标总例（次）数/同期急性心肌梗死患者心理护理措施总例（次）数×100%

1.说明　“统计周期”为每月、每半年、每年。

2.纳入标准

（1）急性心肌梗死患者的纳入标准：所有心血管内科住院患者临床症状与实验室检查（心电图及心肌酶检查）均符合中华医学会关于急性心肌梗死的诊断标准的患者。

（2）心理护理落实者的纳入标准：填写心理测验量表并接受心理疏导的急性心肌梗死患者。

3.排除标准　排除严重肝肾功能异常损害、昏迷休克、听力或意识障碍及生命体征不稳定的患者。

（二）数据及来源

1.数据收集的方式　计算急性心肌梗死患者心理护理落实率，周期可分为每月、每半年和全年；周期内的急性心肌梗死患者名单通过交班报告获得；责任护士使用心理测验量表进行评判，填写评估量表，筛查统计出需要进行心理护理的患者；责任护士根据心理评估情况，采取个性化的心理护理措施；心理护理的落实情况由质控小组成员通过统一培训后根据查检表评价获得。

2.质量评价标准

（1）对患者礼貌问候，主动自我介绍，建立良好的护患关系，解释心理因素与疾病重要性，讲明保密原则。

（2）讲解心理测验量表目的以取得患者配合，正确填写焦虑抑郁自评量表。

（3）进行资料整理和评估，包括患者基本资料和量表评分等。

（4）确定患者心理与行为问题的关键点，提出初步诊断。

（5）制订个体化的心理护理方案，包括具体目标、干预方法等。

（6）进行有效沟通，鼓励患者表达情感，改变错误认知。

（7）给予疾病相关健康知识的宣教，结合运动康复措施，树立战胜疾病信心。

（8）向患者讲述积极配合护理、治疗的重要性，增强其依从性。

（9）转移注意力，放松训练，指导患者学会自我情绪管理。

（10）获取家属亲友的配合支持。

（11）保持安静、整洁，有利于心理健康的治疗环境。

（12）对情绪波动明显的患者做好安抚工作，严格进行交接班。

（13）知晓抗焦虑抑郁药物的作用及副作用。

（14）及时发现重度抑郁患者，严防自杀倾向，症状严重时进行转诊治疗。

（15）护理病历体现心理护理记录。

（16）针对患者心理问题，指导其出院后门诊继续随访，达到“双心”（心脏、心理）健康。

3.其他　急性心肌梗死患者心理护理落实率质量评价标准。

（三）目标值设定

1.现况值　统计心血管内科2017年8月1日至11月30日，4个月内急性心肌梗死患者为112人，心理评估问卷发放共47人，并给予了相应的心理护理，占心肌梗死人数的41.96%。

统计心血管内科2018年1月22日至2月4日，15天内入院急性心肌梗死患者15人，其中填写问卷人数10人，由责任护士进行心理护理，同期随机选取5例患者由质控小组成员采用质量评价标准进行落实评价，落实率为50%（5/10）。

通过文献检索，未查检到可供参考的基线数据。

2.目标值　预计经过有效措施的落实和改进，将2018年的目标值设定为≥70%。

四、急性心肌梗死患者护理质量敏感指标评价标准

见表1-1。

表1-1　急性心肌梗死患者护理质量敏感指标评价标准

项目：　　　　急性心肌梗死患者心理护理落实率　　　　督查人：

序号	内容	督查总例数/次数	完全达标	部分达标	不达标	不适用	完全达标率	部分达标率	不达标率	备注
1	礼貌问候，主动自我介绍，建立良好的护患关系，解释心理因素及疾病重要性，讲明保密原则									
2	讲解心理测验量表目的以取得患者配合，正确填写焦虑抑郁自评量表									
3	进行资料整理和评估，包括患者基本资料和量表评分等									
4	确定患者心理与行为问题的关键点，提出初步诊断									
5	制订个体化的心理护理方案，包括具体目标、干预方法等									
6	与患者进行有效沟通，鼓励患者表达情感，改变错误认知									
7	给予患者相关健康知识宣教，结合运动康复措施，树立战胜疾病信心									
8	向患者强调积极配合护理、治疗的重要性，增强其依从性									
9	转移注意力，放松训练，指导患者学会自我情绪管理									

续表

序号	内容	督查总例数/次数	完全达标	部分达标	不达标	不适用	完全达标率	部分达标率	不达标率	备注
10	获取家属亲友的配合支持									
11	保持安静、整洁，有利于心理健康的治疗环境									
12	对情绪波动明显的患者做好安抚工作，严格进行交接班									
13	知晓抗焦虑抑郁药物的作用及副作用									
14	及时发现重度抑郁患者，严防自杀倾向，症状严重时进行转诊治疗									
15	护理病历体现心理护理记录									
16	针对患者心理问题，指导其出院后门诊继续随访，达到“双心”（心脏、心理）健康									
	合　计									
督查意见										

注：①每个条目至少抽查5例数/次数，在“督查总例数/次数”栏中填写数目；如不满5例数/次数，填写实际督查数目。②实际督查结果在“完全达标”“部分达标”“不达标”栏中填写数目，计算“完全达标率”“部分达标率”；如无此条目内容，在“不适用”栏中打“√”

（黄　霞　王　妮）

第二节　心力衰竭患者护理合格率

一、指标定义

1.*心力衰竭*　是指由于各种心脏结构和功能异常导致心室充盈和（或）射血功能低下而引起的一组临床综合征，其主要临床表现为呼吸困难、疲乏和液体潴留。

2.*心力衰竭患者护理合格率*　心力衰竭患者护理达标例数与统计周期内心力衰竭患者护理措施总例数的百分比称为心力衰竭患者护理合格率。

二、指标监测意义

心力衰竭是各种心脏疾病发展的最终阶段，具有患病率高、费用高和预后差的特点，是目前世界严重的公共卫生问题之一。临床上许多患者在短期内反复发作入院，导致心功能迅速恶化，极大地降低了生活质量，给家庭和社会带来了沉重的负担。随着老龄化社会的到来，慢性心力衰竭患病率逐年增加，它影响患者的生活质量，甚至危及生命安全。治疗过程中不仅需要药物剂量和种类的不断调整，更需要进行全面的护理评估并做好周密的护理措施，才能保持患者病情的稳定。在临床工作中，做好心力衰竭患者的护理，有利于提高患者生存率，延缓疾病恶化进度。全面掌握患者的疾病相关信息，密切监测生命体征、出入量变化和并发症的发生，做好活动、皮肤、用药、饮食指导，为医师的治疗提供必要的依据，为改善患者的预后奠定基础，更好地实践科学的优质护理服务。

三、测量方法

（一）计算公式

$$\text{心力衰竭患者护理合格率}=\frac{\text{周期性心力衰竭护理措施达标例（次）数}}{\text{同期心力衰竭护理措施总例（次）数}}\times 100\%$$

1.说明　“统计周期”为每月、每季度及每半年。

2.纳入标准　诊断为心力衰竭的住院患者。

3.排除标准　非住院的心力衰竭患者，急性心力衰竭患者，再次入院的心力衰竭患者。

（二）数据及来源

1.数据收集的方式　周期内心力衰竭住院患者的统计可以通过责任护士对新入院患者查看主要诊断获得。具体方法：责任护士查看新入院患者主要诊断是心力衰竭后，对患者采取相应护理措施，告知护士长及质控小组成员，护士长及质控小组成员开始进行质控并做好详细记录。

2.质量评价标准

（1）知晓患者主要诊断和心功能分级。

（2）给予患者持续吸氧。

（3）协助患者取舒适体位。

（4）准确记录患者24h出入量。

（5）每日监测患者体重并做好记录。

（6）有腹水患者每日测量腹围并做好记录。

（7）根据心功能分级制订活动计划。

（8）指导患者活动过程中如有不适，应停止活动。

（9）保持皮肤清洁干燥、无破损、无压疮。

（10）保持会阴部清洁干燥。

（11）告知患者服药注意事项。

（12）密切观察药物不良反应。

（13）告知患者及其家属低盐饮食的重要性。

3.附件　心力衰竭患者护理合格率质量评价标准。

（三）目标值设定

1.现况值　统计心血管内科2018年1月5日至2月4日，1个月内住院的心力衰竭患者52例，护士长及质控小组护士按照质量评价标准进行评价，护理合格率为86.98%。

2.目标值　预计经过有效措施的落实和改进，将2018年的目标值设定为≥95%。

四、急性心力衰竭患者护理质量敏感指标评价标准

见表1-2。

表1-2　急性心力衰竭患者护理质量敏感指标评价标准

项目：　　心力衰竭患者护理合格率：　　督查人：

序号	内容	督查总例数/次数	完全达标	部分达标	不达标	不适用	完全达标率	部分达标率	不达标率	备注
1	知晓患者主要诊断和心功能分级									
2	给予患者持续吸氧									
3	协助患者取舒适体位									
4	准确记录患者24h出入量									
5	每日监测患者体重并做好记录									
6	有腹水患者每日测量腹围并做好记录									
7	根据心功能分级制订活动计划									
8	指导患者活动过程中如有不适，应停止活动									
9	保持皮肤清洁干燥、无破损、无压疮									
10	保持会阴部清洁干燥									
11	告知患者服药注意事项									

续表

序号	内容	督查总例数/次数	完全达标	部分达标	不达标	不适用	完全达标率	部分达标率	不达标率	备注
12	密切观察药物不良反应									
13	告知患者及其家属低盐饮食的重要性，限制患者含钠量高的食物摄入									
	合 计									
督查意见										

注：①每个条目至少抽查5例数/次数，在“督查总例数/次数”栏中填写数目；如不满5例数/次数，填写实际督查数目。②实际督查结果在“完全达标”“部分达标”“不达标”栏中填写数目，计算“完全达标率”“部分达标率”；如无此条目内容，在“不适用”栏中打“√”

（黄　霞　尹　娜）

第三节　冠状动脉介入术后心脏康复措施落实率

一、指标定义

1.心脏康复　心脏康复是指改善心血管疾病患者身体的、心理的、社会的、职业的状态，抑制或降低动脉硬化的进程，减少疾病的再发、再住院及病死率，提高生活质量（实现轻松、愉快、可以自由活动的生活）为目的的治疗。需要多种团队，针对每位患者进行个性化的、长期全面的、综合的（包括医学诊断、基于运动处方的运动疗法、控制冠心病的危险因素、患者的咨询与宣教、对症的药物治疗等）诊疗活动。

2.冠状动脉介入术后心脏康复措施的落实率　周期内冠状动脉介入术后患者心脏康复落实措施达标总例（次）数与同期冠状动脉介入术后心脏康复措施的总例（次）数的百分比称为冠状动脉介入术后心脏康复措施的落实率。

二、指标监测意义

据中国心血管疾病报告2016年报道，我国心血管疾病现患病例数至少2.9亿，近年来，随着经济发展和社会压力的增加，我国冠心病发生率逐年攀升且呈年轻化趋势，导致心血管疾病带病生存例数不断增加，造成反复住院、劳动能力丧失、病情逐渐恶化，给个人、家庭、社会都带来了沉重的负担。

经皮冠状动脉介入治疗目前是治疗冠心病最有效的治疗方法，但术后患者需要长期服用药物，有效控制危险因素，以达到防止支架内血栓和再狭窄发生的目的。为降低心血管的发病率和病死率，缩短疾病治疗时间、患者康复时间，降低治疗成本，提高生活质量，协助患者尽快回归家庭与社会，进行全面有效的心脏康复具有重要的意义。

三、测量方法

（一）计算公式

冠状动脉介入术后心脏康复措施落实率＝周期内冠状动脉介入术后患者心脏康复落实措施达标总例（次）数/同期冠状动脉介入术后心脏康复措施总例（次）数×100%

1.说明 “统计周期”为每月、每半年、每年。

2.纳入标准

（1）符合冠心病的诊断标准。

（2）住院期间行冠状动脉介入手术治疗。

（3）心功能≤Ⅱ级。

（4）心绞痛严重程度分级在Ⅱ～Ⅲ级。

3.排除标准

（1）合并严重的视力、听力障碍。

（2）合并严重的并发症（严重心力衰竭、严重肾衰竭、恶性肿瘤、严重的心律失常等）。

（3）既往或目前有精神疾病和精神障碍，有智力、认知功能严重障碍。

（二）数据及来源

1.数据收集的方式 计算住院期间冠状动脉介入手术后患者心脏康复措施的落实率，周期为每月、每半年、每年；周期内冠状动脉介入手术患者名单可从交班报告中获得；符合心脏康复纳入标准的患者由责任护士进行心脏康复指导并填写《心血管内科心脏康复患者登记表》，发放出院随访联系卡，预约门诊随访日期；心脏康复指导落实情况由质控小组成员通过统一培训后根据查检表评价获得。

2.质量评价标准

（1）与医师沟通患者病情，了解患者术中情况，执行康复措施前进行风险评估。

（2）对患者宣教心脏康复相关知识，包括心脏康复目的、意义及注意事项等。

（3）桡动脉穿刺者术后上肢适当抬高制动，如无出血，酌情下床活动，落实运动处方。

（4）股动脉穿刺者术后下肢制动6～8h，足部背屈运动，8h后缓慢翻身，术侧下肢勿屈曲。

（5）股动脉穿刺者术后24h拆除绷带后先坐起在床上活动，如无不适在床边椅坐或立，再过渡到床旁行走。

（6）视病情，活动时进行心电监测，运动时目标心率为静息心率增加15～20次/分，强化防跌倒安全宣教。

（7）指导饮食清淡、膳食营养平衡，控制体重，落实饮食处方。

（8）加强沟通，消除顾虑，指导患者保持乐观心态，改善睡眠，落实心理处方。

（9）遵医嘱长期规范用药，知晓药物的作用及注意事项，落实药物处方。

（10）改良不健康生活行为，重点落实戒烟处方。

（11）知晓疾病危险因素及自我防范措施，避免再次发病。

（12）教会患者及其家属测量血压、脉搏的方法。

（13）教会患者及其家属在突发心血管事件时的自救技能。

（14）出院前登记患者资料，建立心脏康复随访档案。

（15）进行出院心脏康复指导，重点个性化运动方案，包括运动热身、强度、方式、时间及频率等。

（16）指导患者定期门诊随访，增强依从性和坚持康复举措的毅力及职业回归。

3.其他　冠状动脉介入术后心脏康复措施落实率质量评价标准。

（三）目标值设定

1.现况值　统计心血管内科2017年1月1日至12月31日，1年内心肌梗死PCI术后心脏康复纳入总例数268例，同期进行心脏康复患者97例次，比例为36.26%。

通过查阅文献，某三甲医院患者参加心脏康复比例为25.0%～66.2%。

统计心血管内科2018年1月22日至2月4日，冠状动脉介入术后患者87例，其中纳入心脏康复例数54例，由责任护士进行心脏康复，同期随机选取20例患者分别由2名质控小组成员采用质量评价标准进行落实评价，落实率为66.56%。

2.目标值　预计经过有效措施的落实和改进，将2018年的目标值设定为≥80%。

四、冠状动脉介入术后心脏康复患者护理质量敏感指标评价标准

见表1-3。

表1-3　冠状动脉介入术后心脏康复患者护理质量敏感指标评价标准

项目：　　冠状动脉介入术后心脏康复措施落实率：　　督查人：

序号	内容	督查总例数/次数	完全达标	部分达标	不达标	不适用	完全达标率	部分达标率	不达标率	备注
1	与医师沟通了解患者病情，患者术中情况，执行康复措施前进行风险评估									
2	对患者宣教心脏康复相关知识，包括心脏康复目的、意义及注意事项等									
3	桡动脉穿刺者术后上肢抬高制动，如无出血，下床活动，落实运动处方									
4	股动脉穿刺者术后下肢制动6～8h，足部背屈运动，8h后缓慢翻身，术侧下肢勿屈曲									
5	股动脉穿刺者术后24h拆除绷带后先坐起在床上活动，如无不适在床边椅坐或立，再过渡到床旁行走									
6	视病情，活动时进行心电监测，运动时目标心率为静息心率增加15～20次/分，强化防跌倒安全宣教									
7	指导饮食清淡、膳食营养平衡，控制体重，落实饮食处方									
8	加强与患者沟通，消除患者顾虑，指导患者保持乐观心态，改善睡眠，落实心理处方									
9	遵医嘱长期规范用药，知晓药物作用及注意事项，落实药物处方									
10	改变不健康生活行为，重点落实戒烟处方									
11	知晓疾病危险因素及防范措施，避免再次发病									
12	教会患者及其家属测量血压、脉搏的方法									
13	教会患者及其家属在突发心血管事件时的自救技能									
14	出院前登记患者资料，建立心脏康复随访档案									

续表

序号	内容	督查总例数/次数	完全达标	部分达标	不达标	不适用	完全达标率	部分达标率	不达标率	备注
15	进行出院心脏康复指导，重点个性化运动方案，包括运动热身、强度、方式、时间及频率等									
16	指导患者定期门诊随访，增强依从性和坚持康复举措的毅力及职业回归									
	合 计									
督查意见										

注：①每个条目至少抽查5例次/次数，在“督查总例数/次数”栏中填写数目；如不满5例次/次数，填写实际督查数目。②实际督查结果在“完全达标”“部分达标”“不达标”栏中填写数目，计算“完全达标率”“部分达标率”；如无此条目内容，在“不适用”栏中打“√”

（魏丽丽　徐　虹）

第四节　起搏器置入术后患者健康教育知晓率

一、指标定义

1. 心脏起搏器　是一种医用电子仪器，它通过发放一定形式电脉冲，刺激心脏，使之激动和收缩，即模拟正常心脏的冲动形成和传导，以治疗由于某些心律失常所致的心脏功能障碍，心脏起搏器简称起搏器，由脉冲发生器和起搏电极导线组成。根据起搏器应用形式分为体外携带式起搏器和置入式起搏器。

2. 起搏器置入术　是将电极导线从头静脉、锁骨下静脉或颈内静脉送至：心房电极导线顶端置于右心房；心室起搏电极置于右心室，脉冲发生器多埋藏在胸壁胸大肌皮下组织中。

3. 患者健康教育知晓率　统计周期内心脏起搏器置入患者对健康教育知晓的例（次）数与心脏起搏器置入患者进行健康教育的总例（次）数百分比。

二、指标监测意义

人工心脏起搏是通过人工心脏起搏器发放脉冲电流，通过导线和电极的传导刺激心肌，使之兴奋和收缩，从而替代正常心脏起搏点，控制心脏按脉冲电流的频率有效地起搏。是抢救和治疗某些危及生命的缓慢型心律失常或快速心律失常、晚期心力衰竭及心肌病等的重要手段，是明显提高患者的生活质量和存活率的重要而有效的方法之一。埋藏式人工心脏起搏器置入术是一项心脏介入性手术，其技术操作难度大，无菌技术要求严格，且手术并发症的发生率高。而患者缺乏介入治疗的相关知识，对异物置入易产生恐惧和心理压力。对患者进行心理护理、术后注意事项讲解及出院健康指导等护理措施，能有效解除患者的恐惧和精神负担，增强患者的信心和信任度，解除患者的思想顾虑和后顾之忧，从而主动积极地配合术后护理，减少并发症，提高了术后生活质量。同时提高了患者及其家属对护士服务的满意度，有助于构建和谐的护患氛围，提高优质护理服务质量。

三、测量方法

（一）计算公式

埋藏式起搏器置入患者健康教育知晓率=周期性心脏起搏器置入患者对健康教育知晓例（次）数/同期心脏起搏器置入患者进行健康教育总例（次）数×100%

1.说明　“统计周期”为每半年。

2.纳入标准　在心血管内科住院期间行埋藏式起搏器置入患者。

3.排除标准　行埋藏式起搏器置入患者及其家属极度不配合护理工作的患者。

（二）数据及来源

1.数据收集的方式　在心内科病房内现场询问患者对起搏器置入术健康教育内容的知晓情况，利用查检表进行记录和统计。

2.质量评价标准

（1）术后体位与活动

①术后24h内卧床休息，24h后方可下床活动。

②术后取平卧位或向健侧卧位，避免术侧卧位。

③术后术肢禁止用力、外展和上举，严禁术肢抬高过肩的相关活动。

④避免用力咳嗽以防电极脱位，出现咳嗽患者尽早应用镇咳药物。

⑤第1次下床活动注意防跌倒防坠床发生。

（2）术后切口护理

①患者切口处需要500～1000g盐袋压迫6～8h，避免局部出血或血肿，每间隔2h解除压迫5min，8h后移去盐袋。

②观察患者切口处有无渗血、红、肿、热、痛，观察皮肤有无变暗发紫、波动感等。

③术后次日通知医师给予换药，保持敷料清洁干燥。

④术后7d拆线，拆线前患者勿淋浴，保持敷料清洁干燥、预防感染。

（3）用药护理

①术前30min应用抗生素。

②术前服用抗凝药（如华法林）患者，术后尽早开始抗凝治疗。

（4）病情监测

①术后使用心电监护，监测心律和心率变化。

②监测起搏器起搏和感知功能，询问患者自觉症状，监测体温变化，预防感染。

（5）出院指导

①出院前切口需拆线，拆线后仍保持敷料干燥，穿柔软的内衣避免摩擦和撞击。

②患者注意劳逸结合，适当活动，术侧上肢避免做用力过度或幅度过大的动作，术侧避免提重物或进行重体力劳动。

③知晓起搏器型号、设置频率和使用年限，妥善保管好起搏器卡，外出时随身携带，便于出现意外时为诊治提供信息。

④知晓远离强磁场和高电压的环境，看电视至少距离1m远，手机放置在远离起搏器至少15cm的口袋内，拨打或接听电话时使用对侧上肢；下雨有雷电时，尽量在屋内不要外出，以免雷电干扰起搏器。

⑤就医时应将安装起搏器情况告知医师，对起搏器有不良影响的检查或治疗有磁共振、电热疗法、磁疗、电烧灼术、放疗、体外电波碎石术等检查对起搏器造成干扰。

⑥出院后早、晚各测1次脉搏，若脉搏、心率＜55次/分，或感到胸闷、心悸、头晕及其他不适，应立即到医院就诊。

⑦出院后1、3、6个月各随访1次，情况稳定后每6个月随访1次，以调整起搏器的功能。

3. 附件 置入式起搏器置入术患者健康教育知晓率质量评价标准。

（三）目标值设定

1. 现况值 85%（根据2018年1月份汇总科室存在问题，得出现况值）。

2. 目标值 ≥95%。

四、起搏器置入术后患者护理质量敏感指标评价标准

见表1-4。

表1-4　起搏器置入术后患者护理质量敏感指标评价标准

项目：　　　　　　　　起搏器置入术后患者健康教育知晓情况：　　　　　　督查人：

序号	内容	督查总例数/次数	完全达标	部分达标	不达标	不适用	完全达标率	部分达标率	不达标率	备注
1	术后24h内卧床休息，24h后方可下床活动									
2	术后避免过度外展，严禁术肢抬高过肩的相关活动									
3	避免用力咳嗽以防电极脱位，出现咳嗽患者尽早应用镇咳药物									
4	取平卧位或健侧卧位，避免术侧卧位									
5	切口处需要500～1000g盐袋压迫6～8h，避免局部出血或血肿，每间隔2h解除压迫5min，8h后移去盐袋									
6	观察切口处有无渗血、红、肿、热、痛，观察皮肤有无变暗发紫、波动感等									
7	术后次日配合医师给予换药，保持敷料清洁干燥，观察切口处有无感染									
8	术后7d拆线，拆线前勿淋浴，保持敷料清洁干燥，避免感染									
9	术前30min应用抗生素治疗									
10	术前服用抗凝药（如华法林）患者，术后尽早开始抗凝治疗									
11	术后使用心电监护，监测心律和心率变化									
12	监测起搏器起搏和感知功能，告知自觉症状，监测体温变化，预防感染									
13	出院前切口需拆线，拆线后仍保持敷料干燥，穿柔软的内衣避免摩擦和撞击									
14	注意劳逸结合，适当活动，术肢避免做用力过度或幅度过大的动作，避免提重物或重体力劳动									

续表

序号	内容	督查总例数/次数	完全达标	部分达标	不达标	不适用	完全达标率	部分达标率	不达标率	备注
15	起搏器型号、设置频率和使用年限，妥善保管好起搏器卡，外出时随身携带，便于出现意外时为诊治提供信息									
16	远离强磁场和高电压的环境，看电视至少距离1m远，手机放置在远离起搏器至少15cm的口袋内，拨打或接听电话时使用对侧上肢；下雨有雷电时，尽量在屋内不要外出，以免雷电干扰起搏器									
17	就医时应将安装起搏器情况告知医师，对起搏器有不良影响的检查或治疗有磁共振、电热疗法、磁疗、电烧灼术、放疗、体外电波碎石术等，检查对起搏器造成干扰									
18	出院后早、晚各测1次脉搏，若脉搏、心率＜55次/分，或感到胸闷、心悸、头晕及其他不适，应到医院就诊									
19	出院后1、3、6个月各随访1次，情况稳定后每6个月随访1次，以调整起搏器的功能									
	合　计									
督查意见										

注：①每个条目至少抽查5例次/次数，在“督查总例数/次数”栏中填写数目；如不满5例次/次数，填写实际督查数目。②实际督查结果在“完全达标”“部分达标”“不达标”栏中填写数目，计算“完全达标率”“部分达标率”；如无此条目内容，在“不适用”栏中打“√”

（魏丽丽　王　妮）

第五节　心脏电复律护理合格率

一、指标定义

1.心脏电复律　心脏电复律是在短时间内向心脏通以高压电流，使心肌瞬间同时发生除极，消除异位性快速心律失常，使之转复窦性心律的方法。

2.心脏电复律护理合格率　统计周期内心脏电复律护理合格例次数与统计周期内心脏电复律护理总例次数的百分比称为心脏电复律护理合格率。

二、指标监测意义

心脏电复律在临床上主要应用于择期心脏电复律的房颤、急诊心脏电复律的房颤伴预激及药物治疗无效的室速患者的治疗中。其转复成功率高、安全有效且不良反应少，是恢复窦性心律、提高生活质量的有效方法。但对护理配合也提出了更高的要求，护理人员在心脏电复律前充分做好各项准备工作和患者心理护理等，取得患者配合，心脏电复律中严密观察病情变化，心脏电复律后及时发现并发症才能有效减少患者的痛苦，缩短病程，提高患者的生存率。因此，计算心脏电复律的护理合格率在临床护理工作中具有非常重要的现实意义。

三、测量方法

（一）计算公式

$$心脏电复律护理合格率=\frac{周期性心脏电复律护理措施达标例（次）数}{同期心脏电复律护理措施总例（次）数}\times 100\%$$

1.说明　“统计周期”为每月、每季度及每半年。

2.纳入标准　在心血管内科住院期间行择期心脏电复律的患者。

3.排除标准　心室颤动行电除颤的患者；心室扑动行电除颤的患者。

（二）数据及来源

1.数据收集的方式　周期内行心脏电复律的患者例数的统计可以通过主班护士的记录获得，心脏电复律护理合格情况通过统一培训后质控小组护士观察记录获得。具体方法：主班护士处理医嘱后对于行心脏电复律的患者做好记录，通知责任护士，责任护士负责心脏电复律的护理工作，护士长及质控小组护士按照质量评价标准观察合格情况并做好详细记录。

2.质量评价标准　主要检查如下。

（1）术前1d核对麻醉药物丙泊酚处于备用状态。

（2）核实房颤患者术前应用华法林3周。
（3）患者术前4～6h禁饮食。
（4）查对患者手腕带。
（5）患者心脏电复律部位皮肤完好。
（6）患者去除活动义齿和金属饰品。
（7）患者取去枕平卧位。
（8）给予患者面罩吸氧3～6L/min。
（9）建立静脉通路并确保通畅。
（10）抢救车床旁备用。
（11）除颤仪导联线连接正确，电极片避开心脏电复律部位。
（12）选择R波高耸的导联进行示波观察，选择“同步”按钮。
（13）术前行十二导联心电图。
（14）术后行十二导联心电图。
（15）术后即刻观察患者意识，局部皮肤，肢体活动。
（16）心电监护导联线连接正确，电极片避开心脏电复律部位。
（17）术后30min观察并记录患者生命体征。
（18）术后1h观察并记录患者生命体征。
（19）护理记录规范。

3. 其他　心脏电复律护理合格率质量评价标准。

（三）目标值设定

1. 目标值　设定为≥95%。
2. 分析频率　1次/半年。

四、心脏电复律患者护理质量敏感指标评价标准

见表1-5。

表1-5　心脏电复律患者护理质量敏感指标评价标准

项目：　　心脏电复律护理合格率：　　督查人：

序号	内容	督查总例数/次数	完全达标	部分达标	不达标	不适用	完全达标率	部分达标率	不达标率	备注
1	前1d核对麻醉药物丙泊酚处于备用状态									
2	核实房颤患者术前应用华法林3周									
3	患者术前4～6h禁饮食									
4	查对患者手腕带									

续表

序号	内容	督查总例数/次数	完全达标	部分达标	不达标	不适用	完全达标率	部分达标率	不达标率	备注
5	患者心脏电复律部位皮肤完好									
6	患者去除活动义齿和金属饰品									
7	患者取去枕平卧位									
8	给予患者面罩吸氧6～8L/min									
9	建立静脉通路并确保通畅									
10	抢救车床旁备用									
11	除颤仪导联线连接正确，电极片避开心脏电复律部位									
12	选择R波高耸的导联进行示波观察，选择“同步”按钮									
13	术前行十二导联心电图									
14	术后行十二导联心电图									
15	术后即刻观察患者意识，局部皮肤，肢体活动									
16	心电监护导联线连接正确，电极片避开心脏电复律部位									
17	术后30min观察并记录患者生命体征									
18	术后1h观察并记录患者生命体征									
19	护理记录规范									
	合　计									
督查意见										

注：①每个条目至少抽查5例次/次数，在“督查总例数/次数”栏中填写数目；如不满5例次/次数，填写实际督查数目。②实际督查结果在“完全达标”“部分达标”“不达标”栏中填写数目，计算“完全达标率”“部分达标率”；如无此条目内容，在“不适用”栏中打“√”

（冷　敏　郭　彤）

第六节　经桡动脉介入术后加压包扎部位护理合格率

一、指标定义

1. *经桡动脉介入手术*　是指经桡动脉使用心导管技术疏通狭窄甚至闭塞的冠状动脉管腔，从而改善心肌血流灌注的治疗方法。

2. *加压包扎部位护理*　经桡动脉介入术后需对穿刺部位进行加压器加压包扎，往往出现加压部位再出血、血肿、水疱等并发症，经过护士的正确护理以减少并发症的发生。

3. *经桡动脉介入术后加压包扎部位护理合格率*　统计周期内经桡动脉介入术后加压包扎部位护理合格例次数与周期内经桡动脉介入术后加压包扎部位护理的总例次数的百分比称为经桡动脉介入术后加压包扎部位护理合格率。

二、指标监测意义

冠状动脉介入手术具有诊断明确、疗效显著和创伤小等特点，已成为心内科疾病诊断和治疗的主要手段之一。术后加压包扎是必备手段，但因加压时间长，患者疼痛耐受能力、皮肤敏感性不一致而导致加压力度难以掌握，加压器移动而造成的出血、血肿、水疱等，对患者的身心健康产生影响，增加纠纷隐患，影响护理质量。经皮冠状动脉介入术后加压包扎部位并发症的观察有利于加强护士责任心，减少并发症的发生，缓解患者紧张情绪，提高患者及其家属满意度，有助于构建和谐护患氛围，提高优质护理服务质量。

三、测量方法

（一）计算公式

经桡动脉介入术后加压包扎部位护理合格率＝周期性经桡动脉介入术后加压包扎部位合理例（次）数/同期经桡动脉介入术后加压包扎部位合理总例（次）数 × 100%

1. *说明*　统计周期：每个月。

2. *纳入标准*　心血管内科经皮冠状动脉介入术后桡动脉加压包扎的患者。

3. *排除标准*　心血管内科经桡动脉穿刺失败加压包扎的患者，极度不配合护理工作的患者及股动脉穿刺的患者。

（二）数据及来源

1. *数据收集方式*　在心内科病房内查看责任护士分管经桡动脉介入术后加压包扎患者术后加压器的管理规范性，利用查检表进行记录和统计。

2.质量评价标准

（1）术后即刻

①穿刺处无出血、皮下血肿，皮温、颜色、脉搏良好。

②术侧上肢无肿胀、血肿。

③患者疼痛可耐受。

④指导患者抬高术侧45°～60°，减少腕部运动。

⑤指导患者做握拳—放松运动，每小时3～5次。

（2）术后2h

①通知医师放松加压器。

②患者疼痛可耐受。

③患者穿刺处未出现出血、皮下血肿，皮温、颜色、脉搏良好。

④术侧上肢无肿胀、血肿指导。

⑤指导患者抬高术侧45°～60°，减少腕部运动。

⑥指导患者做握拳—放松运动，每小时3～5次。

⑦患者未私自放松加压器。

（3）术后6h

①通知医师放松加压器多次。

②患者未再感觉到疼痛。

③患者穿刺处未出现出血、皮下血肿，皮温、颜色、脉搏良好。

④患者未私自放松加压器，未发生水疱。

（4）术后12h

①患者穿刺处未出现出血、皮下血肿，皮温、颜色、脉搏良好。

②患者未发生水疱。

（5）术后24h：通知医师为患者解除压迫。

3.其他　经桡动脉介入术后加压包扎部位护理合格率质量评价标准。

（三）目标值设定

1.现况值　85%（根据2018年1月份汇总科室存在问题，得出现况值）。

2.目标值　≥95%。

四、经桡动脉介入手术加压包扎患者护理质量敏感指标评价标准

见表1-6。

表1-6 经桡动脉介入手术加压包扎患者护理质量敏感指标评价标准

项目： 经桡动脉介入手术加压包扎部位的护理合格率： 督查人：

序号	内容	督查总例数/次数	完全达标	部分达标	不达标	不适用	完全达标率	部分达标率	不达标率	备注
1	术后即刻观察穿刺处无出血、皮下血肿，皮温、颜色、脉搏良好									
2	术后即刻观察术侧上肢无肿胀、血肿									
3	术后即刻患者疼痛可耐受									
4	术后即刻指导患者抬高术侧45°～60°，减少腕部运动									
5	术后即刻指导患者做握拳—放松运动，每小时3～5次									
6	术后2h通知医师放松加压器									
7	术后2h患者疼痛可耐受									
8	术后2h患者穿刺处未出现出血、皮下血肿、皮温，颜色，脉搏良好									
9	术后2h术侧上肢无肿胀、血肿指导									
10	术后2h指导患者抬高术侧45°～60°，减少腕部运动									
11	术后2h指导患者做握拳—放松运动，每小时3～5次									
12	术后2h患者未私自放松加压器									
13	术后6h通知医师放松加压器多次									
14	术后6h患者未再感觉到疼痛									
15	术后6h患者穿刺处未出现出血、皮下血肿、皮温，颜色，脉搏良好									
16	术后6h患者未私自放松加压器，未发生水疱									
17	术后12h患者穿刺处未出血、皮下血肿、皮温，颜色，脉搏良好									

续表

序号	内容	督查总例数/次数	完全达标	部分达标	不达标	不适用	完全达标率	部分达标率	不达标率	备注
18	术后12h患者穿刺处未发生水疱									
19	术后24h通知医师为患者解除压迫									
	合　计									
督查意见										

注：①每个条目至少抽查5例次/次数，在"督查总例数/次数"栏中填写数目；如不满5例次/次数，填写实际督查数目。②实际督查结果在"完全达标""部分达标""不达标"栏中填写数目，计算"完全达标率""部分达标率"；如无此条目内容，在"不适用"栏中打"√"

（崔　岩　李　霞）

第七节　胺碘酮药物外渗发生率

一、指标定义

1. 药物外渗　中华人民共和国卫生行业标准静脉治疗护理操作规范将药物外渗定义为：静脉输液过程中，刺激性、腐蚀性药液进入静脉管腔以外的周围组织。

2. 胺碘酮药物外渗发生率　统计周期内住院使用胺碘酮患者发生药物外渗例次与统计周期内住院使用胺碘酮患者总例次的百分比称为住院患者胺碘酮药物外渗发生率。

3. 住院使用胺碘酮患者　指所有心血管内科住院使用胺碘酮的患者。

二、指标意义

胺碘酮作为三类抗心律失常的无明显负性肌力作用的药物，对于治疗室性心动过速、急性心肌梗死等顽固性心律失常，可以有效降低病死率，血液正常pH为7.4，超过此范围，输注的药物无论过酸或过碱均可干扰血管内膜的正常代谢和功能造成静脉炎，而胺碘酮pH偏低，呈酸性，对外周血管刺激性大，易损伤血管内皮细胞，引发静脉炎。静脉炎的发生给患者带来红、肿、热、痛等不良生理体验，严重者可造成不可恢复的血管损害，例如，出现条索状血管发硬，严重时出现整个穿刺肢体的肿胀，患者自感穿刺肢体皮肤表面温度增高伴疼痛，严重者造成破溃坏死，给患者造成了极大痛苦，降低患者对护理工作的满意度，造成不良事件，引发医疗纠纷，降低应用胺碘酮患者药物外渗的发生率在临床护理工作中具有重要的现实意义。

三、测量方法

（一）计算公式

$$胺碘酮药物外渗发生率=\frac{周期内住院患者中胺碘酮药物外渗例（次）数}{同期住院患者使用胺碘酮总例（次）数}\times 100\%$$

1.说明　“统计周期”为每季度。

2.纳入标准　所有的住院使用胺碘酮患者发生药物外渗，同一患者多次发生胺碘酮药物外渗每次都需要计1例。

3.排除标准　使用胺碘酮但极度不配合护理工作的患者及有医疗纠纷的患者、发生静脉炎患者。

（二）数据及来源

1.数据收集的方式　根据现场查看使用胺碘酮药物发生外渗的例数，利用查检表查看使用胺碘酮药物的规范性，统计周期内住院使用胺碘酮患者例数可以通过主班处理医嘱后对于使用胺碘酮患者做好记录获得。

2.质量评价标准

（1）使用前评估

①护士使用前评估患者的病情情况。临床上主要用于危及生命的阵发性室上性心动过速及心室颤动的预防和终止，也可用于其他药物无效的阵发性室上性心动过速、阵发性心房扑动、心房颤动。

②护士评估药物的作用及不良反应。胺碘酮具有膜的抑制及延长膜电位的作用，能阻断折返激动，降低心肌组织复极的不均匀性，从而达到治疗心律失常的目的。不良反应是药液对外周血管刺激性大，易损伤血管内皮细胞，甚至导致局部组织坏死。

（2）使用前告知

①护士告知病情：患者目前情况，须告知患者主要诊断、异常的生命体征。

②护士讲解用药目的及注意事项，消除目前的心律失常状态，该药物具有刺激性大，易致静脉炎的特性，静脉滴注时需密切观察。

③护士在使用前与家属做好沟通，取得患者及其家属的配合。

④护士合理选择静脉输液通路，如外周静脉或是深静脉置管。

⑤护士与家属做好解释工作，签署《拒绝中心静脉置管责任书》《防外渗知情同意书》。

（3）药物管理

①护士遵医嘱正确配制药物。

②护士正确配制药物后贴防外渗标识。

（4）静脉通路管理

①护士首选中央静脉置管滴注，如果患者拒绝或是抢救情况，选择合适血管穿刺（上肢、前臂及以上的血管）。

②护士评估穿刺部位有无红肿，有无渗血渗液；若发现外渗，外周静脉通路者，及时拔除或更换；中心静脉通路者，必要时联系血管管路维护委员会会诊，协助处理。

③护士确认固定妥善；标准为敷贴无卷边、敷贴内无气泡，敷贴黏贴紧密；静脉通路各连接处固定妥善。

④护士确认标识规范；按要求标注留置时间，如为外院留置，应询问其留置时间并标注清楚；中心静脉导管应同时标注留置长度或外露长度及末次导管维护的时间。

⑤护士合理调节输液速度，确认输液滴速适宜。

（5）预防用药管理

①护士正确涂抹防外渗药物（如粘多糖多硫酸酯）。

②护士告知患者家属涂抹防外渗药物的方法、频次、时间等。

③如果为外周静脉通路，护士每8h更换使用静脉通路。

④使用水胶体敷料预防。

（6）巡视单管理

①护士按要求密切巡视，一般每隔15～30min巡视1次。

②护士巡视后逐项正确填写巡视单。

（7）交接班管理：护士严格执行交接班制度，包括书面、口头、床头，要交清、看清、记清；交班内容书写认真，记录规范、准确，使用医学术语；记录与事实相符。

3.其他　胺碘酮防外渗发生率质量评价标准。

（三）目标值设定

1.现况值　10%（根据2017年12月及2018年1月汇总科室存在问题，得出现况值）。

2.目标值　≤2%

四、胺碘酮药物外渗患者护理质量敏感指标评价标准

见表1-7。

表1-7　胺碘酮药物外渗患者护理质量敏感指标评价标准

项目：　　　　胺碘酮药物外渗发生率：　　　　督查人：

序号	内容	督查总例数/次数	完全达标	部分达标	不达标	不适用	完全达标率	部分达标率	不达标率	备注
1	评估患者病情									
2	告知患者药物作用及不良反应									
3	评估患者血管情况									
4	告知患者的主要诊断									
5	告知患者用药目的、注意事项，使用前与家属做好沟通									
6	告知患者静脉输液通路的选择，中心静脉置管或是选择合适的外周血管穿刺									
7	签署《拒绝中心静脉置管责任书》《防外渗知情同意书》									
8	正确配制用药，放置防外渗标识									
9	输液滴速适宜，输液通畅，无外渗									
10	固定妥善，标识规范									
11	告知患者家属涂抹方法，正确涂抹防外渗药物（如粘多糖多硫酸酯）									
12	如为外周静脉通路，小于8h更换输液通路									
13	按时巡视，正确填写巡视单									
14	严格床旁交接班									
15	未发生外渗									
	合　计									
督查意见										

注：①每个条目至少抽查5例次/次数，在“督查总例数/次数”栏中填写数目；如不满5例次/次数，填写实际督查数目。②实际督查结果在“完全达标”“部分达标”“不达标”栏中填写数目，计算“完全达标率”“部分达标率”；如无此条目内容，在“不适用”栏中打“√”

（冷　敏　尹　娜）

第2章

心血管系统基础理论知识

第一节　心脏基础知识

一、心脏组织结构功能

心脏是形似圆锥体的中空的肌性器官，是心血管系统的“动力泵”，重250 ～ 300g，一般略似患者本人的拳头大小。位于胸腔内、左右两肺之间的中纵隔内，约2/3偏于中线的左侧、约1/3在中线的右侧。前面部分被肺和胸膜覆盖，后面邻近支气管、食管、迷走神经及胸主动脉，再往后为第5 ～ 8胸椎。下方为横膈，上方有出入心的大血管。心脏外形可分为一尖、一底、两面和两缘。①一尖：心尖朝向左前下方，在第5肋间隙距正中线7 ～ 9cm。②一底：心底朝右后上方。③两面：前面和后面。前面（胸肋面）有一环状冠状沟，把心脏分成为上下两部，上部分为心房，下部分为心室：后面的后下方贴在膈上，称膈面。④两缘：左缘和右缘。左缘主要由左心室构成，右缘主要由右心房构成（图2-1）。

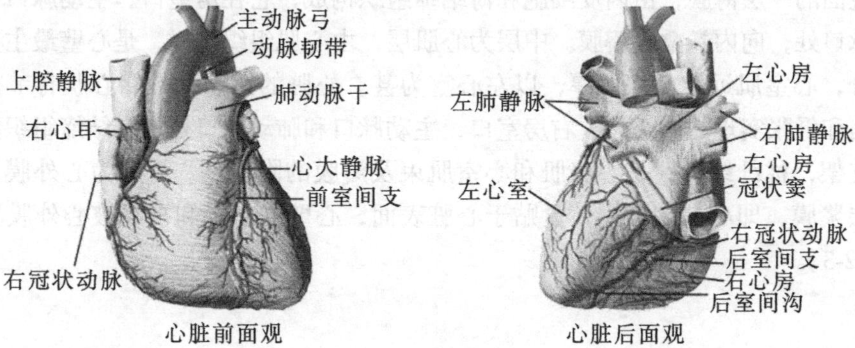

图2-1　心脏结构

（一）心包

心包外形呈圆锥状，与心脏外表相似，是包裹心和出入心的大血管根部的纤维包膜性囊。心包分为两部分，包括外层的纤维心包和内层的浆膜心包。纤维心包是坚韧的结缔组织囊，它的上部与出入心脏的大血管外膜相延续，下部附于膈的中心腱。浆膜心包可分为脏、壁两层，脏层覆盖于心肌表面，即心外膜；壁层贴在纤维心包的内面。浆膜心包的脏层和壁层在出入心脏的大血管根部相互移行，两层之间的潜在腔隙称心包腔。心包腔内有少量浆液，起润滑作用，可减少心脏在搏动时的摩擦。心包有保护心脏、固定心脏和防止心脏过度扩张的功能。在病理情况下，可发生心包炎、心包积液等病变（图2-2）。

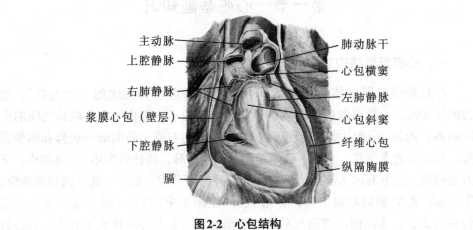

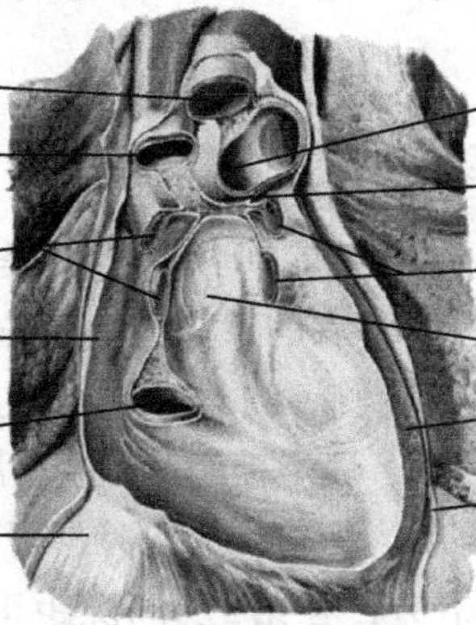

图2-2 心包结构

（二）心壁

心壁包括心内膜、心肌层和心外膜3部分。内层为心内膜，是心房、心室壁内表面的一层薄膜，由内皮细胞和薄结缔组织构成，它在房室口、主动脉口、肺动脉口处，向内卷叠成瓣膜。中层为心肌层，由心肌组织构成，是心壁最主要的部分，心室肌远较心房肌厚，以左心室为甚。心脏的搏动就是靠心肌有节律地收缩和舒张实现的。在左、右房室口，主动脉口和肺动脉口处均有结缔组织构成的支架，称纤维环，是心房肌和心室肌束及瓣膜的附着点。外层为心外膜，是一层浆膜，即心包的脏层，紧贴于心脏表面，心壁的血管和神经被心外膜覆盖（图2-3）。

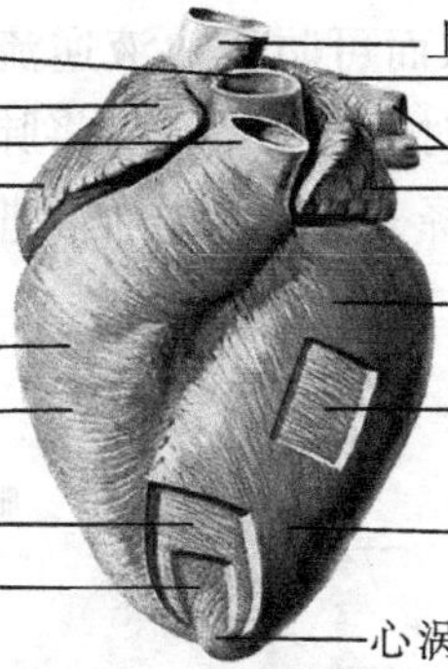

图2-3　心壁结构

（三）心腔的结构及血流方向

心脏由左心和右心两部分组成，右心分为右心房和右心室；同样，左心也由左心房和左心室组成。

1. *右心房*　构成心脏的右上部，向左前方的突出部称右心耳。上下腔静脉分别开口于右心房的上方和下方。上腔静脉口无瓣膜，下腔静脉口常有一凹面向上的半月形静脉瓣；另有一口在下腔静脉口前上方为冠状窦，是冠状动脉血回心的入口。在上下腔静脉口的连线中点有一指压形浅凹为房间隔的卵圆窝，是胎儿卵圆孔闭锁后的遗迹，此孔在出生后1岁左右封闭，如未封闭或部分未闭则左、右心房相通，形成先天性心脏病的一种称卵圆孔未闭。右心房左下方为房室孔，血液经此进右心房（图2-4）。

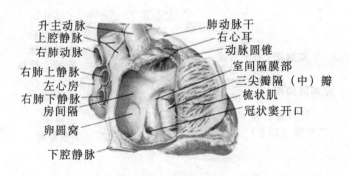

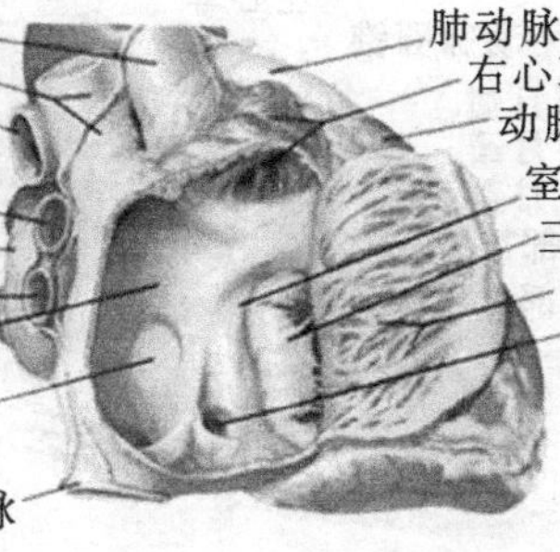

图2-4　右心房结构

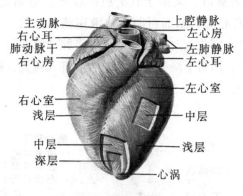

2. *右心室*　入口为一圆桶袖状的三尖瓣，瓣膜呈三角形，底边朝上，附于房室口的边缘，尖端朝下，突向右心室。室内面高低不平，互相交错的隆起称肉柱，心肌束特别发达，呈锥状突为乳头肌，乳头肌延续为腱索。瓣的边缘有许多腱索向下连到室壁上的乳头肌。当心室收缩时，由于血流的推动，使三尖

瓣互相对合，封闭房室口，又由于乳头肌的收缩，腱索的牵拉，三片瓣膜恰好对紧而不致翻向右心房，从而可防止血液逆流入心房。出口是由3个半月瓣组成的肺动脉瓣。右心室收缩时，压力增大，将肺动脉瓣打开，排血出心，进入肺动脉；心室舒张时，压力下降，肺动脉内血液进入瓣窦，将瓣关闭，血液不倒流入右心室（图2-5）。

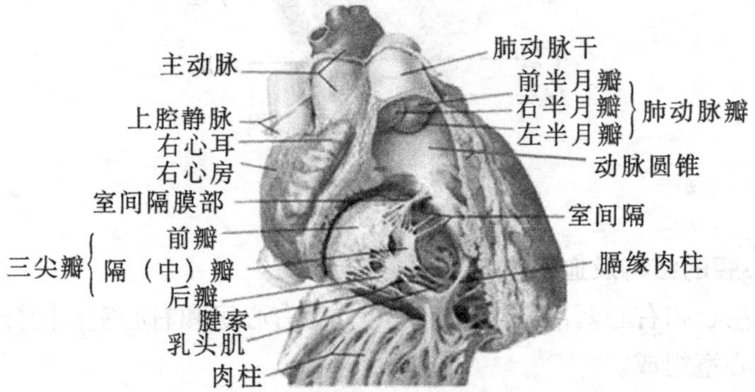

图2-5　右心室结构

3. *左心房*　居心脏的后上方，成长方形，共有4个入口，1个出口。左心房后部两侧各有2个肺静脉口，在肺内经过气体交换后，含氧的血液经肺静脉回流入左心房。左心房的左前上部为左心耳，常用于二尖瓣闭式扩张分离术或心内探查。左心房内壁光滑，出口为左心房室孔（图2-6）。

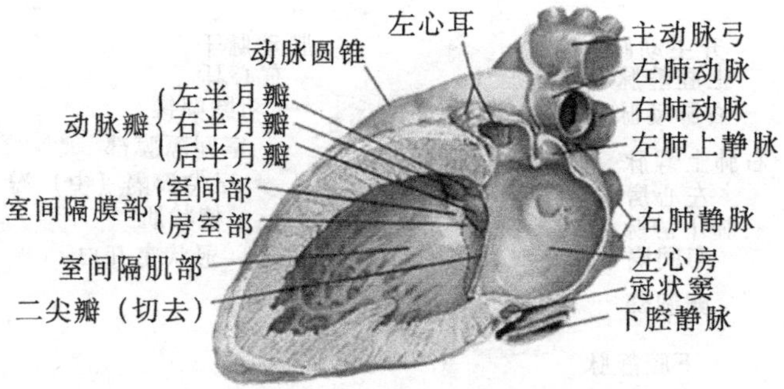

图2-6　左心房结构

4. *左心室*　构成心尖，心脏的左缘及隔面的大部分，底朝右上，尖朝左下。有1个入口为左房室口，在左房室的边缘上，附有二尖瓣，也被腱索牵拉，腱索牵连于左心室壁的乳头肌上，当左心室收缩时，二尖瓣可阻止血液反流入左心房。出口为主动脉口，位于左心房室的右前方，通向主动脉（主动脉瓣）左心室推送血液到全身（图2-7）。

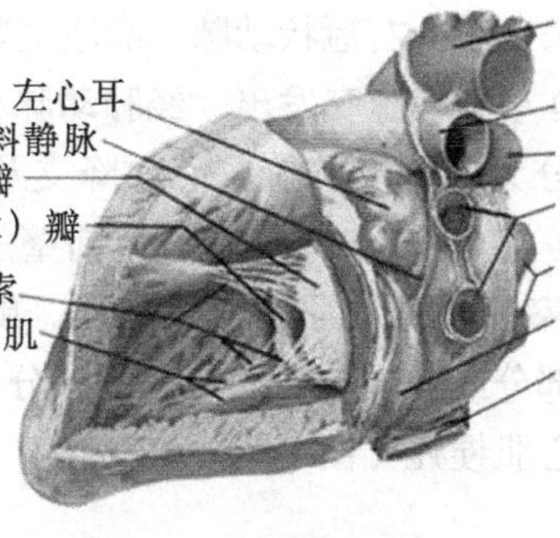

图2-7　左心室结构

二、心脏的传导系统

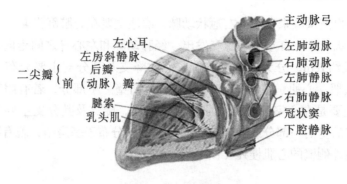

心肌细胞按形态和功能可分为普通心肌细胞和特殊心肌细胞。前者构成心房壁和心室壁的主要部分，主要功能是收缩；后者具有自律性和传导性，其主要功能是产生和传导冲动，控制心脏的节律性活动。心脏传导系统由特殊心肌细胞构成，包括窦房结（为蹄形，位于上腔静脉口与右心房连接处的外膜下脂肪间）、结间束、房室结（为豆形，位于右心房、冠状窦口和房室环之间）及传导束。心脏传导系统的细胞均能发出冲动（自律性），但以窦房结的自律性最高，为正常人心脏的起搏点。冲动在窦房结形成后，经心房肌传至房室结，再通过房室束及束支传至左、右心室。束支的传导速度极为快捷，使全部心室肌几乎同时被激动，完成1次心动周期。当心脏传导系统的自律性和传导性发生异常改变或存在异常传导组织时，可发生各种心律失常（图2-8）。

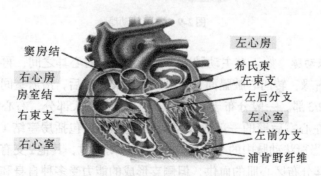

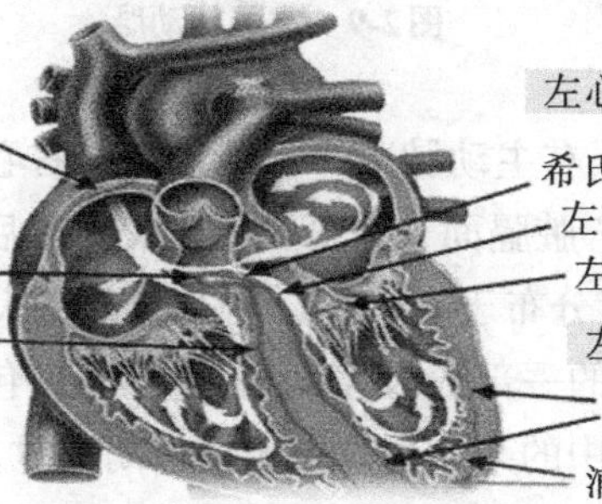

图2-8　心肌

三、心脏的血液供应

心脏的血液供应来自左、右冠状动脉，灌注主要在心脏舒张期。

1. *左冠状动脉* 自左主动脉窦发出，经肺动脉和左心耳之间走向前外方，主干很短，长约1cm，分为前降支和旋支。前降支及其分支主要分布于左心室前壁、前乳头肌、心肌、室间隔前2/3、右心室前壁一小部分，若有阻塞，可造成心前壁，主要是左心室前壁的心肌缺血或梗死。旋支及其分支主要分布于左心房、左心室后壁的一部分或大部分，约40%的人分布于窦房结，若有阻塞，可造成左心室后外侧壁的心肌梗死（图2-9）。

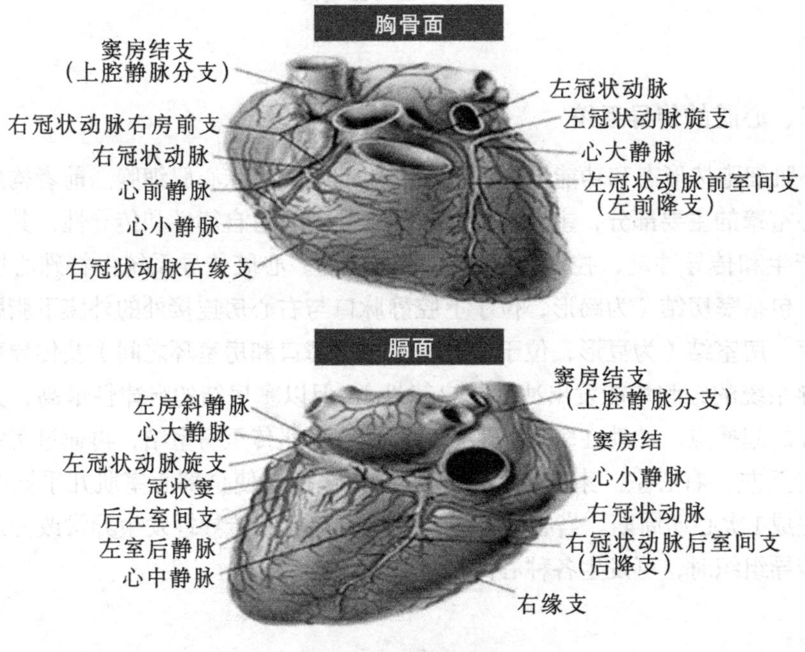

图2-9 左冠状动脉

2. *右冠状动脉* 始于右主动脉窦，经肺动脉与右心耳之间，再沿冠状沟向右行，经心脏右缘，转向心脏膈面，走行至房室交界区后，沿后室间沟下行，终于后室间沟下2/3部。一般分布于右心房、右心室前壁大部分、右心室前壁和侧壁的大部分、左心室后壁的一部分及室间隔的后1/3，包括房室结（93%）和窦房结（60%）。当冠状动脉中的某支血管发生慢性闭塞时，其他2支有可能通过侧支形成来维持其分布区心肌的血供，但侧支形成的能力受多种自身和外界因素的影响，个体差异很大。当冠状动脉的1支或多支发生狭窄甚至阻塞而侧支循环尚未建立时，则可造成相应供血区域的心肌发生血性改变或坏死（图2-10）。

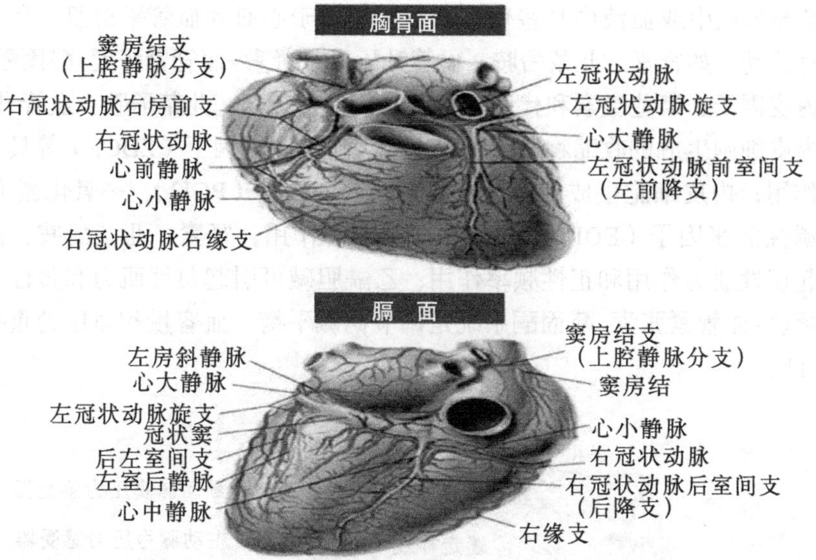

图2-10 右冠状动脉

四、心脏的神经体液调节

（一）神经调节

心脏受交感神经及副交感神经的双重支配。神经，一方面直接支配心脏，另一方面通过内分泌激素间接支配心脏。前者发挥作用较快但持续时间较短，后者作用缓慢但持久。总的来说，交感神经对心脏的活动起兴奋作用而副交感神经对心脏的活动起抑制作用。传导心脏痛觉的传入纤维与交感神经同行，至脊髓胸$_{1\sim5}$节段的后角，与躯体痛觉传入纤维位于同一水平，因而心肌缺血时会发生心前区、左肩和左上臂的牵涉痛；传导压力或牵张等感觉的传入纤维随迷走神经至延髓孤束核。

1. 交感神经　起源于脊髓胸段$_{1\sim5}$节段的灰质侧角细胞，在神经节换元后发出节后神经纤维到达心脏分布于窦房结、房室结、冠状动脉和心房、心室肌。当交感神经兴奋时，通过肾上腺素能α受体和β_1受体，使心率加快，心肌收缩力增强，外周血管收缩管阻力增强加，血压升高。

2. 副交感神经　来自延髓迷走神经背核和疑核，在心内神经节内换元，节后纤维分布于窦房结、房室结、心房和心室肌及冠状动脉。刺激副交感神经可引起与交感神经相反的作用。当副交感神经兴奋时，通过乙酰胆碱能受体，使心率减慢，心肌收缩力减弱，外周血管扩张，血管阻力减小，血压下降。

（二）体液调节

局部组织中或血液中某些化学物质会作用于心肌和血管平滑肌，从而调节心血管活动。如肾素、儿茶酚胺、血管升压素、肾素-血管紧张素-醛固酮系统、血管内皮因子、某些激素和代谢产物等。其中，肾素、儿茶酚胺、血管升压素、血管内皮细胞生成的收缩物质，如内皮素、血管收缩因子（EDCF）等具有收缩血管作用；内皮细胞生成的舒张物质，如前列环素（PGI2）、一氧化氮（NO）、内皮源性舒张因子（EDRF）等具有扩张血管作用；肾素、儿茶酚胺、钠和钙可引起正性肌力作用和正性频率作用；乙酰胆碱可引起负性肌力和负性频率作用；肾素-血管紧张素-醛固酮系统是调节钠碱平衡、血容量和血压的重要因素（图2-11）。

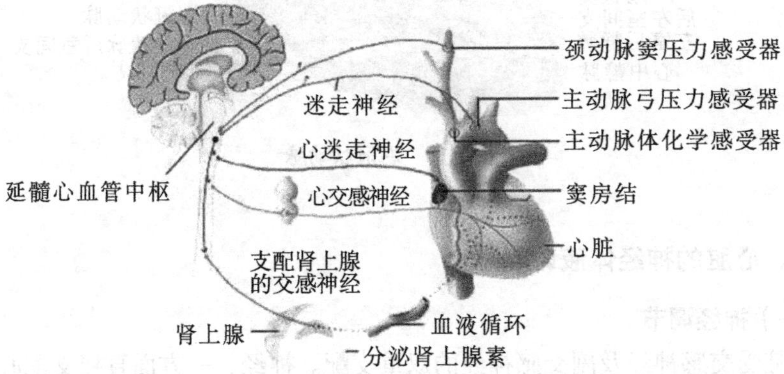

图2-11 心脏的神经体液调节

五、心脏的泵血功能

（一）心动周期

心脏从一次收缩的开始到下一次收缩开始前，称为一个心动周期。由于心脏是由心房和心室两个合胞体组成，所以心动周期包括心房的收缩期和舒张期，以及心室的收缩期和舒张期。心动周期的时程长短与心率相关，假设成年人心率平均每分钟为75次，则每一次心动周期平均约0.8s，其中心房收缩期约为0.1s，舒张期约为0.7s；心室收缩期约为0.3s，舒张期约为0.5s。如果心率增加，心动周期时程就会缩短，收缩期和舒张期都会相应缩短，但一般舒张期的缩短更加明显。所以心率增快时，心脏的休息时间缩短更明显，这对心脏的持久活动是很不利的。

（二）心脏泵血的过程和机制

心动周期，心室收缩、舒张造成瓣膜两侧压力差的变化，引起瓣膜开放和关闭，血液定向流动，心室容积的改变。心脏射血的动力来自心室收缩，心脏充盈的动力来自心室舒张压力下降，对心和大静脉造成的抽吸力，另有一部分来自心房收缩。

（三）心脏泵血功能的评价

每次心脏搏动时由一侧心室射出的血量称为每搏输出量。每搏输出量与心率的乘积，即每分输出量，又称心排血量，表示每分钟由一侧心室输出的血量。心脏每分钟能射出的最大血量，称最大排血量。它反映心脏的健康程度。每平方米体表面积的每分输出量，称为心指数，是用来比较不同个体心排血量的指标。一般身材的健康成年人，体表面积为1.6～1.7m^2，静息状态下心率每分钟75次，搏出量约70ml，心排血量为5L左右，心指数为3.0～3.5L/（min·m^2）。强体力劳动时，心率可达每分钟180～200次，搏出量可增加到150ml左右，心排血量可达25～30L，为静息时的5～6倍。心室舒张末期血液充盈的容量称舒张末期容量，正常值约为125ml。每搏输出量与心室舒张末期容量之比称为射血分数。在安静状态下，正常成年人的射血分数约为60%。射血分数和每搏输出量、心排血量及心指数都是心泵功能的评价指标。心泵功能受心率、心肌收缩力、心脏前负荷（静脉回心血量）及心脏后负荷（动脉血压）的影响（图2-12）。

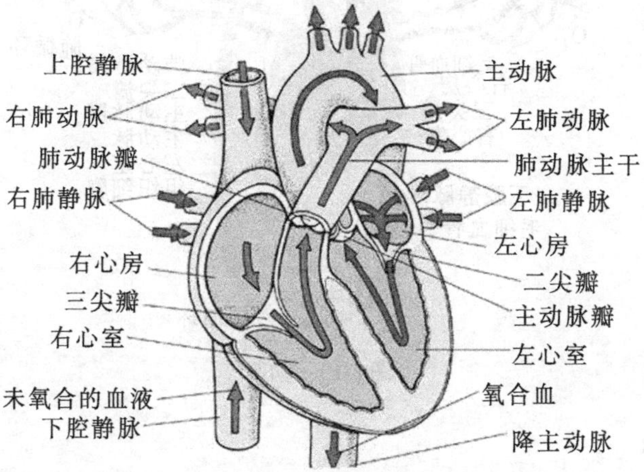

图2-12　心脏的泵血

（赵　鸿　冯　爽）

第二节　血管基础知识

一、体循环的血管

血液运输的管道，分动脉、静脉和毛细血管三类。

（一）动脉

动脉血管壁坚厚，富含弹性纤维，具有可扩展性和弹性，能在各种血管活性物质的作用下收缩和舒张，影响局部血流量，改变血流阻力，故又称"阻力血管"。主动脉是体循环的动脉主干，自左心室发出，先斜向右上，称为升主动脉；再向后弯曲成主动脉弓后，沿脊柱左前下行，称为胸主动脉；穿膈主动脉裂孔进入腹腔移行为腹主动脉，至第4腰椎下缘分为左髂总动脉和右髂总动脉。左、右冠状动脉由升主动脉发出；主动脉弓移行过程中依次发出头臂干、右颈总动脉和右锁骨下动脉等主要分支，提供头颈面部、双上肢和部分胸背部的血液供应；胸主动脉发出分支主要供应肋间、膈上和心包、支气管；腹主动脉主要提供腹部、盆腔脏器和双下肢的血液供应（图2-13）。

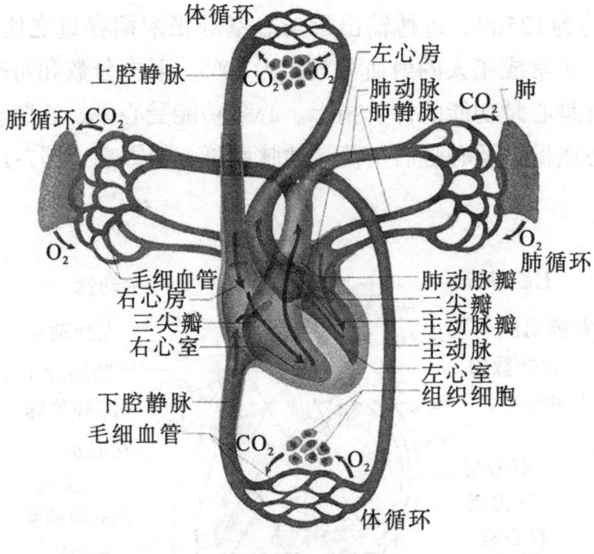

图2-13　动脉

（二）静脉

静脉数量较多，口径较粗，管壁较薄，容量大，主要动能是汇集从毛细血管来的血液，将血液送回心脏，其容量大，故又称"容量血管"。肺静脉分为左上、左下肺静脉和右上、右下肺静脉，起自肺门，向内行注入左心房后部。肺静脉将含氧量较高的动脉血输送到心脏。体循环的静脉较多，分为上腔静脉系、下腔静脉系（含门静脉系）和心静脉。上腔静脉由颈内静脉、颈外静脉、锁骨下静脉和胸部的奇静脉等重要属支所组成，收集头颈、上肢、胸壁及部分胸腔脏器的回流血液，沿升主动脉右侧下行，行至第3肋关节下缘注入右心房。下腔静脉由左、右髂总静脉汇合而成，沿脊柱右前方，腹主动脉腔右侧上行穿膈的腔静脉孔入胸腔后穿心包注入右心房，途中接受腹腔、盆腔脏器回流静脉，如肾静脉、肝静脉、肝门静脉和睾丸/卵巢静脉注入。髂总静脉由髂内静脉、髂外静脉汇合而成，主要收集下肢的深、浅静脉（如股静脉、髂外静脉、大隐静脉和小隐静脉）的汇入（图2-14）。

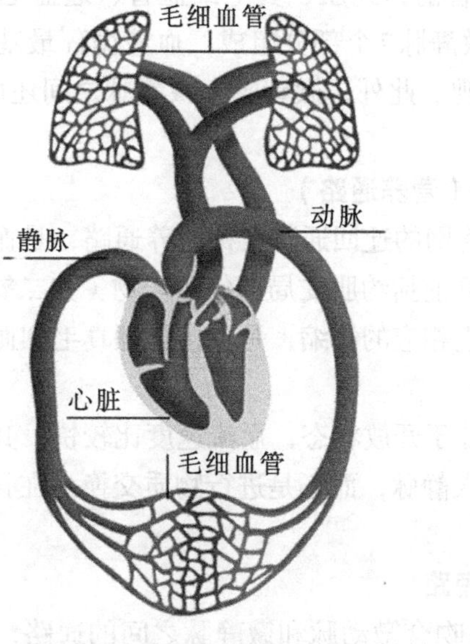

图2-14　静脉

（三）毛细血管

毛细血管在组织中呈网状分布，连接小动、静脉的末梢，在物质交换和体温调节中起重要作用，毛细血管是血液与组织液进行物质交换的场所，故又称“功能血管”。在各类血管中，毛细血管的口径最小，数量最多，总的横截面积最大，血流速度最慢，管壁最薄，仅由单层内皮细胞和基膜组成，通透性很好，有利于血液与组织进行物质交换，故毛细血管被称为交换血管。毛细血管汇合成微静脉，管壁又逐渐出现平滑肌。到小静脉，管壁已有完整平滑肌层、微静脉和小静脉的平滑肌舒缩，同样可以改变血管的口径和血流的阻力。故将它们称为毛细血管后阻力血管（图2-15）。

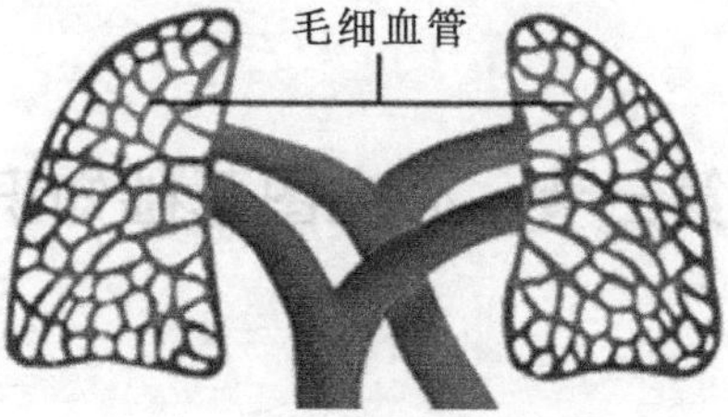

图2-15　毛细血管

二、微循环

微循环是指血液从小动脉流入小静脉的通路，典型的微循环是由微动脉、后微动脉、毛细血管前括约肌、真毛细血管、通血毛细血管（或称直捷通路）、动-静脉吻合支和微静脉7个部分组成，血液循环最基本的物质交换功能，就是通过微循环得以实现。此外，微动脉和微静脉之间还可以通过直捷通路和动-静脉短路发生沟通。

（一）迂回通路（营养通路）

通过真毛细血管网的迂回通路又称营养通路，是血液与组织液交换物质的场所。其中，毛细血管前括约肌受局部代谢产物（如二氧化碳、乳酸、腺苷及核甘酸等）的调解，产生相应的舒缩，是直接管理真毛细血管网灌注的闸门。

（二）直捷通路

直捷通路经常处于开放状态，血流速度比较快，其主要功能是使一部分血液迅速通过微循环进入静脉，而不是进行物质交换。在骨骼肌肉组织的微循环中直捷通路比较常见。

（三）动-静脉短路

动-静脉短路是吻合微动脉和微静脉之间的通路，在人体的皮肤及皮下组织分布很多，如指、趾和耳郭等。动-静脉短路大多时候都处于关闭状态，受交感神经支配，在功能上不是进行物质交换，而是随环境温度的变化调节体温，有利于保温或散热（图2-16）。

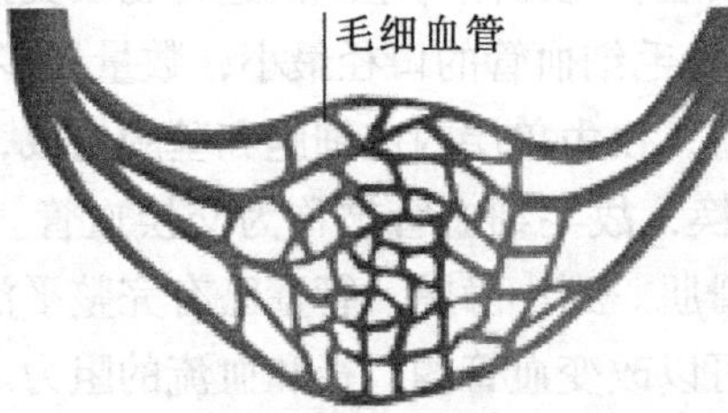

图2-16　动-静脉短路

（赵　鸿　胡　建）

第三节　心电图基础知识

一、定义

心电图（Electrocardiography，ECG）指的是心脏在每个心动周期中，由起搏点、心房、心室相继兴奋，伴随着心电图生物电的变化，通过心电描记器从体表引出多种形式的电位变化的图形（简称ECG）。心电图是心脏兴奋的发生、传播及恢复过程的客观指标（图2-17）。

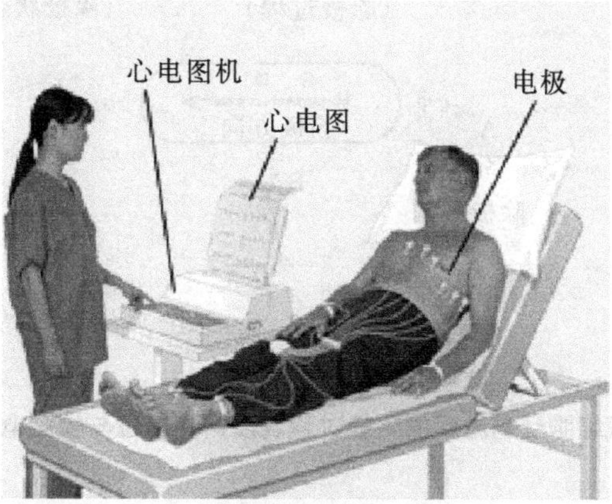

图2-17　心电图

二、分类

心电图分为普通心电图、动态心电图、运动心电图、食管导联心电图等。普通心电图在临床上应用非常的广泛，是一种简单、快速的检查方法。

三、适应证

1.对于各种心律失常、传导阻滞的诊断有肯定价值。

2.特征性心电图改变及演变是诊断心肌梗死的可靠和实用方法。

3.有助于心肌受损、供血不足、心包炎、药物和电解质紊乱等诊断。

4.可提示心脏房室肥大。

5.用于监测危重患者、外科手术、麻醉、心导管检查等，以及航天、登山运动员的心脏情况。

四、心电图产生原理

心肌细胞膜是半透膜，静息状态时，膜外排列一定数量带正电荷的阳离子，膜内排列相同数量带负电荷的阴离子，膜外电位高于膜内，称为极化状态。静息状态下，由于心脏各部位心肌细胞都处于极化状态，没有电位差，电流记录仪描记的电位曲线平直，即为体表心电图的等电位线。心肌细胞在受到一定强度的刺激时，细胞膜通透性发生改变，大量阳离子短时间内涌入膜内，使膜内电位由负变正，这个过程称为除极（图2-18，图2-19）。

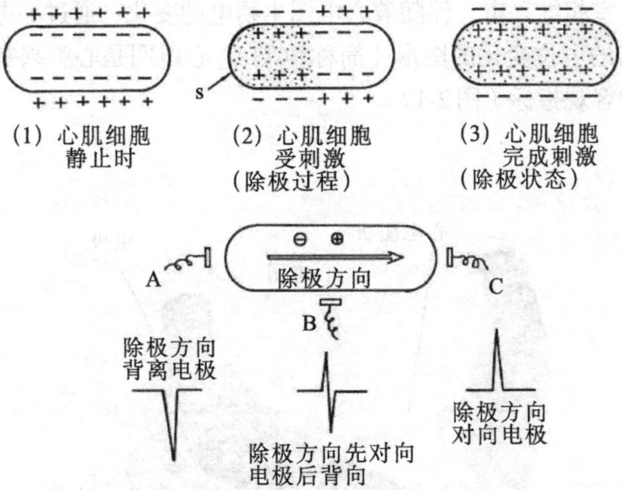

图2-18 心肌细胞受刺激后的除极过程及所产生电位与检测电极位置的关系

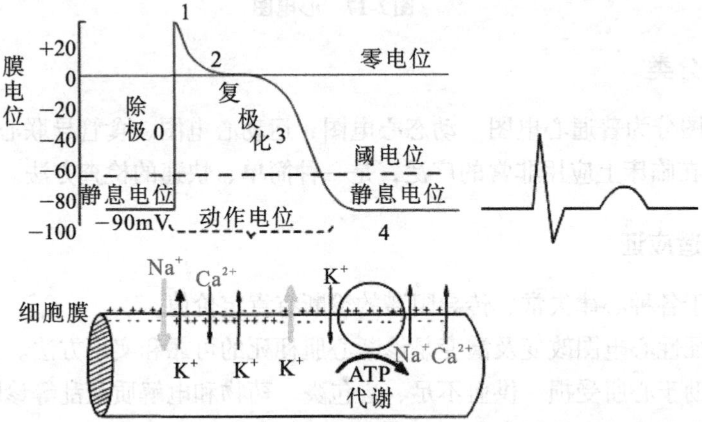

图2-19 除极

对整体心脏来说，心肌细胞从心内膜向心外膜顺序除极过程中的电位变化，由电流记录仪描记的电位曲线称为除极波，即体表心电图上心房的P波和心室的QRS波。细胞除极完成后，细胞膜又排出大量阳离子，使膜内电位由正变负，恢复到原来的极化状态，此过程由心外膜向心内膜进行，称为复极。同样，心肌细胞复极过程中的电位变化，由电流记录仪描记出称为复极波。由于复极过程相对缓慢，复极波较除极波低。心房的复极波低且埋于心室的除极波中，体表心电图不易辨认。心室的复极波在体表心电图上表现为T波。整个心肌细胞全部复极后，再次恢复极化状态，各部位心肌细胞间没有电位差，体表心电图记录到等电位线（图2-20，图2-21）。

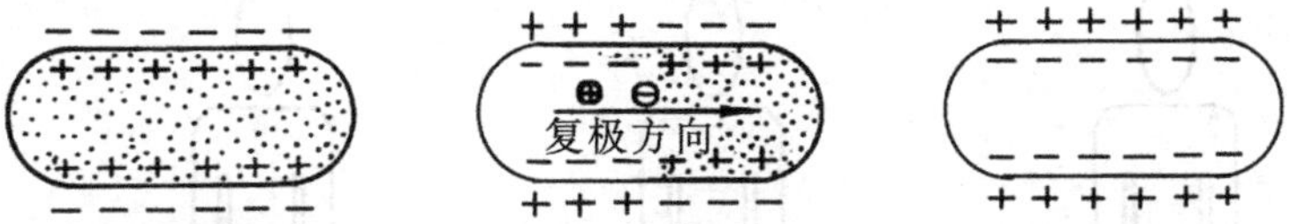

图2-20　复极

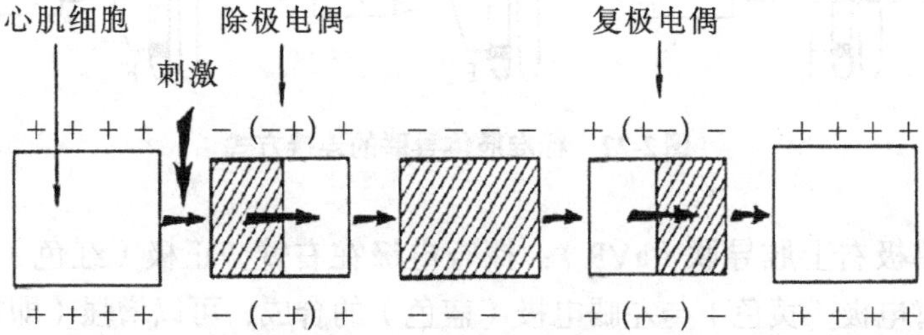

图2-21　单个心肌细胞的除极和复极过程及所产生的电偶变化

五、心电图导联体系

常规心电图通常是12导联心电图及心前区导联（chest leads）。在人体体表相隔一定距离的任意两点放置正、负极，通过导联线与心电图机连接形成电路，即可描记出一系列心电波形，这种连接和记录的方法称为心电图导联。在导联的正、负极间做一假想的连线，形成了该导联的导联轴，方向由负极指向正极。目前，临床上最普遍应用的是由Einthoven创造的国际通用导联系统，称为常规12导联体系。

（一）肢体导联

肢体导联（limb leads）包括标准导联Ⅰ、Ⅱ、Ⅲ和加压单极肢体导联aVR、aVL、aVF。标准导联为双极肢体导联，反映两个肢体之间的电位差变化。加压单极肢体导联属单极导联，代表的是正极所置部位的电位变化，负极为连接其余两个肢体的电极各串联5000Ω 电阻后并联起来构成的中心电端。肢体导联的电极放置于右臂（R）、左臂（L）和左腿（F），电极放置的三个点形成了一个三角形，称为Einthoven三角。导联Ⅰ是左臂（正极，LA）和右臂（RA）之间的电位差；导联Ⅱ是左腿（正极，LL）与右臂（RA）之间的电位差；导联Ⅲ是左腿（正极，LL）与左臂（LA）之间的电位差。肢体导联的电极可以放置于四肢的近端或者远端（肩部或臀部），但是应避免接在骨骼突出的位置，而且左、右电极的位置一定要对称，如LA和RA左右手放置位置一定要对称（图2-22）。

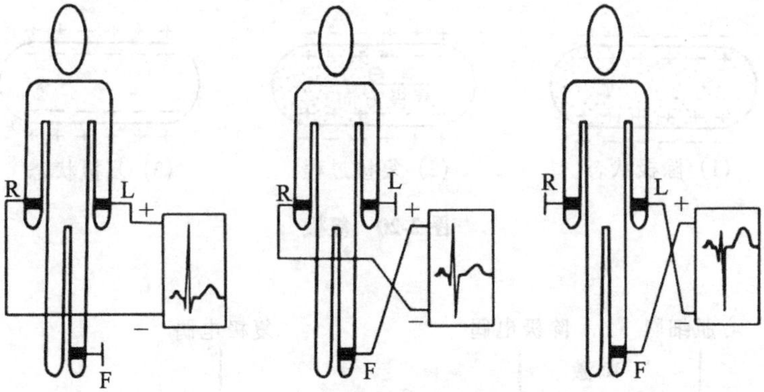

图2-22 标准肢体导联的连接方式

加压单极右上肢导联（aVR）：探查电极在右臂，正极（红色）位于右臂，负极是左臂电极（黄色）与左腿电极（蓝色）的合成，可以增强（即加压）右臂正极的信号强度。加压单极左上肢导联（aVL）：探查电极在左臂，正极（黄色）位于左臂，负极是右臂电极（红色）与左腿电极（蓝色）的合成，可以增强左臂正极的信号强度。加压单极左下肢导联（aVF）：探查电极在左腿，正极（蓝色）位于左腿，负极是右臂电极（红色）与左臂电极（黄色）的合成，可以增强左腿正极的信号强度（图2-23）。

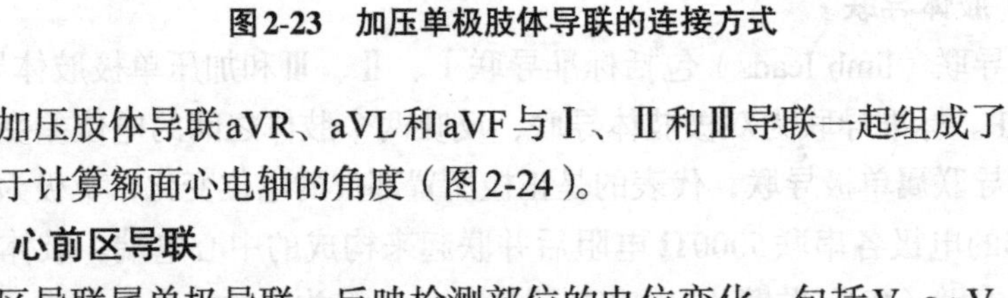

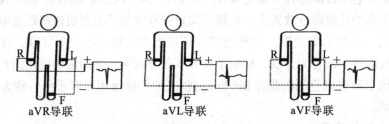

图2-23 加压单极肢体导联的连接方式

单极加压肢体导联aVR、aVL和aVF与Ⅰ、Ⅱ和Ⅲ导联一起组成了六轴参照系统，用于计算额面心电轴的角度（图2-24）。

（二）心前区导联

心前区导联属单极导联，反映检测部位的电位变化，包括V_1～V_6导联，心前区导联的正极置于胸壁的不同部位，其负极为肢体导联3个电极各串联5000Ω电阻后并联起来构成的中心电端，该处的电位接近零电位且较稳定。

1.V_1导联　胸骨右缘第4肋间（在第4～5肋骨之间），紧贴胸骨右缘，反映右心室的电位变化。

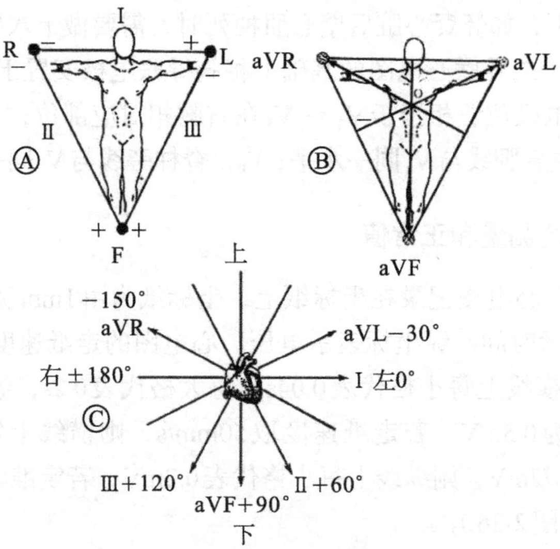

图2-24　肢体导联轴与额面六轴系统

2.V_2导联　胸骨左缘第4肋间（在第4～5肋骨之间），紧贴胸骨左缘，作用同V_1。

3.V_3导联　V_2与V_4连线的中点，反映室间隔及其附近的左、右心室的电位变化。

4.V_4导联　左锁骨中线（由锁骨中点处竖直向下延伸形成的一条想象中的线）与第5肋间（第5～6肋骨之间）交点处，作用同V_3。

5.V_5导联　左腋前线（由锁骨中点与锁骨外侧缘连线的中点竖直向下延伸所形成的一条想象中的线）与V_4同一水平处，反映左心室的电位变化。

6.V_6导联　在腋中线（由患者腋窝中点向下延伸形成的一条想象中的线）与V_4同一水平处，作用同V_5（图2-25）。

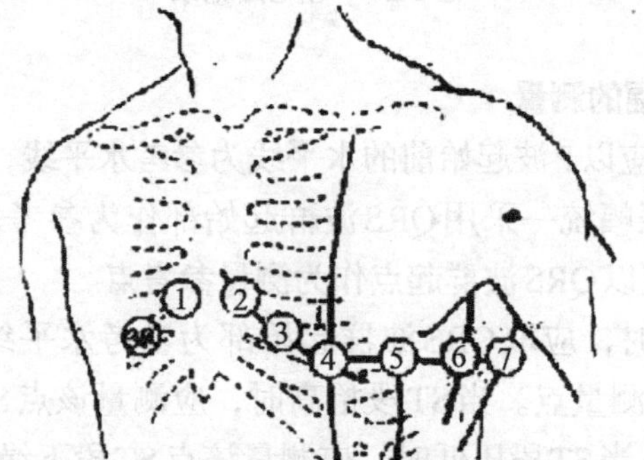

图2-25　心前区导联

当某些情况下，如怀疑心脏后壁心肌梗死时，需要做十八导联心电图。此时的安置顺序是在十二导联心电图的基础上将胸导联电极安置于右胸及左侧背部，即V_3R～V_5R，电极位置相当于V_3～V_5在右胸相对应部位；V_7，左腋后线与V_4同一水平；V_8，左肩胛线与V_4同一水平；V_9，脊柱旁线与V_4同一水平。

六、心电图的测量和正常值

通常情况下，心电图记录在坐标纸上，坐标纸为由1mm宽和1mm高的小格组成。横坐标表示时间，纵坐标表示电压。心电图的走纸速度取25mm/s，定准电压取1mV，则横线上每小格代表0.04s，每大格代表0.2s，纵线上每小格代表0.1mV，每大格为0.5mV。若走纸速度取50mm/s，则横线上每小格代表0.02s；若定准电压选为1/2mV，则纵线上每小格代表0.2mV；若定准电压选为2mV，每小格为0.05mV（图2-26）。

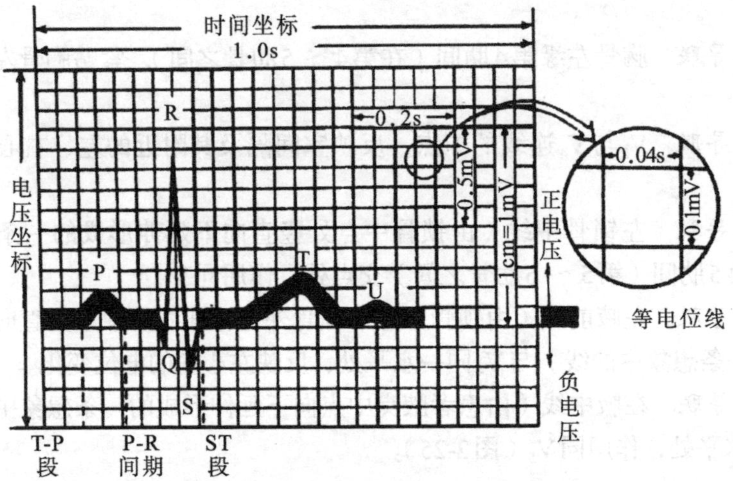

图2-26　心电图记录

（一）各波段振幅的测量

P波振幅的测量应以P波起始前的水平线为参考水平线，测量QRS波群、J点、ST段、T波和U波振幅统一采用QRS波群起始部作为参考水平线。如QRS波群起始部为一斜段，应以QRS波群起点作为测量参考点。

测量ST段移位时，应取QRS波群起始部为参考水平线，常取J点后40ms、60ms或80ms处作为测量点。当ST段抬高时，应测量该点ST段上缘据参考水平线上缘的垂直距离；当ST段压低时，应测量该点ST段下缘距参考水平线下缘的垂直距离。记录ST测量结果时最好用ST40、ST60或ST80表示测量点，并注明ST段移位的幅度和形态。ST段移位的常见形态有水平型、下垂型和上斜型。

（二）各波段时间的测量

测量P波和QRS波群时，应选择波幅最宽的导联。测量P-R间期时，由于同一患者不同导联的P-R间期并非完全一致，应选择P波宽大且有明显Q波的导联进行测量。测量Q-T间期时，应选择Q-T间期最长的导联进行测量。

室壁激动时间（ventricular activation time，VAT）又称R峰时间，是指经QRS波群起始部和R波顶点的两条垂直线之间的水平距离。如有R’波，则应测量至R’峰；如R波有切迹，应测量至切迹第二峰。

（三）心率的测量

在进行心率测量时，首先应判断患者的心律是否规则。如心律规则，则仅需测量一个R-R或P-P间期的秒数，然后按公式即可求得：心率＝60/R-R或P-P间期（s）。亦可使用心率测量尺或按R-R/P-P间距查表获得。如心律不规则，则需测量5个以上连续的R-R或P-P间距的秒数，求出平均值，然后按公式心率＝60/R-R或P-P平均值（s），可较准确地求得每分钟心室率或心房率。也可以数30大格（共6s）内的QRS波群或P波的个数（压线不算），乘以10，即为每分钟的心室率或心房率（图2-27）。

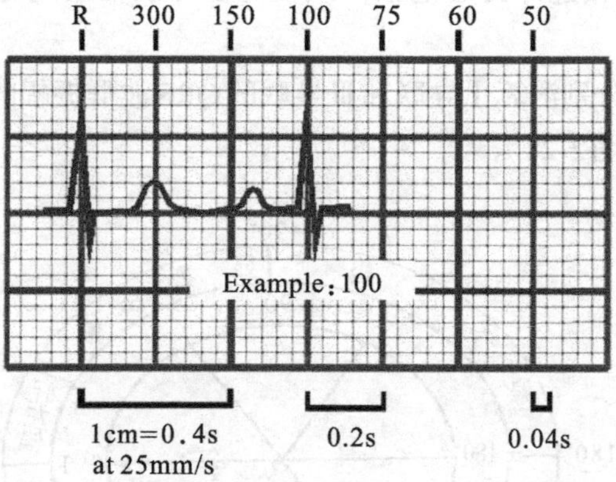

图2-27　R-R间距为0.6s，心率＝60÷0.6＝100次/分

（四）心电轴的测量

1. 概念　心电轴（cardiac electric axis）一般指的是平均QRS电轴，是心室除极过程中全部瞬间向量的综合，代表整个心室在除极过程这一总时间内的平均向量的方向与大小。心电轴是空间性的，但心电图学中所指的心电轴是平均QRS电轴在额面上的投影。一般采用平均心电轴与Ⅰ导联正侧段之间的角度来表示平均心电轴的偏移方向。临床上除了测定QRS波群的电轴外，在特殊需要的情况下，也可测量P波或T波的平均心电轴。

2. 测量方法　常用的心电轴测量方法有目测法、作图法和查表法。

（1）目测法：根据Ⅰ、Ⅲ导联QRS波群的主波方向估测心电轴是否偏移。若Ⅰ、Ⅲ导联的QRS波群主波均为正向波，提示电轴不偏；若Ⅰ导联出现较深的负向波，Ⅲ导联主波为正向波，则提示电轴右偏；若Ⅲ导联出现较深的负向波，Ⅰ导联主波为正向波，则电轴左偏（表2-1）。

表2-1 心电轴的目测法

心电图形	不偏	右偏	左偏
QRS波群主波方向			
Ⅰ	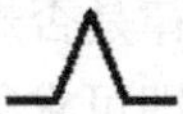	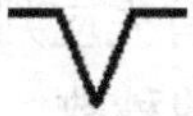	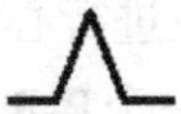
Ⅲ	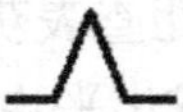	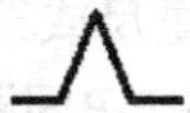	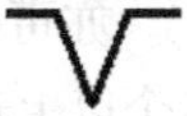

（2）作图法：分别测算Ⅰ导联和Ⅲ导联的QRS波群振幅的代数和，然后在Ⅰ、Ⅲ导联轴上分别通过这两个数值点画垂直线，求得两垂直线的交叉点。电偶中心与该交叉点相连即为心电轴，该轴与Ⅰ导联轴正侧的夹角即为心电轴的角度。

（3）查表法：分别测算Ⅰ导联和Ⅲ导联的QRS波群振幅的代数和，然后直接查表求得心电轴（图2-28）。

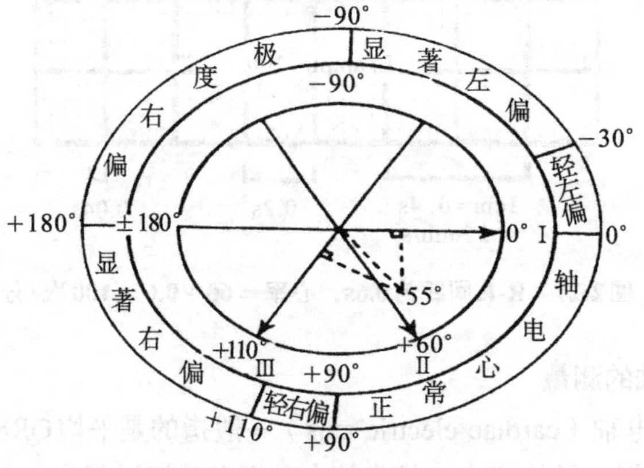

图2-28 正常心电轴与其偏移

3.临床意义 心电轴的方向指向左下，正常范围为−30°～＋90°。根据心电轴偏移的方向与程度可分为电轴右偏、电轴左偏和极度右偏。电轴从＋90°顺钟向转至＋180°范围为电轴右偏；从−30°逆钟向转至−90°为电轴左偏；−90°～−180°为电轴极度右偏或称为“不确定电轴”。心电轴的偏移一般受心脏在胸腔内的解剖位置、两侧心室的质量比例、心室内传导系统的功能、激动在室内的传导状态及年龄与体型等因素影响。心电轴左偏常见于左心室肥大、左束支传导阻滞、左前分支传导阻滞等；心电轴右偏常见于右心室肥大、右束支传导阻滞、左后分支传导阻滞、肺源性心脏病等（表2-2）。

表2-2　电轴异常的意义

电轴右偏	电轴左偏
1.右心室肥大	1.左前分支传导阻滞
2.侧壁或前侧壁心肌梗死	2.下壁心肌梗死
3.预激伴左心室旁路	3.预激伴后间隔旁路
4.左后分支传导阻滞	

七、心电图各波段组成与命名

在一个正常心动周期中，一个典型的ECG波形是有一个P波、一个QRS波群、一个T波，以及在50%～75%的ECG中可能见到的U波。心电图的基线被称为等电位线。一般情况下，等电位线在心电图中是指T波后和P波前的那一段波形（图2-29）。

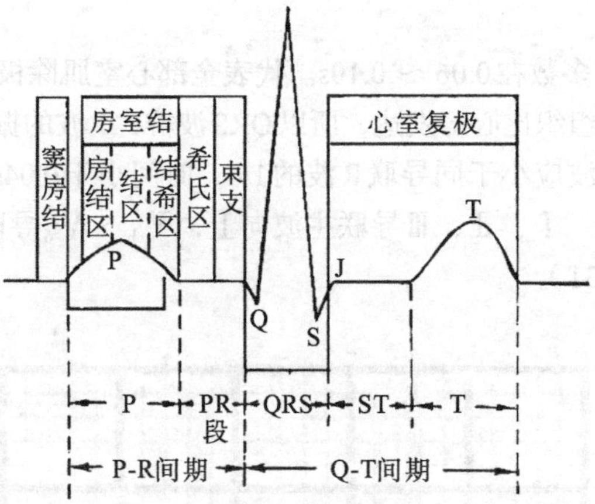

图2-29　心电图各波段组成

（一）心率和心律

正常为窦性，频率范围60～100次/分。

（二）P波

时间＜0.11s，多在0.06～0.10s。代表左、右心房除极时的电位变化。在正常的心房除极过程中，心电向量从窦房结指向房室结，除极由右心房至左心房，这个过程在心电图上形成了P波。形态呈钝圆形，可有轻度切迹，峰距＜0.04s，Ⅰ、Ⅱ、aVF、V_4～V_6导联直立，aVR导联倒置，其他导联可直立、双向或倒置。振幅＜0.25mV（图2-30）。

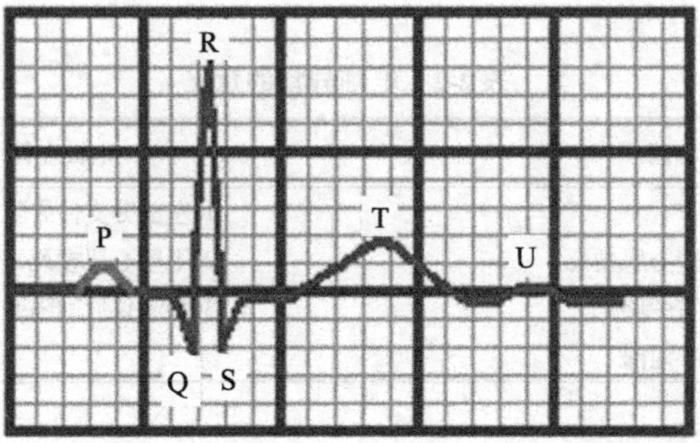

图2-30 P波表示心房除极化，时限＜0.11s；振幅＜0.25mV

（三）P-R间期

时间0.12～0.20s，从P波起点至QRS波群的起点，代表自心房开始除极至心室开始除极的时间。P-R间期反映了电冲动由窦房结发出，经房室结传入心室引起心室除极所需的时间。所以，P-R间期可以很好的评估房室结的功能。

（四）QRS波

时间＜0.12s，多数在0.06～0.10s。代表全部心室肌除极的电位变化。由于左、右心室的肌肉组织比心房发达，所以QRS波群比P波的振幅高出很多。形态除aVR导联外，Q波应小于同导联R波的1/4，时间小于0.04s。正常人V_1、V_2导联不应出现Q波。Ⅰ、Ⅱ、Ⅲ导联主波向上，V_1～V_6导联R波逐渐增高，S波逐渐变小（图2-31）。

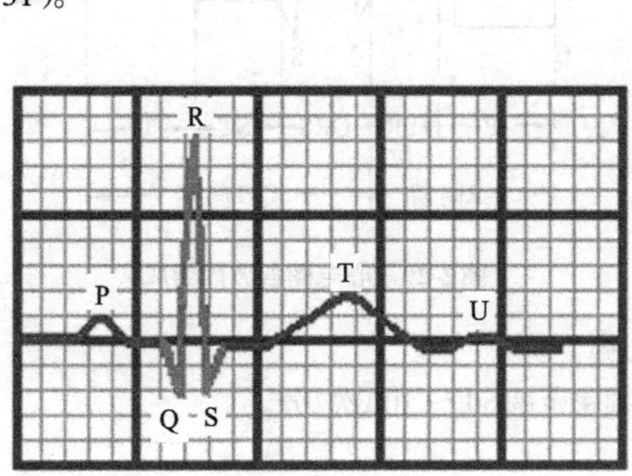

图2-31 QRS波群表示心室的除极，正常为0.06～0.10s，时限≤0.11s

（五）J点

QRS波群结束和ST段的开始的位置。J点用于ST段抬高或者压低的参照点。

（六）ST段

自QRS波群的终点至T波起点间的线段，代表心室缓慢复极化的过程，它位于等电位线上，可有轻度偏移。正常情况下，ST段压低在R波为主的导联上≤0.05mV；ST段抬高≤0.1mV（除V_1、V_2抬高≤0.3mV，V_3≤0.5mV外，图2-32）。

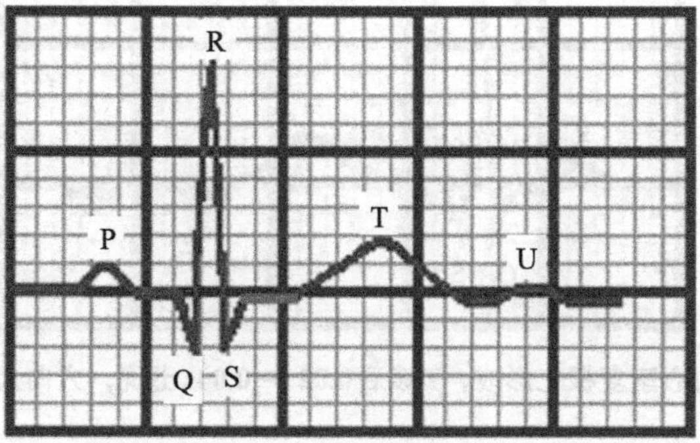

图2-32　ST段为QRS波群之后位于基线上的一个平段，其后出现向上或向下转折的一个波为T波

（七）T波

时间0.05～0.25s。代表快速心室快速复极时的电位改变，方向大多与QRS波群的主波方向一致，振幅大于同导联R波的1/10。从QRS波群起始处到T波最高点这段时间称为心脏的绝对不应期，而T波的后半段则称为相对不应期（又称易激期，图2-33）。

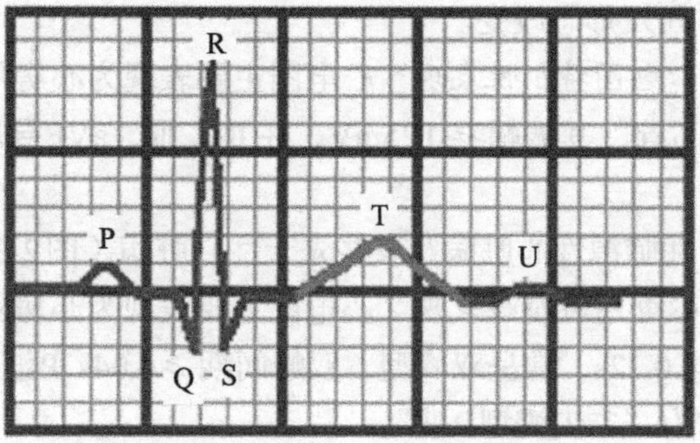

图2-33　Ⅰ、Ⅱ、V_4～V_6导联向上，aVR向下，Ⅲ、aVF、V_1～V_3导联可以向上、双向或向下

（八）Q-T间期

时间0.32～0.44s。从QRS波群的起点至T波终点，代表心室肌除极和复极全过程所需的时间。Q-T间期过长是室性心动过速的危险因子之一，可能引起猝死。Q-T间期受心率变化较大，所以采用QTc（≤440ms）来消除心率影响。

（九）U波

并不能经常看到，振幅很低，跟随T波后出现。产生机制不清楚（图2-34）。

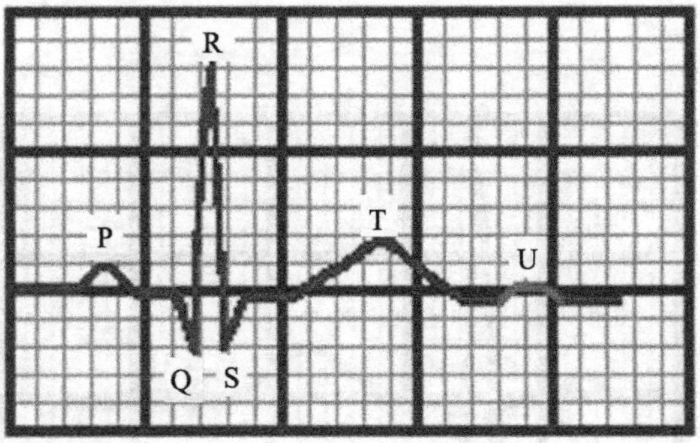

图2-34　U波由心室复极化形成，T波后0.02～0.04s出现，方向大体与T波相一致

（曹国荣　高　琴）

第四节　常见典型心电图知识

一、心房肥大和心室肥厚心电图

（一）心房肥大

心房肥大主要表现为心房的扩大而少见心房肌肥厚，心电图上主要表现为P波的振幅、除极时间及形态改变。

1. *右心房肥大心电图特征性表现*　心电图主要表现为心房除极波振幅增高。

（1）P波尖而高耸，其振幅≥0.25mV，在Ⅱ、Ⅲ、aVF导联表现最突出，称为“肺型P波”。

（2）常见于慢性肺源性心脏病及某些先天性心脏病（图2-35）。

2. *左心房肥大心电图特征性表现*　心电图主要表现为心房除极时间延长。

（1）P波增宽＞0.12s，常呈双峰型，双峰间期≥0.04s，P波幅度改变在Ⅰ、Ⅱ、aVL导联明显。称为“二尖瓣型P波”。

（2）P波在V_1导联上常呈先正而后出现深宽的负向波。

（3）常见于二尖瓣狭窄，各种原因引起的左心房负荷增加（左心功能不全）等（图2-36）。

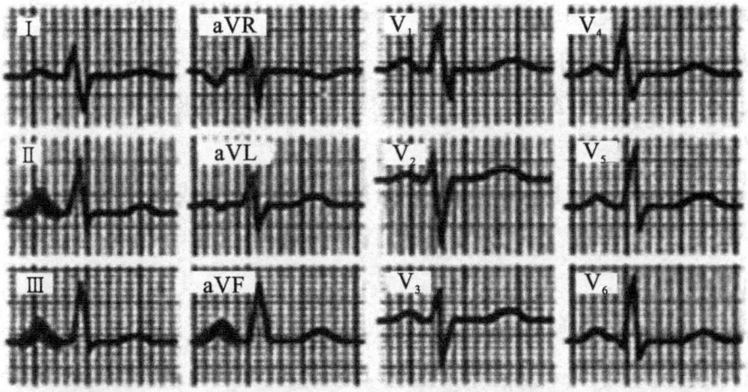

图2-35　P波尖而高耸，振幅≥0.25mV，又称“肺型P波”

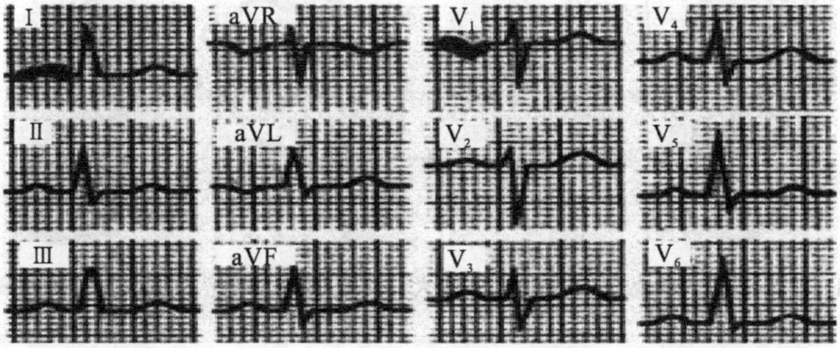

图2-36　P波增宽，时间≥0.12s，常呈双峰型，峰间距≥0.04s；“二尖瓣型P波”

3. 双心房肥大心电图特征性表现

（1）P波增宽≥0.12s，其振幅≥0.25mV。

（2）V_1导联P波异常高大双相。

（3）常见于风湿性心脏病及某些先天性心脏病（图2-37）。

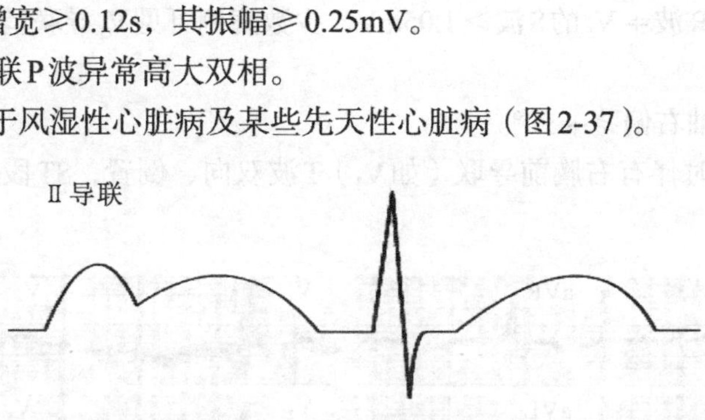

图2-37　P波又高又宽，振幅≥0.25mV，时间≥0.12s，V_1导联P波高大双相

（二）心室肥大

由于心室舒张期和（或）收缩期负荷过重导致，当心室明显肥大时才能引起心电图改变（心肌除极的电压增高、心室肌激动的时程延长和心室肌复极顺序发生改变）。

1.左心室肥大心电图特征性表现

（1）左心室高电压的表现

①V_5或V_6的R波＞2.5mV，或V_5的R波＋V_1的S波＞4.0mV（男性）或＞3.5mV（女性）。

② Ⅰ 导联的R波＞1.5mV，aVL的R波＞1.2mV或 Ⅰ 导联R波＋Ⅲ导联S波＞2.5mV。

（2）心电轴左偏。

（3）ORS波群时间延长到0.10～0.11s（图2-38）。

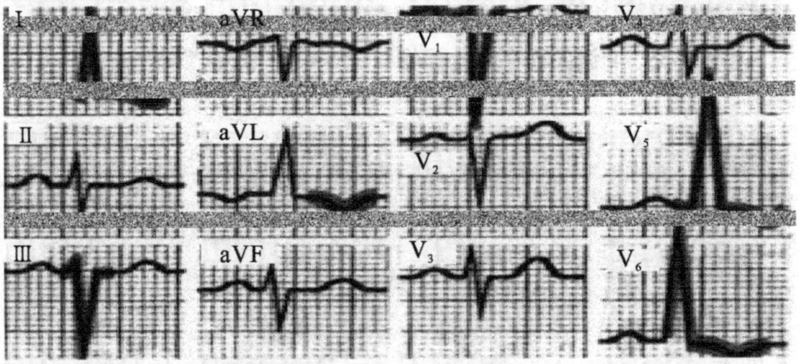

图2-38　左心室肥大导致左心室面电压增大，R波增高，右心室面电压降低，S波加深

2.右心室肥大心电图特征性表现

（1）V_1（或V_3R）导联R/S≥1，呈R型或Rs型，V_5导联R/S≤1或S波比正常加深；aVR导联R/S或R/q≥1（或R＞0.5mV）。

（2）V_1的R波＋V_5的S波＞1.05mV，少数病例可见V_1导联呈QS、qR型（除外心肌梗死）。

（3）心电轴右偏≥＋90°。

（4）常同时伴有右胸前导联（如V_1）T波双向、倒置，ST段压低等ST-T改变（图2-39）。

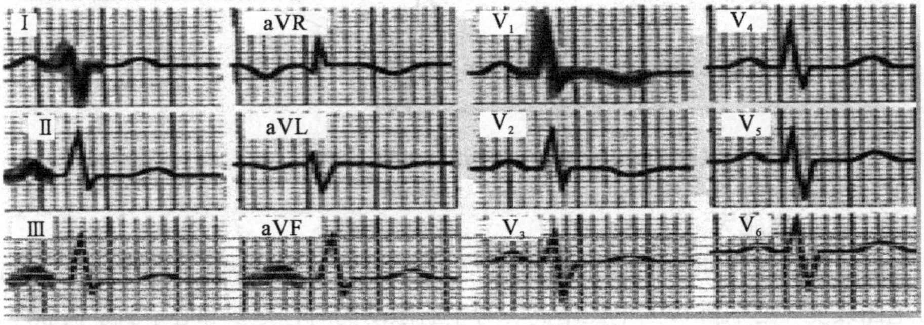

图2-39　右心室肥大心电图可呈极度顺钟向转位（$V_{1\sim6}$呈Rs型，右心室流出道肥大）

3. 双侧心室肥大心电图特征性表现　大致为正常心电图（图2-40）。

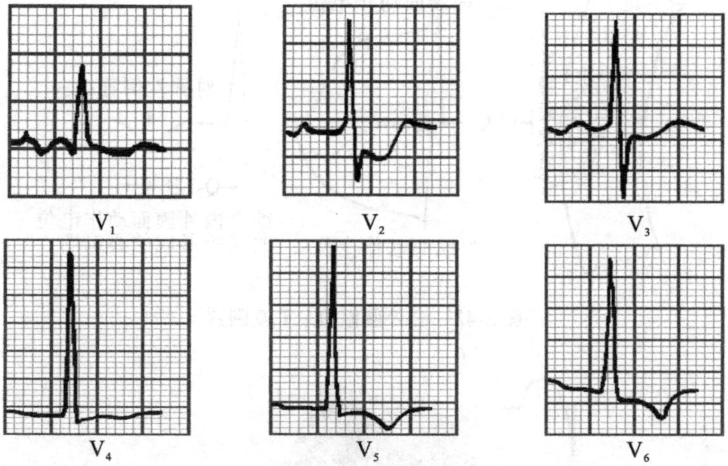

图2-40　双侧心室肥大心电图表现为：大致正常ECG、单侧心室肥大ECG、双侧心室肥大

二、心肌缺血与ST-T改变心电图

（一）"缺血性"心电图特征性表现

心肌缺血的心电图表现为ST段改变或T波改变，也可同时出现ST-T改变。

1. 缺血发生于心内膜面　T波呈对称性，高而直立（图2-41）。

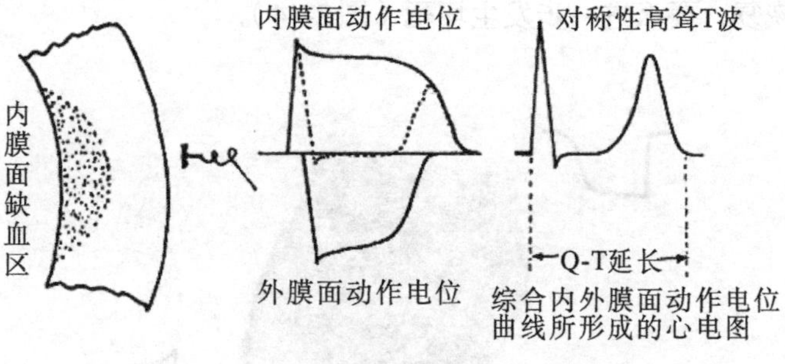

图2-41　心内膜缺血：T波高大直立

2. 缺血发生于心外膜面　使外膜面复极延迟晚于内膜面，复极程序反常，就出现对称性T波倒置（图2-42）。

（二）"损伤性"心电图特征性表现

1. 内膜面心肌损伤时　缺血时间进一步延长，缺血程度进一步加重，就会出现"损伤性"图形改变，主要表现为ST段偏移。内膜面心肌损伤时ST段平直压低（图2-43）。

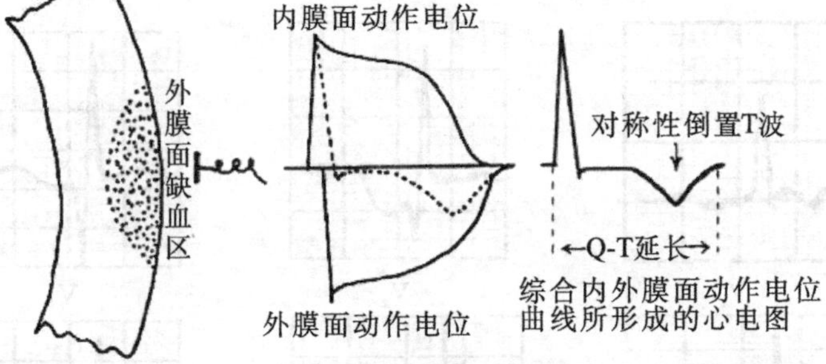

图2-42　心外膜缺血：T波倒置

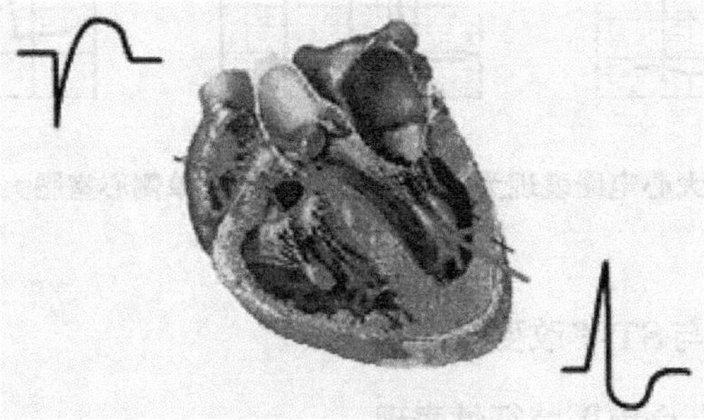

图2-43　心内膜损伤

2. 外膜面心肌损伤时　ST段抬高，明显抬高可形成单相曲线。一般损伤不会持久，要么恢复，要么进一步发生坏死（图2-44）。

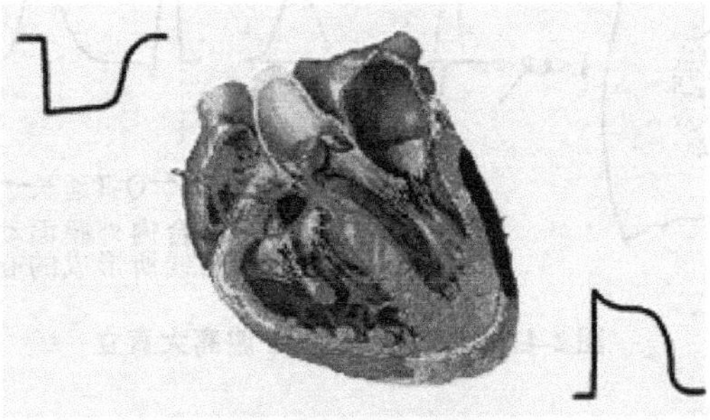

图2-44　心外膜损伤

3. 透壁性心肌缺血时　心电图常表现为心外膜下缺血（T波深倒置）或心外膜下损伤（ST段抬高）类型。

三、心肌梗死特征性心电图

（一）基本图形

1.“缺血型”心电图特征性表现　最早出现的变化是缺血性T波改变。

2.“损伤型”心电图特征性表现　主要表现为面向损伤心肌的导联出现ST段抬高。

3.“坏死性”心电图特征性表现　一般认为，坏死的心肌细胞不能恢复为极化状态和产生动作电流，所以心电图主要表现为面向坏死区的导联出现“异常Q波（坏死型Q波，病理性Q波）”，即Q波增宽≥0.03s、振幅≥1/4R或呈QS波（图2-45）。

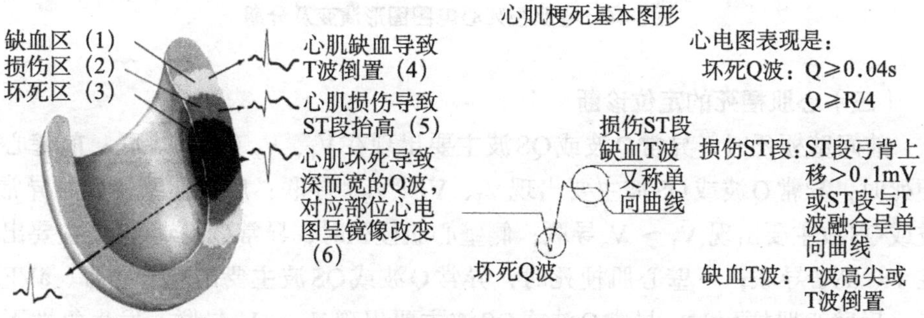

图2-45　心肌梗死基本图形

（二）心肌梗死的心电图形演变及分期

心肌梗死除了具有特征性图形改变外，它的图形演变也具有一定的特异性，因此随访观察心电图演变对诊断更有意义。

发生急性透壁性心肌梗死时，如果观察及时，可以见到早期（也称超急性期或梗死前期）、急性期、近期（也称亚急性期）和陈旧期（愈合期）的典型演变过程。

1.早期　见于急性心肌梗死的很早期（数分钟或数小时），心电图上可见高大的T波，以后迅速出现ST段上斜型或弓背向上型抬高。

2.急性期　是一个发展过程，见于梗死后数小时或数日，持续数周，心电图呈动态演变过程。ST段弓背向上抬高后，继而逐渐下降，出现异常Q波或QS波；T波由直立开始倒置，并逐渐加深。

3.近期　见于梗死后数周至数月。

4.陈旧期　常出现在急性心肌梗死3个月后或更久（图2-46）。

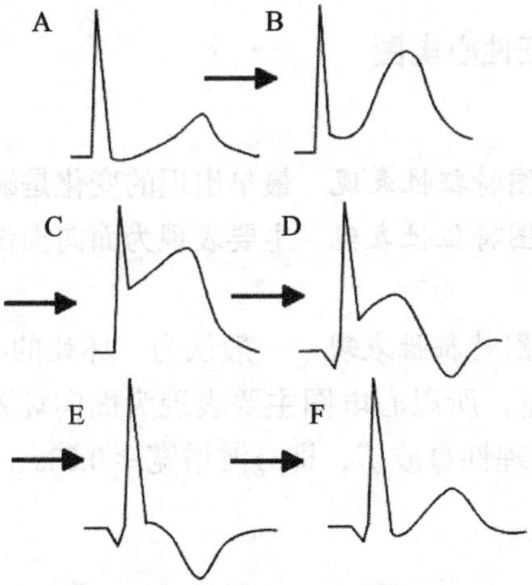

图2-46 心肌梗死心电图图形演变及分期

（三）心肌梗死的定位诊断

前间壁梗死时，异常Q波或QS波主要出现在V_1、V_2（V_3）导联；前壁心肌梗死时，异常Q波或QS波主要出现V_3、V_4（V_5）导联；广泛前壁梗死时异常Q波或QS波主要出现 V_1～V_6导联；侧壁心肌梗死时，异常Q波或QS波主要出现在Ⅰ、aVL导联；下壁心肌梗死时，异常Q波或QS波主要出现Ⅱ、Ⅲ、aVF导联；后壁心肌梗死时，异常Q波或QS波主要出现V_7～V_9导联；发生急性下壁心肌梗死时，若V_3R～V_6R导联出现抬高≥0.1mV，提示合并右心室心肌梗死（图2-47）。

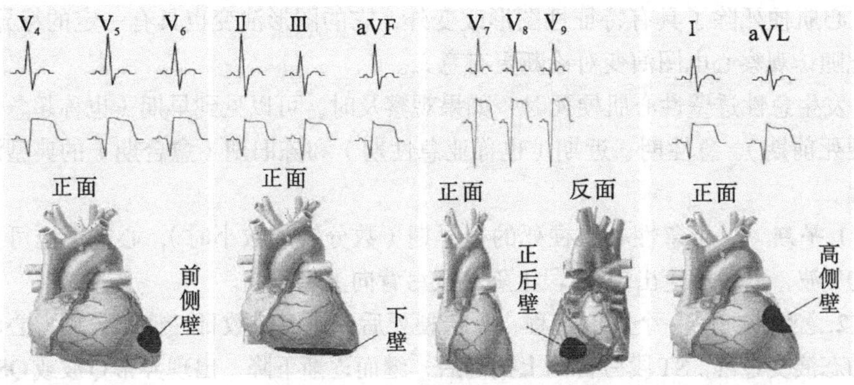

图2-47 心肌梗死的定位诊断

（四）心肌梗死的相关血管判断

发生心肌梗死的部位多与相应的冠状动脉发生闭塞有关。前间壁或前壁心肌梗死常为左前降支发生闭塞；侧壁和后壁同时发生梗死多为左回旋支发生闭塞；下壁梗死多为右冠状动脉闭塞，少数为左回旋支闭塞所致；下壁梗死同时合并右心室梗死时，多是右冠状动脉发生闭塞（图2-48和表2-3）。

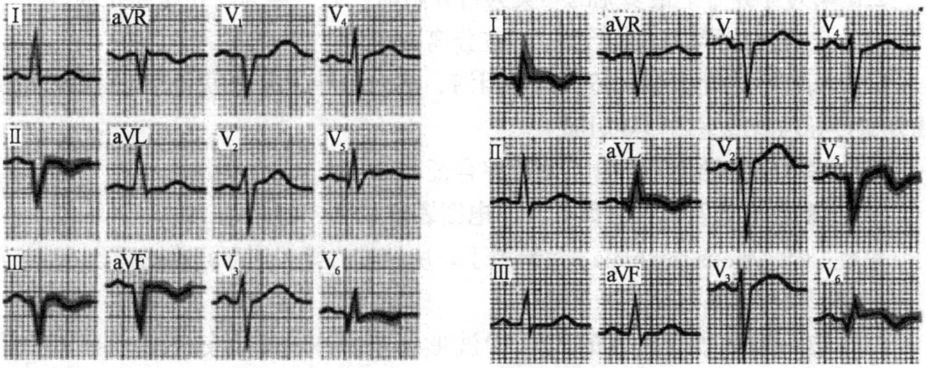

图2-48　心肌梗死的相关血管判断

表2-3　心电图导联与心室部位及冠状动脉供血部位

导联	心室部位冠状动脉
V_1～V_3	前间壁左前降支
V_3～V_5	前壁左前降支
V_1～V_5	广泛前壁左前降支
Ⅱ、Ⅲ、aVF	下壁右冠状动脉或左回旋支
Ⅰ、aVL、V_5、V_6	侧壁左前降支或左回旋支
V_7～V_9	后壁左回旋支或右冠状动脉
V_3R～V_6R	右心室右冠状动脉

四、心律失常心电图

心律失常（cardiac arrhythmias）是指心脏激动的起源部位、频率、节律、传导速度和传导顺序等异常。

（一）概述

1.激动起源异常

（1）窦性心律失常：窦性心动过速、窦性心动过缓、窦性心律失常、窦性停搏。

（2）异位心律：心脏激动起源于窦房结以外的部位，分为主动性异位心律和被动性异位心律。

①主动性异位心律：期前收缩（房性、房室交界区性、室性）；阵发性心动过速（房性、房室交界区性、房室折返性、室性）；心房扑动、心房颤动；心室

扑动、心室颤动。

②被动性异位心律：逸搏（房性、房室交界区性、室性）；逸搏心律（房性、房室交界区性、室性）。

2.激动传导异常　最多见的一类为传导阻滞；另一类为传导途径异常。

（1）生理性传导障碍：干扰及房室分离。

（2）病理性传导阻滞：窦房传导阻滞，房内传导阻滞，房室传导阻滞，束支或分支传导阻滞或室内传导阻滞。

（3）房室间传导途径异常：预激综合征。

（二）窦性心律及窦性心律失常心电图表现

窦性心律（sinus rhythmia）：起源于窦房结的心律，属于正常心律。

1.窦性心律心电图特征性表现

（1）有一系列规律出现的P波，P波形态表明冲动来自窦房结（即Ⅱ、Ⅲ、aVF、V_5导联直立，aVR导联倒置）。

（2）正常窦性心律的频率一般为每分钟60～100次（图2-49）。

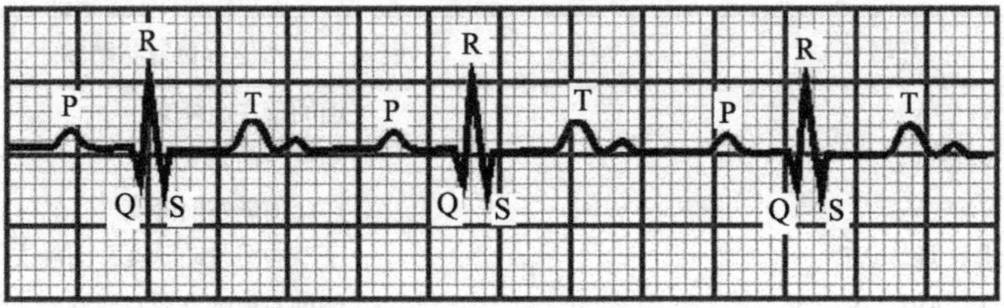

图2-49　正常窦性心律（Ⅱ导联）

2.窦性心动过速（sinus tachycardia）心电图特征性表现

（1）窦性心律的频率成年人≥每分钟100次。

（2）有时尚可继发ST段轻度压低和T波低平。

（3）常见于运动、精神紧张、发热、甲状腺功能亢进、贫血和拟交感类药物作用时（图2-50）。

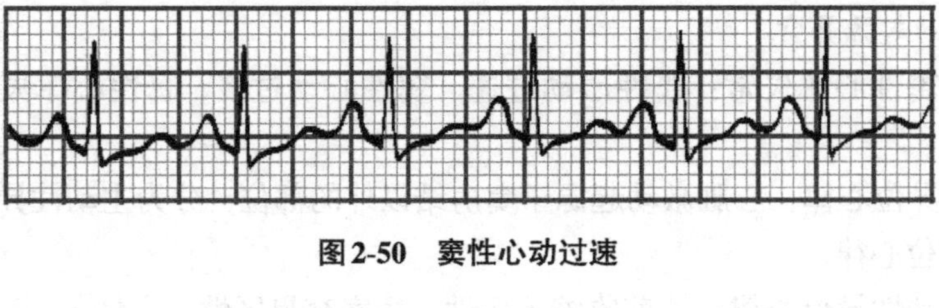

图2-50　窦性心动过速

3.窦性心动过缓（sinus bradycardia）心电图特征性表现

（1）窦性心律的频率＜每分钟60次。

（2）多见于颅内高压、甲状腺功能低下或β受体阻滞药作用时（图2-51）。

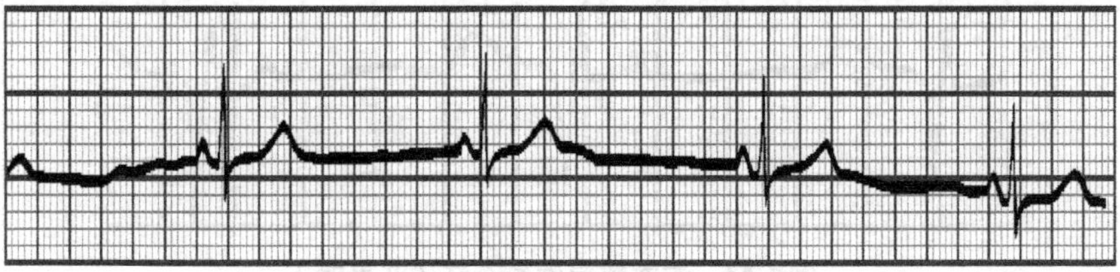

图2-51　窦性心动过缓（Ⅱ导联）

4. 窦性心律失常（sinus arrhythmia）心电图特征性表现

（1）窦性心律的起源不变，但节律不整，在同一导联上P-P间期差异急诊标准≥0.12s。

（2）多见于青少年或自主神经功能不稳定者，常与呼吸周期有关，多无临床意义（图2-52）。

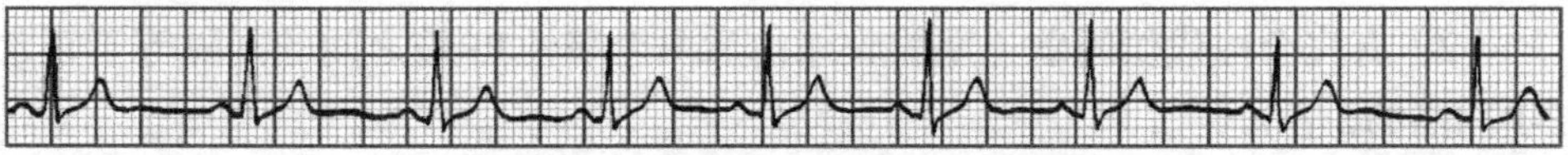

图2-52　窦性心律失常（Ⅱ导联）

5. 窦性停搏（sinus pause）、窦性静止（sinus arrest）心电图特征性表现　在规律的窦性心律中，有时可因迷走神经张力增大或窦房结自身的原因，在一段时间内停止发放冲动。在规则的P-P间隔中P波突然消失，而且所失去的P波在时间上与正常P-P间隔不成倍数关系（图2-53）。

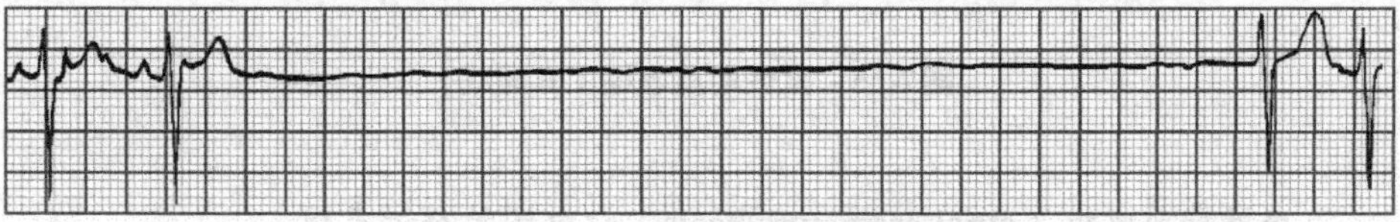

图2-53　窦性停搏（Ⅱ导联）

6. 病态窦房结综合征（sick sinus syndrome，SSS）心电图特征性表现

（1）明显而持久的窦性心动过缓（心率每分钟＜50次，且不易用阿托品等药物纠正）。

（2）多发的窦性停搏或严重的窦房阻滞。

（3）既有明显的窦性心动过缓而又常出现室上性快速心律失常发作，故亦称慢-快综合征（图2-54）。

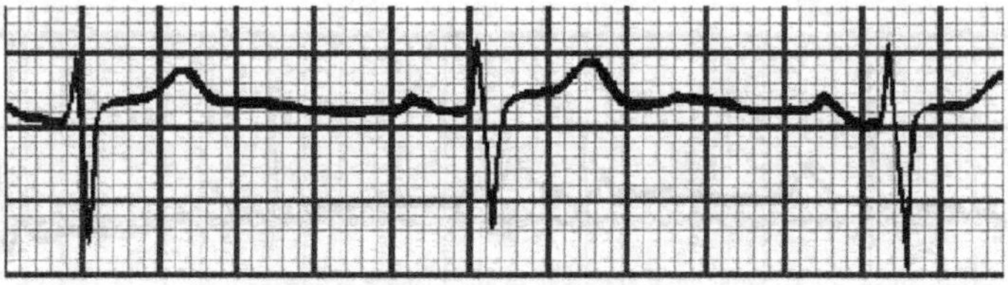

图2-54　病态窦房结综合征（Ⅱ导联）

（三）期前收缩（过早搏动）

多系异位节律点兴奋性增高或形成折返激动所引起，是最常见的心律失常。期前收缩可以来自各种不同的异位节律点，最多见的是室性期前收缩，交界性期前收缩较少见。

1. 室性期前收缩（premature ventricular beats）心电图特征性表现

（1）提早出现的QRS波群增宽变形，QRS时限通常＞0.12s，T波方向多与主波相反。

（2）有完全性代偿间歇（期前收缩前后两个窦性PP波之间的间隔等于正常P-P间隔的2倍）。

（3）提早出现的QRS波前无P波（图2-55）。

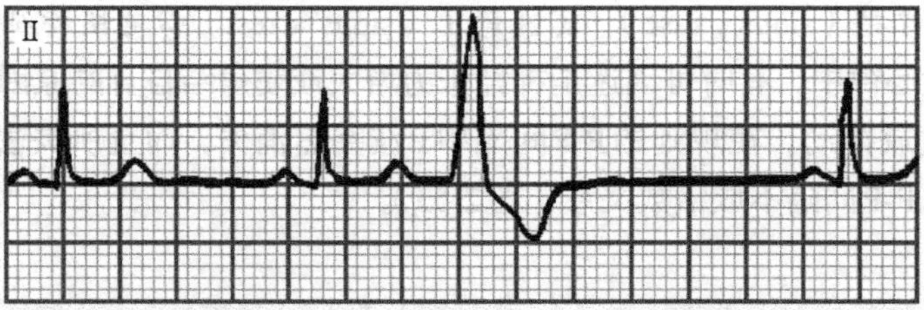

图2-55　室性期前收缩（Ⅱ导联）

2. 房性期前收缩（atrial premature beats）心电图特征性表现

（1）房性期前收缩的P波提前发生，与窦性P波形态不同。

（2）代偿间歇不完全。

（3）下传的QRS波群形态正常，且与其前面的T波相融合而不易辨认，称为房性期前收缩未下传（图2-56）。

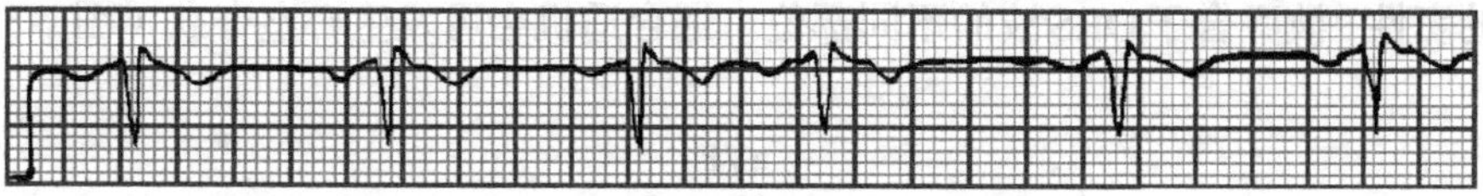

图2-56　房性期前收缩（Ⅱ导联）

3.房室交界性期前收缩（premature atrvoventricular junction beats）心电图特征性表现

（1）QRS波与窦性者相同或略有变形。可产生一个逆行的P′波（P′波在Ⅱ、Ⅲ、aVF导联倒置，aVR导联直立）。

（2）P′波可出现在QRS波之中，之后，也可在其前，P′-R间期＜0.12s。

（3）大多为完全性代偿间歇（图2-57）。

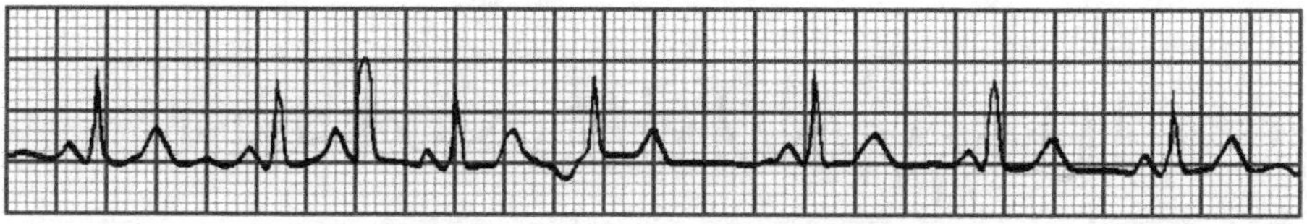

图2-57　交界性期前收缩（Ⅱ导联）

（四）异位性心动过速（ectopic tachycardia）

异位性心动过速是异位节律点自动性增强或折返激动引起异位心律，可分为房性、交界性及室性心动过速。

1.阵发性室上性心动过速（paroxysmal supraventrvcular tachycardia，PSVT）心电图特征性表现　分为房性与交界区性，但因P′波常不易明辩，故将两者统称之为室上性。PSVT心电图特征如下。

（1）QRS波与窦性者相同，频率范围为150～240次/分，节律匀齐。

（2）有突然发生、突然停止的特点（图2-58）。

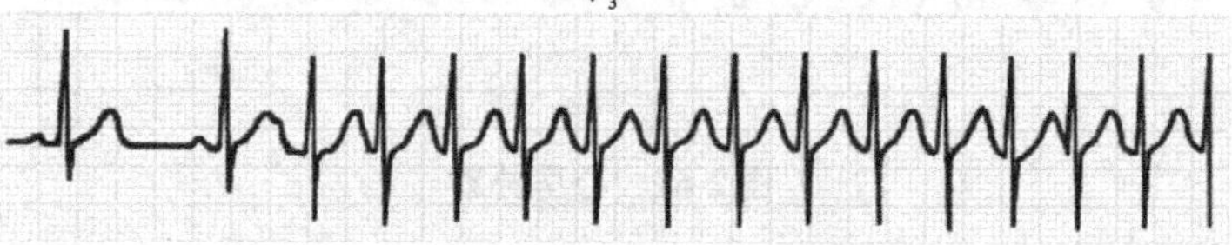

图2-58　阵发性室上性心动过速

2.室性心动过速（ventricular tachycardia）心电图特征性表现

（1）QRS波呈室性波形（增宽＞0.12s，并有继发性ST-T改变）。

（2）心室律基本匀齐，频率为140～200次/分，有时可以见到保持固有节律的窦性P波融合于QRS波的不同部位。遇合适机会可发生心室夺获（图2-59）。

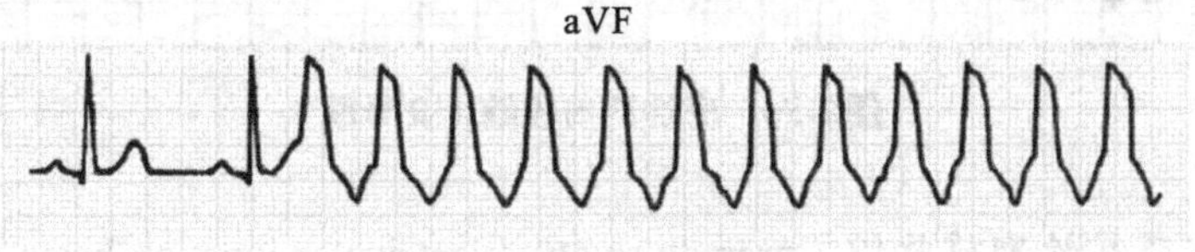

图2-59　室性心动过速

（3）扭转型室性心动过速（torsade de pointes，TDP）是较为严重的一种室性心律失常。心电图特征为：发作时呈室性心动过速特征，只是增宽变形的QRS波群围绕基线不断扭转其主波的正负方向（图2-60）。

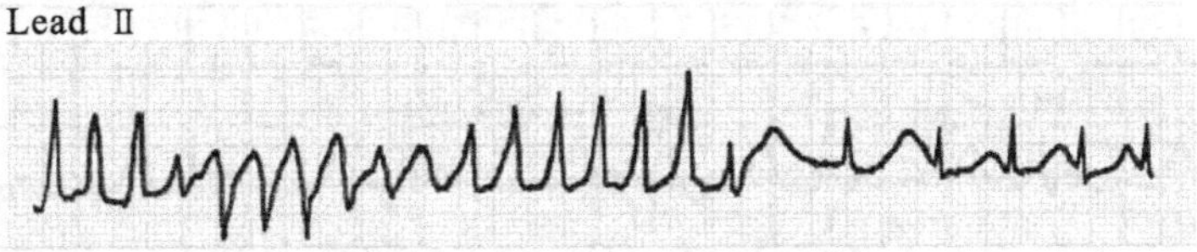

图2-60　扭转型室性心动过速

（五）扑动与颤动心电图特征性表现

1.*心房扑动*（atrial flutter，AFL）*心电图特征性表现*　无正常P波，代之连续的大锯齿状F波（扑动波），F波间无等电位线，波幅大小一致，间隔规则，频率为240～350次/分，大多不能全部下传，而以2∶1或1∶1下传，故心室律规则（图2-61）。

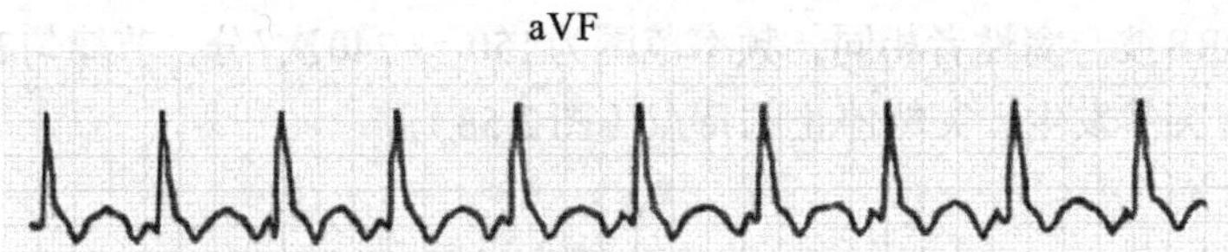

图2-61　心房扑动

2.*心房颤动*（atrial fibrillation）*心电图特征性表现*　各导联无正常P波，代之以大小不等形状各异的f波（纤颤波），心房f波的频率为350～600次/分，心室律绝对不规则，以V_1导联最明显（图2-62）。

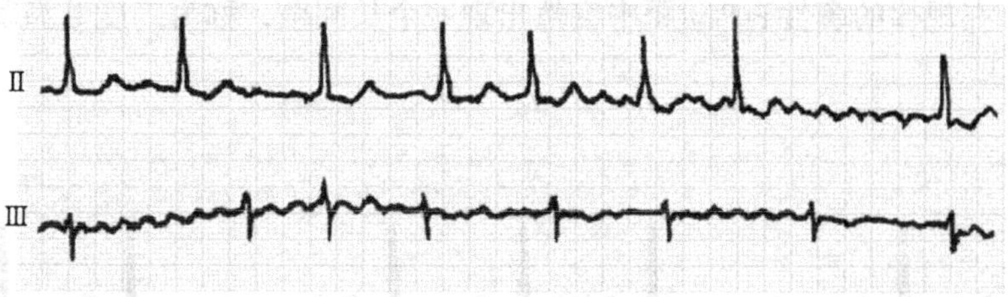

图2-62　心房颤动

3.心室扑动与颤动（室扑、室颤）心电图特征性表现

（1）心室扑动（ventricular flutter）的心电图特点是无正常QRS-T波群，代之以连续快速而相对规则的大振幅波动，频率达200～250次/分，心脏失去排血功能。

（2）心室颤动（ventricular fibrillation）往往是心脏停搏前的短暂征象。心电图上QRS-T波群完全消失，出现大小不等、极不匀齐的低小波，频率达200～500次/分（图2-63）。

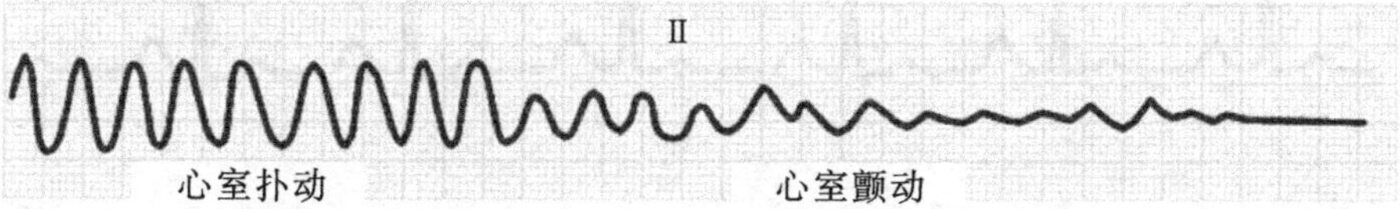

图2-63　心室扑动与颤动

（六）传导异常心电图特征性表现

心脏传导阻滞（heart block）分为窦房阻滞、房内阻滞、房室阻滞和室内阻滞。

1.窦房阻滞心电图特征性表现

（1）P-P间距逐渐缩短，于出现漏搏后P-P间期又突然延长后呈文氏现象，称为二度Ⅰ型窦房阻滞（图2-64）。

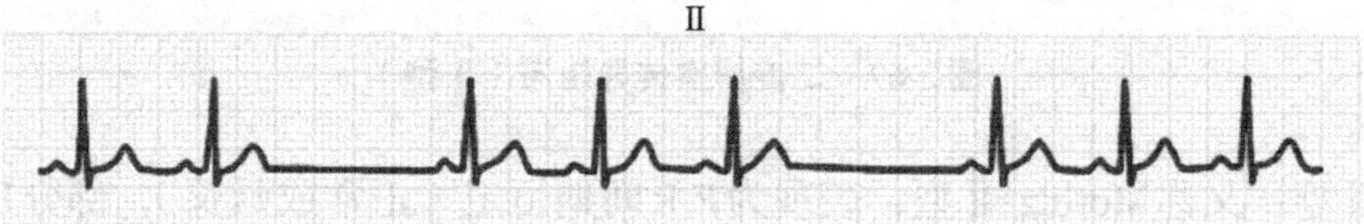

图2-64　二度Ⅰ型窦房阻滞

（2）在规律的窦性P-P间距中突然出现一个长间歇，称为二度Ⅱ型窦房阻滞（图2-65）。

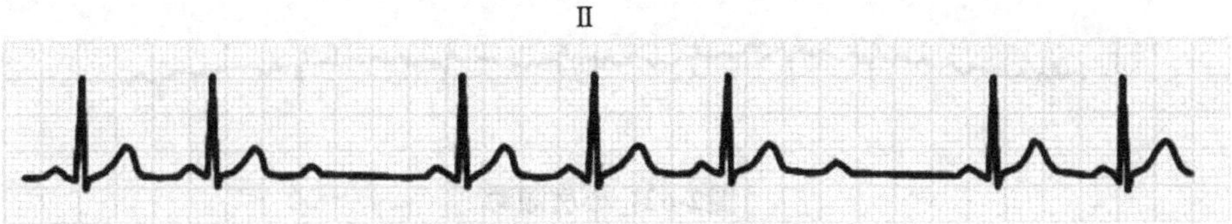

图2-65　二度Ⅱ型窦房阻滞

2. *房室阻滞心电图特征性表现*　最常见的一种心脏传导阻滞，多由器质性心脏病引起。

（1）一度房室传导阻滞：主要表现为P-R间期延长，在成年人若P-R间期≥0.21s，则可诊断为一度房室传导阻滞（图2-66）。

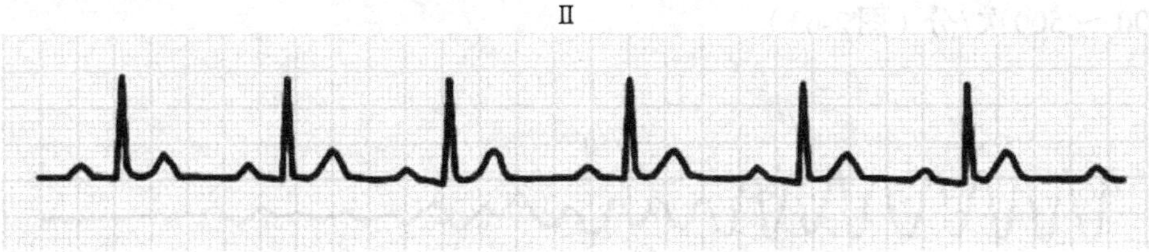

图2-66　一度房室传导阻滞（P-R间期0.27s）

（2）二度房室传导阻滞：部分P波后QRS波脱漏，分两种类型。

Ⅰ型：亦称Morbiz Ⅰ型房室传导阻滞，表现为P波规律地出现，P-R间期逐渐延长（通常每次的绝对增加数多是递减的）（图2-67）。

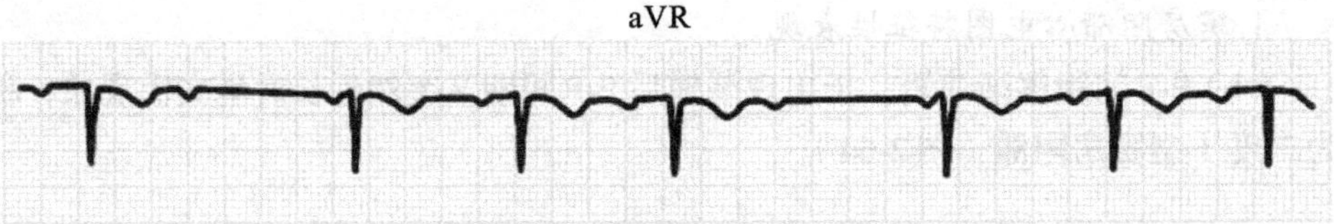

图2-67　二度房室传导阻滞（Ⅰ型）

Ⅱ型：又称Morbiz Ⅱ型，表现为P-R间期恒定（正常或延长），部分P波后无QRS波群（图2-68）。

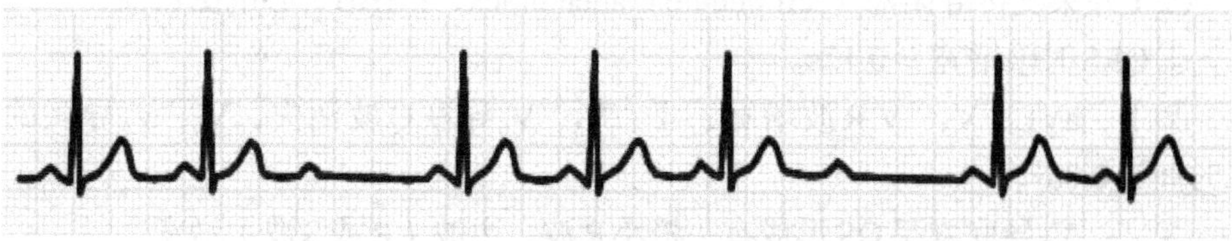

图2-68　二度房室传导阻滞（Ⅱ型）

（3）三度房室传导阻滞：又称完全性房室传导阻滞，P波与QRS波群毫无相关性，各保持自身的节律，房率高于室率，常伴有交界性（多见）或室性逸搏（图2-69）。

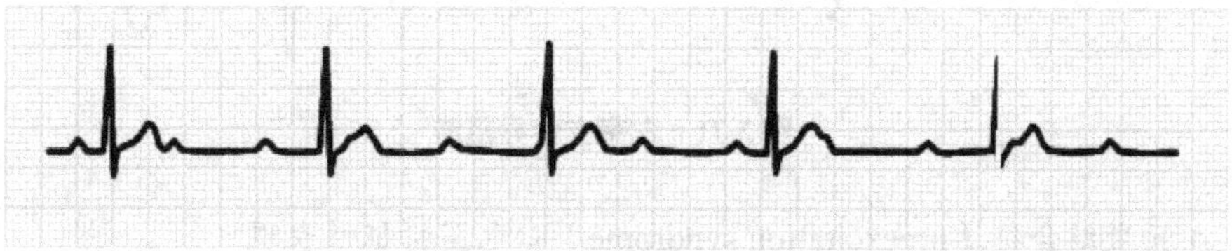

图2-69　三度房室传导阻滞

3.束支与分支传导阻滞心电图特征性表现　可根据QRS波群的时限是否大于0.12s而分为完全性与不完全性束支传导阻滞。

（1）右束支传导阻滞（right bundle branch block，RBBB）心电图特征性改变

①QRS波群时限增宽≥0.12s。

②QRS波的前半部接近正常，后半部在多数导联（如Ⅰ、Ⅱ、aVL、aVF、V_4、V_5、V_6等）表现为具有宽而有切迹的S波，其时限≥0.04s。

③V_1导联的综合波呈rsR′型的M形波，其VAT时限≥0.06s；aVR导联则常呈QR型，其R波宽而有切迹。

④V_1、V_2导联ST段轻度压低，T波倒置。

⑤单纯右束支阻滞时，QRS电轴在＋110°～−30°范围内（图2-70）。

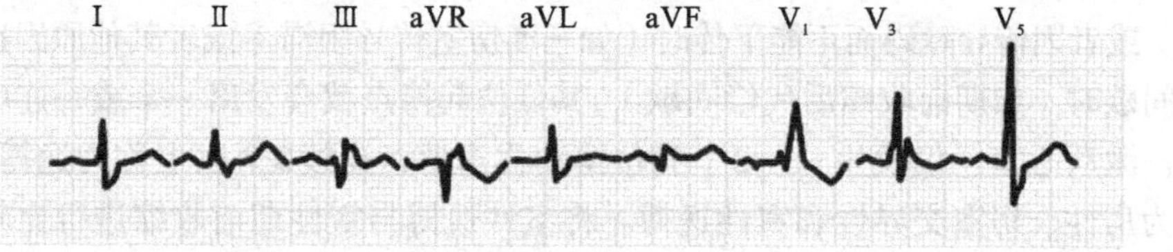

图2-70　右束支传导阻滞

（2）左束支传导阻滞（left bundle branch block，LBBB）心电图特征

①QRS时限增宽≥0.12s。

②Ⅰ、aVL、V_5、V_6R波增宽，Ⅰ、V_5、V_6导联Q波消失，V_5、V_6导联的R峰时间≥0.06s。

③V_1、V_2导联常呈QS形或有一极小R波，主波（R或S波）增宽。

④心电轴有不同程度的左偏。

⑤ST-T波方向与QRS主波方向相反（图2-71）。

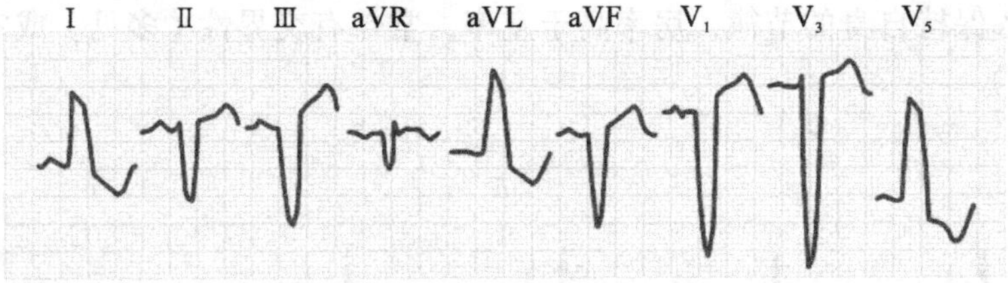

图2-71 左束支传导阻滞

4.预激综合征（preexcitation syndrome）心电图特征性表现

（1）在QRS波之前出现"Δ"（delta）波。

（2）P-R间期缩短（＜0.12s），但P-J间期正常。

（3）QRS波增宽≥0.12s；常有继发性ST-T波改变（图2-72）。

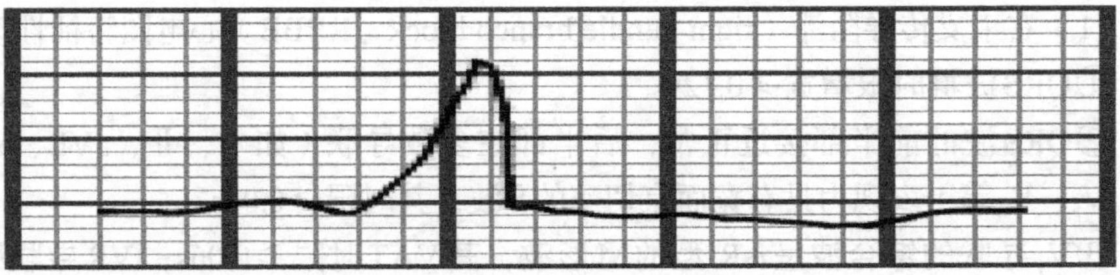

图2-72 预激综合征

（七）逸搏与逸搏心律（escape and escape rhythms）心电图特征性表现

当高位节律发生病损或受到抑制而出现停搏或节律明显减慢时（如病窦综合征）或者因传导障碍而不能下传时（如三度房室传导阻滞）或者其他原因造成较长间歇时（如期前收缩后代偿间歇），其低位起搏点就会发出一个或一连串的冲动，激动心室。仅发生1～2个异位搏动称逸搏，连续3个以上称为逸搏心律。分为房性、房室交界性和室性逸搏。将室性逸搏与室性期前收缩进行比较，可以看出，室性逸搏的QRS波形态与室性期前收缩的QRS波相似，其差别在于室性期前收缩的QRS波提前出现，而室性逸搏的QRS波在一个较长的间歇后出现

（图2-73，图2-74）。

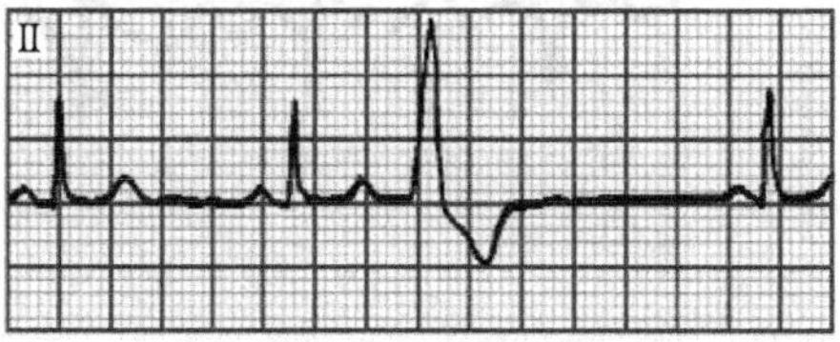

图2-73　室性期前收缩

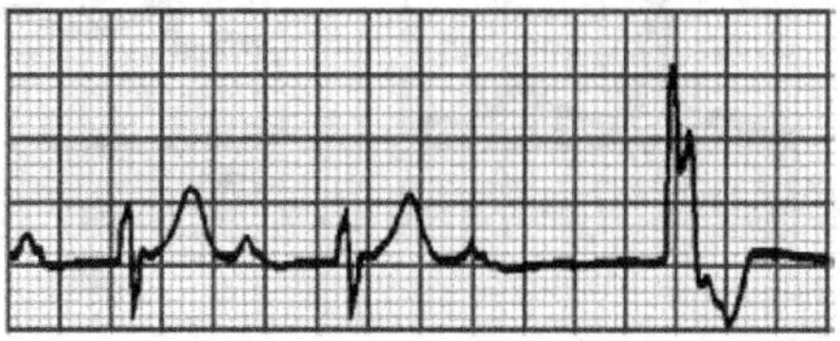

图2-74　室性逸搏

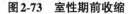

五、常见电解质紊乱和药物影响心电图

（一）电解质紊乱

1. 定义　指血清电解质浓度的增高和降低。

2. 高血钾（hyperkalemia）心电图特征性表现

（1）血钾≥5.5mmol/L，Q-T间期缩短和T波高尖（图2-75）。

（2）血钾≥6.5mmol/L，QRS波群增宽，R波电压降低和S波加深，ST段压低。

（3）血钾≥7mmol/L，QRS波群增宽，P-R及Q-T间期更加延长，P波振幅减低直至消失。高血钾可引起恶性室性心律失常，甚至心脏停顿（图2-76）。

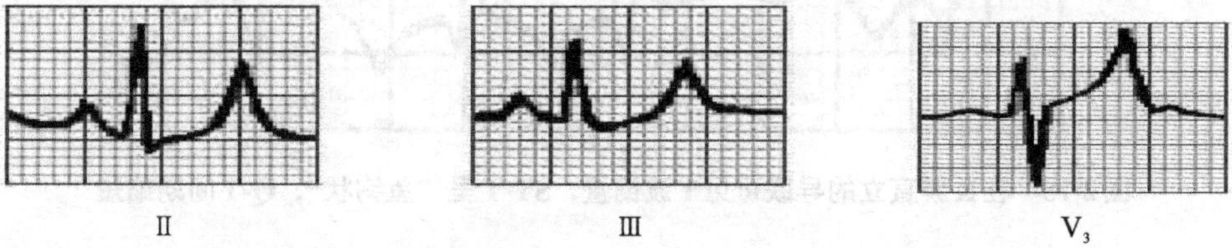

图2-75　血钾＞5.5mmol/L时，T波高耸而尖，基底较窄

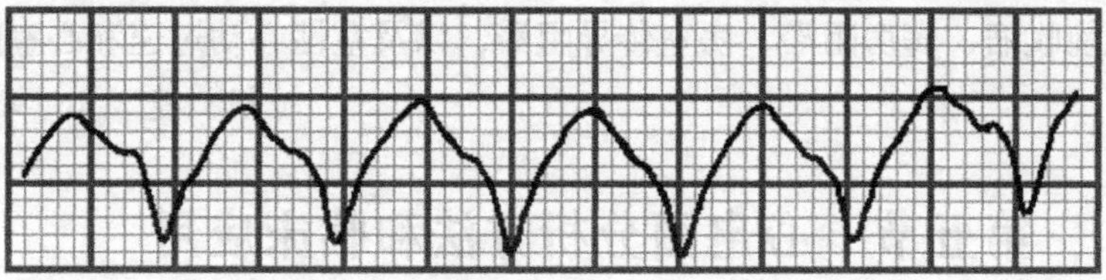

图2-76　血钾＞7.5mmol/L时，P波消失，QRS波变形；血钾达10mmol/L时，QRS波增宽

3. 低血钾（hypokalemia）心电图特征性表现

（1）ST段压低，T波平坦、倒置，出现U波或U波明显。

（2）QRS波群时间延长，P波振幅增高。低血钾可引起房性和室性心动过速等各种心律失常（图2-77）。

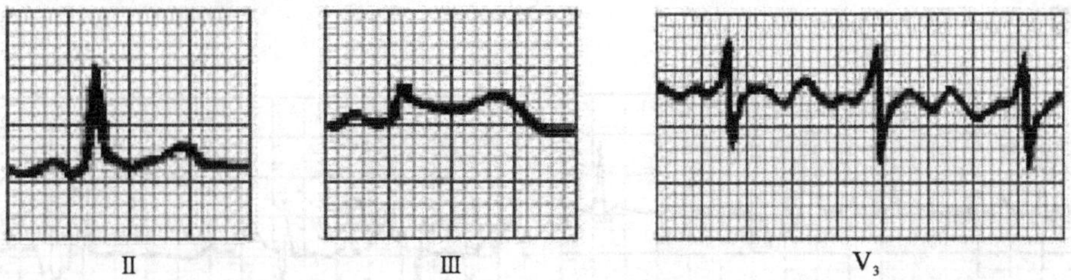

图2-77　血钾＜3.0mmol/L时，可出现心动过速，ST段下降，T波平坦、倒置血钾进一步降低，可出现多源性室性心动过速

（二）洋地黄药物对心电图的影响

1.洋地黄效应的心电图特征性表现　ST段下垂型压低，在R波直立的导联可见T波低平、倒置，ST段呈“鱼钩状”，Q-T间期缩短，为开始进行洋地黄治疗的标志，即洋地黄效应（图2-78）。

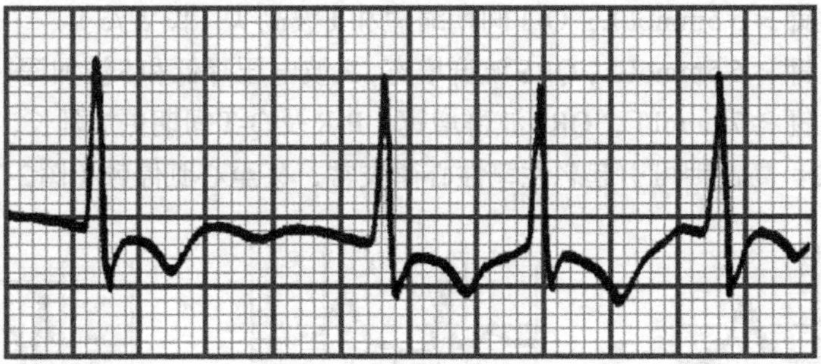

图2-78　在R波直立的导联可见T波倒置，ST-T呈“鱼钩状”，Q-T间期缩短

2.洋地黄中毒（digitalis toxieity）　可引起各种心律失常，包括窦性心动过缓、室性期前收缩、窦房阻滞、房室传导阻滞，以及室性心动过速和心室颤动。

（胡　建　田　敏）

第五节　心电图分析方法和临床应用

一、心电图分析方法

1.先找出P波，根据P波的有无，形状及与QRS波群的时间关系来确定心律是否是窦性心律。P波在Ⅱ、V_1导联最清楚。

2.测定P-P或R-R间隔、计算心房率或心室率。

3.观察各导联的P波、QRS波群、ST段和T波的形态、方向、电压和时间是否正常。

4.测量心电轴。

5.测量P-R间期和Q-T间期。

6.比较P-P间期和R-R间期、找出房律与室律的关系，以判定异位心律和心脏传导阻滞的部位。

7.最后结合临床资料，做出心电图结论。

二、心电图的临床应用

心电图对各种心律失常的诊断和分析具有无可替代的作用；是诊断冠心病最快速和简便的方法；了解心房、心室肥大的情况；为心肌病、心肌炎等其他各种心脏病和电解质紊乱的诊断提供依据。

（汲　芳　冯　爽）

第3章

心血管系统疾病常用药物应用及护理要点

第一节 常用急救药物应用及护理要点

一、肾上腺素（Adrenaline）

1.*药理作用* 肾上腺素又名副肾素。对α和β受体都有激动作用，使心肌收缩力加强，心率加快，心肌耗氧量增加，皮肤黏膜及内脏小血管收缩，但冠状血管和骨骼肌血管则扩张；此外，同时具有松弛支气管和胃肠道平滑肌的作用。

2.*适应证* 用于心脏骤停和过敏性休克的抢救，也可用于支气管哮喘的治疗，与局麻药合用有利于止血和延长药效。

3.*常用制剂* 注射剂：1ml（1mg）。

4.*护理要点*

（1）密切观察血压和脉搏变化，以免引起血压骤升和心动过速。注意患者有无头痛、心悸、血压升高、惊厥、面色苍白、多汗、震颤、尿潴留等不良反应的发生。

（2）因药物本身可增加心肌和全身耗氧量，给药时应充分给氧，严密观察有无酸中毒发生。

（3）皮下注射或肌内注射时要更换注射部位，以免引起组织坏死；注射时必须回抽无回血后再注射，以免误入静脉。

（4）高血压、器质性心脏病、冠状动脉粥样硬化、糖尿病、甲状腺功能亢进症、洋地黄中毒、外伤及出血性休克等慎用；心脏性哮喘忌用。

二、去甲肾上腺素（Noradrenaline）

1.*药理作用* 去甲肾上腺素又名去甲肾。主要激动α受体，对β受体激动作用很弱，且有很强的血管收缩作用使全身小动脉与小静脉都收缩，外周阻力增高，血压上升。

2.*适应证* 各种休克、低血压，但出血性休克禁用。

3.常用制剂 注射剂：1ml（2mg）。

4.护理要点

（1）注射时选用直、大、弹性好的静脉，严密观察穿刺局部组织有无缺血坏死、皮肤苍白和疼痛，如发生上述症状，应立即更换注射部位，以酚妥拉明5～10mg加0.9%NS溶液做局部浸润注射，不可热敷。

（2）注射时应从小剂量开始，随时测量血压，调整给药速度，使血压保持在正常范围内。

（3）重视患者主诉，观察心电监护及血压的变化，注意有无头痛、高血压、反射性心动过缓不良反应的发生。

（4）观察尿量，及时发现有无尿少、尿闭急性肾衰竭症状。

（5）配制时注意配伍禁忌，严禁与碱性药物（如氨茶碱、磺胺嘧啶钠）配伍使用。

（6）药物遇光逐渐变色，注意避光保存。

（7）高血压、动脉硬化、无尿患者忌用。

（8）抢救时避免长时间使用，以免毛细血管灌注不良导致不可逆死亡。

三、异丙肾上腺素（Isoprenaline）

1.药理作用 异丙肾上腺素又名喘息定、治喘灵。β受体激动药，作用于β_1受体，增强心肌收缩力、加快心率、加速传导，心排血量和心肌耗氧量增加，松弛支气管、肠道平滑肌。冠状动脉也不同程度舒张，血管总外周阻力降低，促进糖原和脂肪分解增强组织耗氧量。

2.适应证 治疗心搏骤停、房室传导阻滞、支气管哮喘、心源性及中毒性休克。

3.常用制剂 注射剂：2ml（1mg）；片剂：10mg；气雾剂：0.25%，5%。

4.护理要点

（1）观察患者有无头痛、心悸、头晕、喉干、恶心、胸痛、气短不良等反应的发生。

（2）密切观察心电图，脉搏、血压的变化，根据患者病情动态调整浓度和剂量。若心率＞110次/分，心电图异常或患者有胸痛时，立即停药及时报告医师。

（3）教会患者使用气雾剂，使用后唾液及痰液可呈粉红色，用后漱口，以免刺激口腔及喉。

（4）连续使用可产生耐受性，告知患者不滥用药物，根据医嘱限制吸入次数和吸入量。

（5）心绞痛，心肌梗死、甲状腺功能亢进、嗜铬细胞瘤等禁用。

四、多巴胺（Dopamine）

1.药理作用　多巴胺又名3-羟酪胺、儿茶酚乙胺。为多巴胺受体激动药。小剂量可使肠系膜、肾、脑及冠状动脉扩张，增加血流量，导致肾血流量及肾小球滤过率均增加，从而使尿量及钠排泄量增加，预防急性肾衰竭；中等剂量可增加心肌收缩力，增加心排血量，加快心率；大剂量可使外周阻力增加，血压升高。

2.适应证　各种类型休克、充血性心力衰竭、急性肾衰竭（与利尿药合用）。

3.常用制剂　注射剂：2ml（20mg）。

4.护理要点

（1）使用前应补充血容量及纠正酸中毒。

（2）注意观察血压、心率、心律、尿量的变化。大剂量使用时观察患者有无呼吸加速、心律失常的表现。

（3）密切观察穿刺肢体色泽、温度变化，严防液体外渗而发生肢体严重缺血坏死。

（4）禁用于嗜铬细胞瘤患者。

五、间羟胺（Metaraminol）

1.药理作用　间羟胺又名阿拉明。为α受体激动药，升压效果比去甲肾素较弱但较持久，有中度加强心脏收缩的作用，可增加脑和冠状动脉血流量。

2.适应证　各种原因引起的休克、低血压。

3.常用制剂　注射剂：1ml（10mg），5ml（50mg）。

4.护理要点

（1）严密观察有无头痛、潮红、出汗、颤抖、高血糖、心动过缓等不良反应的发生。

（2）连用可引起快速耐受性，有蓄积作用。用药后血压上升不明显，必须观察10min后，决定是否增加剂量，以免增量致使血压上升过高。

（3）不宜与碱性药物共同滴注，因可引起分解。

（4）甲状腺功能亢进症，高血压，充血性心力衰竭及糖尿病等禁用。

六、尼可刹米（Nikethamide）

1.药理作用　尼可刹米又名可拉明。可选择性兴奋延髓呼吸中枢，也可作用于颈动脉体和主动脉体化学感受器，反射性兴奋呼吸中枢，使呼吸加深加快。

2.适应证　中枢性呼吸功能不全、肺源性心脏病引起的呼吸衰竭、阿片类药物中毒。

3.常用制剂　注射剂：1.5ml（0.375g），2ml（0.5g）。

4. 护理要点

（1）大剂量可引起血压升高、心悸、出汗、呕吐、震颤及肌僵直，应密切观察。

（2）出现惊厥时及时静脉注射苯二氮䓬类药物。

七、吗啡（Morphine）

1. 药理作用

（1）中枢神经系统

①镇痛、镇静、欣快作用：选择性刺激脊髓胶质区、丘脑内侧、脑室及导水管周围灰质阿片受体，发挥镇痛作用，不影响意识和感觉。

②抑制呼吸：降低呼吸中枢对二氧化碳的敏感性。治疗剂量即可使呼吸频率减慢、潮气量降低，与中枢抑制药合用，可加重呼吸抑制。

③镇咳：直接抑制咳嗽中枢，使咳嗽反射减轻或消失。

④其他：缩瞳作用。

（2）消化系统：提高胃肠道平滑肌张力，使胃蠕动减慢，致胃排空延迟，消化液分泌减少，易引起便秘。使胆道括约肌痉挛性收缩，导致上腹不适甚至胆绞痛。降低子宫平滑肌张力可延长产程，大剂量可引起支气管收缩，诱发或加重哮喘。

（3）心血管系统：对心率和心肌收缩力无明显影响，但可扩张外周血管，引起直立性低血压，使脑血管扩张，颅内压增高。

（4）其他：对体液免疫和细胞免疫均有抑制作用。

2. 适应证

（1）镇痛：可用于其他镇痛药物无效的急性锐痛，亦可与解痉药（如阿托品）等合用于内脏绞痛患者。

（2）心源性哮喘：与强心苷、支气管扩张药、利尿药、扩血管药等合用可用于左心衰竭引起的急性肺水肿，可缓解患者呼吸困难，消除紧张恐惧情绪，迅速改善左心衰竭症状。

（3）止泻：用于消耗性腹泻以减轻症状。

3. 常用制剂　注射剂：10mg（1ml）。

4. 护理要点

（1）严密观察患者有无呼吸抑制、恶心、呕吐、眩晕、嗜睡、胆绞痛、便秘、排尿困难、直立性低血压等一般不良反应。

（2）呼吸麻痹是中毒至死的主要原因。严密观察患者有无呼吸深度抑制，呼吸频率、潮气量均下降，呼吸频率可减慢至3～4次/分。瞳孔缩小，呈针尖状，常伴有血压下降，严重缺氧，甚至昏迷。抢救措施为人工呼吸，吸氧，静脉注射阿片受体阻断药纳洛酮。

（3）容易产生耐受性及依赖性。

（4）慢性阻塞性肺病，支气管哮喘，严重肝功能减退，颅脑损伤所致颅压升高，分娩镇痛，哺乳期妇女和新生儿及婴儿禁用。

八、哌替啶（Pethidine）

哌替啶，与吗啡相似，镇痛作用较吗啡弱，持续时间短，为2～4h，主要在肝内代谢，可透过血脑屏障和胎盘屏障。可抑制新生儿呼吸，但无镇咳作用。对胃肠道平滑肌和支气管平滑肌兴奋作用较弱，不延长产程。

1.适应证

（1）镇痛：可用于多种急性剧痛。用于分娩镇痛，临产前2～4h不宜使用。

（2）心源性哮喘：可代替吗啡。

（3）麻醉前给药：能使患者安静，消除术前紧张情绪和恐怖心理，减少麻醉药用量。

（4）人工冬眠：与氯丙嗪、异丙嗪配伍组成冬眠合剂。

2.常用制剂　注射剂：100mg/2ml。

3.护理要点

（1）治疗量可引起恶心、呕吐、口干、眩晕、出汗、心动过速、直立性低血压等，较大剂量可抑制呼吸。

（2）长期应用易产生耐受性和依赖性。

（3）慢性阻塞性肺病，支气管哮喘，严重肝功能减退，颅脑损伤所致颅压升高，分娩镇痛，哺乳期妇女和新生儿及婴儿禁用。

九、硝酸甘油（Nitrolycerin）

1.药理作用　为速效、短效硝酸酯类抗心绞痛药，可直接松弛血管平滑肌特别是小血管平滑肌，使周围血管扩张，外周阻力减少，回心血量减少，心排血量降低，心脏负荷减轻，心肌耗氧量减少。

2.适应证　主要用于缓解心绞痛，治疗充血性心力衰竭，可直接松弛血管平滑肌，尤其是小血管平滑肌，以扩张静脉为主。

3.常用制剂　片剂：0.3mg，0.5mg，0.6mg；注射剂：1ml（5mg），2ml（10mg）；贴膜剂：每格0.5mg；喷雾剂：每喷0.4mg，每瓶80mg。

4.护理要点

（1）严密观察有无头胀、头痛、头内跳痛、心率加快、视物模糊、恶心、呕吐、口干等不良反应。

（2）片剂应放在棕色避光瓶内，以免失效。

（3）药品应含服、未溶前不可吞服。

（4）静脉注射时，密切观察患者的血压及心率变化。

（5）长期连续服用易产生耐受性，如需停药，应逐渐减量，以免诱发心绞痛。

（6）禁用于青光眼，严重贫血、低血压、颅内压增高。

十、阿托品（Atropine）

1.药理作用　M胆碱受体阻滞药，能解除平滑肌的痉挛，抑制腺体分泌，解除迷走神经对心脏的抑制，使心率加快、散瞳及眼压升高、兴奋呼吸中枢，具有松弛内脏平滑肌及扩瞳的作用。

2.适应证　内脏绞痛、有机磷农药中毒、散瞳、阿-斯综合征、感染性休克、麻醉前给药。

3.常用制剂　片剂：0.3mg；注射剂：1ml（0.5mg），1ml（5mg），2ml（10mg）；滴眼剂：0.5%～3%。

4.护理要点

（1）密切观察患者有无口干、眩晕、瞳孔散大、皮肤潮红、心率加快、兴奋、烦躁、惊厥等不良反应。

（2）静脉注射时速度宜慢，观察有无过量及中毒。

（3）老年人要密切观察有无便秘，注意尿量的变化。

（4）滴眼时要压迫内眦，以免流入鼻内。

（5）青光眼、前列腺肥大者禁用。

十一、氯化钾（Potassium Chloride）

1.药理作用　补钾药，维持细胞内渗透压，参与能量代谢，通过与细胞外的氢离子交换参与酸碱平衡的调节，参与乙酰胆碱的合成。

2.适应证　预防和治疗低钾血症、洋地黄中毒引起的频发多源性期前收缩或快速心律失常。

3.常用制剂　片剂：0.25g，0.5g；注射剂：10ml（1g），10ml（1.5g）。

4.护理要点

（1）严密观察有无胃肠道刺激症状，如口干、呕吐、腹痛、注射部位疼痛。

（2）过量可出现乏力，手足、口唇麻木，意识模糊，呼吸困难、心率减慢、传导阻滞、心搏骤停不良反应。

（3）定期测血钾，观察有无高血钾症状出现。

（4）静脉滴注时，速度宜慢，＜2mmol/L，浓度小于0.3%，尿量＜30ml/h再补钾。

（5）静脉滴注时应选用粗直静脉，可减轻刺激症状，如有外渗，及时停药，给予冷敷。

（6）口服本品刺激性大，可用水或果汁溶解后与饭同服。

（7）高钾血症、肾功能严重减退（无尿或少尿），严重脱水者禁用。

十二、硫酸镁（Magnesium sulfate）

1. 药理作用　延长心脏传导系统的有效不应期，提高心室颤动阈值，并使心肌复极均匀，减少或消除折返激动，有利于快速型室性心律失常的控制。

2. 适应证

（1）可作为抗惊厥药。

（2）妊娠高血压，治疗先兆子痫和子痫。

（3）尖端扭转型室性心动过速或低镁血症时使用。

（4）因洋地黄中毒所致的致命性室性心律失常。

3. 用法剂量（2.5g/10ml）

（1）心脏骤停（因低镁或尖端扭转型室性心动过速所致）：1 ～ 2 g溶于5%的葡萄糖10ml中，用时5 ～ 20min 静脉推注。有脉搏的尖端扭转型室性心动过速或伴有低镁的急性心肌梗死的患者。

（2）负荷量：1 ～ 2g溶于50 ～ 100ml 5%葡萄糖中，用时5 ～ 60min静脉推注。

（3）维持量：0.5 ～ 1g/h 静脉推注，调整剂量至尖端扭转型室速得到控制。

4. 护理要点

（1）静脉注射硫酸镁常可引起潮热、出汗、口干等症状，快速静脉注射时可引起恶心、呕吐、头晕，个别出现眼球震颤，减慢注射速度症状即可消失，静脉推注5min以上。

（2）使用硫酸镁之前，须检查患者的肾功能，以免发生高镁血症。

（3）发生镁中毒引起呼吸抑制时，应立即停药，进行人工呼吸，并缓慢注射钙剂解救。

十三、葡萄糖酸钙（Calcium Gluconate）

1. 药理作用　钙离子补充剂。维持神经、肌肉的正常兴奋性，降低毛细血管通透性，有消炎、消肿和抗过敏作用，并能对抗氨基糖苷类抗生素中毒引起的呼吸肌麻痹，能拮抗镁离子及对抗其中毒反应。

2. 适应证　钙缺乏症、心搏骤停的复苏、变态反应、镁中毒解救。

3. 常用制剂　片剂：0.1g，0.5g；注射剂：10ml（1g）。

4. 护理要点

（1）有强烈的刺激性，不宜皮下或肌内注射，静脉注射不可漏于血管外，如不慎外漏，应立即停药，局部用0.5%普鲁卡因局部封闭。

（2）静脉推注时可出现全身发热，快速静脉滴注可产生心律失常、心搏骤停。

（3）静脉滴注速度不宜过快，加等量的葡萄糖液稀释后，控制在2ml/min左右。

（4）禁与氧化剂、枸橼酸盐、硫酸盐配伍。

（5）高钙血症、肾结石、心室纤颤、骨转移癌等患者禁用。

十四、50%葡萄糖（50% glucose）

1.药理作用　机体所需能量的主要来源，供给热量，保护肝脏，可提高组织渗透压，使组织脱水及短暂利尿。

2.适应证　补助营养、血糖过低、胰岛素过量、颅内压增高，眼压增高者。

3.常用制剂　注射剂：2g（10ml），10g（20ml）。

4.护理要点

（1）葡萄糖为细菌良好培养基，配制注射液时严格消毒。

（2）冬季在注射前须先将安瓿温度加热至与体温相等，再缓缓注入静脉，避免血管痉挛。

（3）应缓慢注射，严密观察穿刺局部有无外渗，切勿注于血管外，以免刺激组织。

十五、碳酸氢钠

1.药理作用　为水电解质平衡药，经口服或静脉滴注进入血液后，以弱碱的方式参与生化反应；用于防治代谢性碱中毒时，HCO_3根离子与氢离子结合，钠离子则与氯离子形成NaCl随尿排出。H_2CO_3再分解为H_2O和CO_2，CO_2则由肺呼出体外。

2.适应证

（1）用于消化性溃疡的辅助治疗，包括慢性胃炎及胃酸过多引起的胃痛、胃灼热（烧心）、反酸。

（2）碱化尿液及酸血症。

（3）静脉滴注对巴比妥类、水杨酸类药物及甲醇等药物中毒有非特异性的治疗作用。

（4）治疗代谢性酸中毒。

3.常用制剂　片剂：0.5g，1g；注射剂：10ml，20ml。

4.护理要点

（1）24h内给予5%$NaHCO_3$的总量不宜超过800ml。

（2）纠正“宁碱勿酸”观点，$NaHCO_3$过量可致严重后果：可抑制氧的摄取，造成反常性酸中毒，心肌收缩力下降，心排血量下降。

（3）造成严重的高钠血症、高渗状态、血黏稠度增加，继发血栓形成，组织坏死。

（4）密切监测血钾、血钙的变化。

十六、其他药物

1.胺碘酮（Amiodarone） 详见本章第五节治疗心律失常药物之Ⅲ类抗心律失常药。

2.利多卡因（Lidocaine） 详见本章第五节治疗心律失常药物之ⅠB类抗心律失常药。

3.去乙酰毛花苷（Deslanoside） 详见本章第四节治疗心力衰竭药之正性肌力药

4.呋塞米（Furosemide） 详见本章第二节抗高血压药之一利尿药。

5.硝普钠（Sodium Nitroprusside） 详见本章第二节抗高血压药之六其他经典抗高血压药。

6.多巴酚丁胺（Dobutamine Hydrochloride） 详见本章第四节治疗心力衰竭药之非洋地黄类药物。

（杨秀瑾 郭 彤）

第二节 抗高血压药物应用及护理要点

常用降压药主要有六大类：利尿药、β受体阻滞药、钙拮抗药、血管紧张素转化酶抑制药（ACEI）、血管紧张素Ⅱ受体拮抗药（ARB）及其他经典抗高血压药物。

一、利尿药

（一）分类

根据作用部位和利尿效能不同分为三类。

1.高效利尿药 袢利尿药，主要作用于肾髓袢升支粗段和皮质部，利尿作用强大。代表药物有呋塞米、托拉塞米、布美他尼等。

2.中效利尿药 噻嗪类利尿药，主要作用于远曲小管，该类药物又可分为噻嗪型和噻嗪样利尿药。噻嗪型药物包括氢氯噻嗪和苄氟噻嗪等。噻嗪样利尿药的化学结构不同于噻嗪类，包括氯噻酮、吲达帕胺和美托拉宗，该药还作用于近曲小管等。

3.低效利尿药 保钾利尿药，主要作用于远曲小管和集合管，代表药物有氨苯蝶啶和阿米洛利，其作用不依赖醛固酮，利尿作用弱；螺内酯和依普利酮可与醛固酮受体结合，竞争性拮抗醛固酮的排钾保钠作用，称为醛固酮受体拮抗药。

（二）药理作用

各种利尿药的降压疗效相仿，降压作用主要通过排钠，减少细胞外容量，降低外周阻力。降压起效平稳、缓慢，持续时间相对较长，作用持久，服用2～3周后作用达高峰。适应于轻、中度高血压。利尿药能增强其他降压药的疗效。

1.袢利尿药 呋塞米为强利尿药，作用迅速而强大。主要抑制肾小管髓袢升支髓质部对Cl^-的主动重吸收，使尿Na^+、Cl^-浓度，特别是尿Cl^-浓度显著增高，降低肾的稀释和浓缩功能，排出大量近于等渗的尿液。扩张肾血管，降低肾血管阻力，使肾血流量尤其是肾皮质深部血流量增加，促进利尿。

2.噻嗪类利尿药

（1）氢氯噻嗪：抑制肾小管袢部上升支皮质部和远曲小管近端对Na^+和Cl^-的重吸收，促进Na^+、Cl^-和水的排出。由于使远曲小管的钠负荷增高，促进Na^+-K^+交换，故也排泄K^+；而且血容量的减少促进了醛固酮的分泌，进一步排泄钾。噻嗪类利尿药对尿液的浓缩过程没有影响，利尿作用中等。

（2）吲达帕胺：为一新的强效、长效降压药，具有利尿和钙拮抗作用，对血管平滑肌选择性较高，降低外周阻力而降低血压，不影响心率及心排血量。

3.保钾利尿药

（1）氨苯蝶啶：直接抑制远曲小管和集合管的Na^+-K^+交换，发挥轻度的排Na^+保K^+的利尿作用。

（2）螺内酯：能竞争醛固酮受体，抑制远曲小管和集合管的Na^+-H^+共同转运体，抑制Na^+再吸收，阻断Na^+-K^+和Na^+-H^+交换，在排钠利尿的同时，使K^+的排泄减少。

（三）体内代谢过程

1.袢利尿药 呋塞米口服吸收良好，生物利用度约为50%，食物影响其吸收。口服后30～60min时出现利尿作用，2h作用达峰值，维持6～8h，静脉注射后10min出现作用，30min作用达高峰，维持2～3h。血浆蛋白结合率约95%，大部分药物经近曲小管排至尿中，约1/3经胆汁排泄，反复应用不易在体内蓄积，此药可通过胎盘进入胎儿体内。

2.噻嗪类利尿药 氢氯噻嗪口服吸收60%～80%，口服后2h起效，3～6h达高峰，维持6～12h，停药后仍可维持1周，降压作用缓慢而持久，大部分以原型经肾排出，半衰期2～15h，平均为9h；吲达帕胺口服后2～3h显效，半衰期13h。

（四）常用制剂

1.袢利尿药　呋塞米片剂20mg，注射剂20mg/2ml；成年人口服为1～2次/天，每次20～40mg，长期用药则利尿作用减弱，采用间歇停药2～4d，加用氢氯噻嗪，可增加利尿作用；静脉注射用量为成年人每次20～40mg，必要时每天可给予120mg，静脉滴注每次200mg，总量每天不超过1g。

2.噻嗪类利尿药　氢氯噻嗪片剂10mg或25mg；口服为1～2次/天，每次25～50mg，应从小剂量开始应用，必要时缓慢增加；吲达帕胺片剂2.5mg，口服1次/天，每次2.5mg，维持量为隔日1次，每次2.5mg。

3.保钾利尿药　螺内酯片剂或胶囊剂20mg，3次/天，每次20～40mg；氨苯蝶啶片剂50mg，餐后口服3次/天，每次50～100mg。

（五）护理要点

1.袢利尿药

（1）水与电解质紊乱：长期服用可引起低血钾、低血钠、低氯碱血症，应严密观察患者有无恶心、呕吐、腹痛、腹泻、口渴、乏力、视物模糊、直立性低血压、肌肉酸痛、心律失常等。

（2）大剂量静脉滴注时可导致耳鸣、听力障碍，不宜与氨基糖苷类抗生素合用。

（3）长期应用宜补充钾盐，孕妇禁用；严重肝、肾功能不全、糖尿病、急性心肌梗死、室性心律失常、痛风患者及小儿慎用。

（4）偶见皮疹、瘙痒、白细胞减少、血小板减少，应注意观察有无皮肤改变，做好血标本检验。

（5）呋塞米注射液呈碱性强，不宜与酸性药物混合，静脉滴注时宜用生理盐水稀释；联合抗高血压药使用时，观察患者有无直立性低血压的症状。

2.噻嗪类利尿药

（1）严密观察有无电解质紊乱：可引起低血钾、低血镁及低氯碱血症、高尿酸及高钙血症等。长期服用应注意补钾。

（2）代谢性变化：大剂量时可致高血糖、高脂血症，还可致肾素及醛固酮的过度分泌。

（3）注意有无皮疹、发热、血小板减少性紫癜、中性粒细胞缺乏等变态反应。

（4）建议小剂量使用，不超过每日25mg，以减少不良反应的发生；停用时应逐渐减量，避免引起Na^{+}、Cl^{-}及水潴留。

（5）肝肾功能减退者、痛风、糖尿病患者慎用。

3.保钾利尿药

（1）严密观察患者有无头痛、嗜睡、皮疹、多毛或消化道反应等症状，对于肾功能不全和高血钾患者禁用。

（2）常与噻嗪类和呋塞米合用，注意定期检测血钾。

（3）氨苯蝶啶可使血糖升高，使用期间应注意观察血糖变化。

（4）螺内酯与抗高血压药合用有协同作用，不宜与血管紧张素转化酶抑制药、血管紧张素Ⅱ受体拮抗药合用。

二、β肾上腺素受体阻滞药

（一）分类

根据对受体的选择性，分为几类。

1. β_1、β_2受体阻断药　如普萘洛尔。

2. 选择性β_1受体阻断药　如阿替洛尔、美托洛尔、比索洛尔等。

3. 兼有α受体阻断作用的β受体阻断药　如拉贝洛尔。

（二）药理作用

β肾上腺素受体（β受体）阻断药能够拮抗去甲肾上腺素能神经递质，减少交感神经纤维神经传导，减少心排血量，使外周阻力降低，血压下降。

1. 阻断β受体　阻断心脏β_1受体，使心肌收缩力减弱、心率减慢、心排血量减少，心肌耗氧量下降；阻断血管β_2受体，使外周血管阻力增加；阻断支气管平滑肌β_2受体，诱发或加重支气管哮喘发作。

2. 内在拟交感活性　有些β受体阻断药除阻断β受体外，对β受体有部分激动作用。

3. 膜稳定作用　可降低细胞膜对离子的通透性，在常用剂量情况下，膜稳定作用与治疗效果的关系不大。

（三）体内过程

1. 普萘洛尔　口服吸收完全，1h后血药浓度达高峰，半衰期为2.5～4.5h。易通过血脑屏障和胎盘，主要经肝代谢。因血浆中药物峰浓度相差可达20倍，用药方案应遵循个体化原则，从小剂量开始，逐渐加大剂量。

2. 美托洛尔　口服吸收好，口服后1.5h血药浓度达峰值，生物利用度50%，体内分布广泛，可通过血脑屏障和胎盘，主要经肝代谢，大部分以代谢产物及小量药物原型随尿排出。

3. 拉贝洛尔　胃肠道吸收好，首关消除显著，生物利用度20%～40%。个体间的生物利用度差异较大。口服后1～2h血药浓度达峰值。主要由肝代谢，代谢物极少量药物原型经肾排泄。

（四）常用制剂

1. 普萘洛尔　片剂10mg，口服每次10～30mg，3次/天，从小剂量开始逐渐增加，最多可达每天80～100mg；注射剂5mg/5ml，静脉滴注为每次2.5～5mg

加入5%葡萄糖液100ml中稀释缓慢滴注。

2. 美托洛尔　片剂5mg、50mg、100mg；口服每次25～50mg，2～3次/天，最大剂量每天不宜超过300mg；注射剂50mg/5ml；开始时每次5mg，以1mg/min速度静脉推注，一般总量为10～15mg。

3. 拉贝洛尔　片剂100mg 、200mg；开始每次100mg，每天2～3次；如疗效不佳，可增至每次200mg，3～4次/天；中度高血压每天可增至1.2～2.4g，分3～4次口服。注射剂50mg/5ml，每次静脉注射0.1～0.2g。

（五）护理要点

1. 观察患者有无乏力、恶心、呕吐、腹胀、皮疹、晕厥、心力衰竭和支气管痉挛等症状。

2. 用药方案根据医嘱遵循个体化原则，从小剂量开始，动态观察患者用药后反应，根据反应调节剂量。

3. 长期服药患者避免突然停药。

4. 心肌梗死、低血压、肝功能不全者慎用；心功能不全、窦性心动过缓、严重房室传导阻滞、支气管哮喘、阻塞性肺气肿者禁用。

三、钙拮抗药

（一）分类

钙拮抗药根据化学结构分为二氢吡啶类和非二氢吡啶类药物。前者对血管平滑肌具有选择性，较少影响心脏，常用的药物有硝苯地平、尼群地平和尼卡地平等；非二氢吡啶类包括维拉帕米等，对心脏和血管均有作用。

（二）药理作用

钙拮抗剂通过减少细胞内钙离子含量而松弛血管平滑肌，进而降低血压。二氢吡啶类对血管平滑肌具有选择性，较少影响心脏。

1. 硝苯地平　为二氢吡啶类钙通道阻断药，通过抑制钙离子从细胞外进入细胞内，使细胞内钙离子浓度降低而引起心血管功能的改变。对于血管，主要扩张小动脉平滑肌，总外周血管阻力下降而降低血压，对静脉平滑肌几乎无作用；导致小动脉扩张，由于周围血管扩张，可引起交感神经活性反射性增强而引起心率加快。

2. 维拉帕米　抑制心肌细胞及血管平滑肌细胞钙离子内流，减弱心肌收缩力和扩张周围血管及冠状动脉。

3. 地尔硫䓬　对血管与心脏的选择性比为3 ∶ 1，选择性与维拉帕米相同。

（三）体内过程

硝苯地平口服吸收好，10min起效，1～2h作用达高峰，持续6～7h，舌下含化10min起效，20min作用达高峰；维拉帕米口服因肝首关代谢效应，生物利用度仅10%～20%，静脉注射1～2min显效，10min达最大效应作用，持续15min；地尔硫䓬口服吸收快、完全，30min血药浓度达高峰，生物利用度40%～65%，半衰期3～4h，70%～80%与血浆蛋白结合，在肝灭活后经肠道以粪便形式排出。

（四）常用制剂

1.硝苯地平　片剂10mg，口服每次10～20mg，3次/天；缓释片10mg、20mg、30mg，口服每次10～30mg，1次/天。目前推荐使用缓释片，以减轻迅速降压造成的反射性交感活性增加。

2.维拉帕米　片剂40mg，口服每次40～80mg，3次/天；缓释片240mg，每次240mg，1次/天；注射剂5mg，静脉注射5mg，隔15min可重复1～2次，如无效即停用。

3.地尔硫䓬　片剂30mg，每次30mg，3次/天；缓释胶囊90mg，每次30mg，1～2次/天。

（五）护理要点

1.硝苯地平

（1）严密观察患者有无头痛、面部潮红、心悸、下肢及踝部水肿、眩晕、胃肠不适等症状。

（2）用药过程中，监测患者血压的变化，避免血压骤降致心、脑、肾供血不足而发生意外。

（3）急性心肌梗死、心力衰竭患者慎用。

2.维拉帕米

（1）严密观察患者有无恶心、呕吐、便秘、头痛、头晕等症状。

（2）严格掌握静脉注射速度和剂量，严密监测患者心率、心律和血压变化，静脉注射过量或过快可致心动过缓、血压下降、房室传导阻滞。

（3）窦房结疾病、心动过缓、房室传导阻滞、低血压、心力衰竭者禁用。

3.地尔硫䓬

（1）观察患者有无头痛、疲劳、胃肠不适、踝部水肿、心动过缓、传导阻滞、血压降低等不良反应。

（2）指导患者正确使用药物，缓释胶囊不要掰开口服或片剂不可咀嚼。

（3）病态窦房结综合征、房室传导阻滞、心力衰竭患者禁用。

四、血管紧张素转化酶抑制药（ACEI）

（一）药理作用

血管紧张素转化酶抑制药的降压作用主要是通过抑制血管紧张素转化酶活性，使血管紧张素Ⅱ的生成减少，扩张血管；同时减少醛固酮的分泌，增加钠、水的排泄；减少缓激肽的降解，使缓激肽增多；促进前列腺素的合成，增加扩血管效应。临床常用药物有卡托普利、依那普利、贝那普利、福辛普利、喹那普利、培哚普利和西拉普利等。

（二）体内过程

卡托普利口服吸收快，15min生效，生物利用度75%，食物能影响其吸收，因此宜在餐前1h口服，给药后1h血药浓度达峰值；依那普利与卡托普利降压机制相似，但抑制血管紧张素转化酶的作用较其强10倍，作用出现较缓慢，不受食物影响，口服4～6h后作用达高峰，作用维持时间长，可达24h以上。

（三）常用制剂

1.卡托普利　片剂12.5mg，25mg。饭前1h口服，每次25～50mg，2～3次/天，可根据病情调节，最大剂量不超过每日150mg。

2.依那普利　每片5～10mg，每日给药1次，首次剂量为5mg，可根据病情递增至10～20mg。

（四）护理要点

1.观察患者有无皮疹、瘙痒、咳嗽、味觉障碍、白细胞减少、蛋白尿等不良反应。

2.对于肾功能不全者，应注意监测血钾和血肌酐的变化。

3.长期服用者，严密观察有无高血钾症状，注意不可和保钾利尿药合用，可和排钾利尿药联合使用，减少不良反应。

4.严重肾功能减退、自身免疫性疾病患者、孕妇慎用；过敏体质者禁用。

五、血管紧张素Ⅱ受体拮抗药（ARB）

（一）药理作用

选择性竞争性拮抗AngⅡ阻断血管紧张素Ⅱ的血管收缩及分泌醛固酮效应，降低血管外周阻力，发挥降压作用，同时对肾功能起保护作用。

（二）体内过程

口服吸收迅速，1h后达血浓度高峰，半衰期2h，生物利用度为33%。

（三）常用制剂

常用药物有氯沙坦、缬沙坦、厄贝沙坦、坎地沙坦和替米沙坦等，其中作用最强大，应用剂量最小、维持时间最长、谷峰比值高，是目前最优者。坎地沙坦片剂50mg，口服每次50～150mg，1次/天，维持量每天50mg。

（四）护理要点

1.用药期间密切观察患者有无头痛、头晕、疲乏等症状。

2.长期服用可使血钾升高，避免和保钾利尿药合用。

3.血容量不足、肾动脉狭窄、严重肾功能不全等患者慎用，妊娠和哺乳期妇女禁用。

六、其他经典抗高血压药物

包括中枢降压药（可乐定、甲基多巴等）、血管平滑肌扩张药（硝普钠）、神经节阻断药（樟磺咪芬、美卡拉明等）、α_1受体阻断药（哌唑嗪、特拉唑嗪）、去甲肾上腺能神经末梢阻滞药（利舍平、胍乙啶）、钾通道开放药（米诺地尔、吡那地尔及尼可地尔等）等，这里主要介绍哌唑嗪和硝普钠。

（一）哌唑嗪

1. 药理作用　选择性阻滞突触后膜α_1受体，使血管扩张、回心血量减少，外周血管阻力降低，血压下降，减轻心脏负荷，改善心功能。

2. 体内过程　口服吸收好，在肝中代谢，经胆汁排出。生物利用度为57%，服后30min生效，1～2h血药浓度达高峰，半衰期为2～4h，作用维持6～10h。

3. 常用制剂　哌唑嗪，片剂0.5mg、1mg、2mg、5mg；口服每次0.5mg，3次/天，首剂宜在睡前服。

4. 护理要点

（1）用药期间密切观察患者的不良反应，如眩晕、疲乏、头痛等。

（2）首次给药剂量为0.5mg，睡前服用，避免发生直立性低血压。

（3）严重心脏病、精神病患者慎用，孕妇、小儿及过敏者禁用。

（二）硝普钠

1. 药理作用　硝普钠直接松弛小动脉和小静脉平滑肌，在血管平滑肌内代谢产生一氧化氮，一氧化氮具有强大的舒张血管平滑肌的作用。该药是一种速效和短时作用的扩张动脉和静脉药，属于非选择性血管扩张药，一般不降低冠状动脉血流、肾血流及肾小球滤过率。小动脉、小静脉扩张可降低心脏前后负荷，改善心肌能量代谢，恢复心脏功能。

2. 体内过程　口服不吸收，静脉滴注起效快，5min后起效，停药后作用维持2～15min。大剂量或连续使用，特别是用于肝肾功能损害的患者，可引起血浆氰化物或硫氰化物浓度升高而中毒，导致甲状腺功能减退。

3. 常用制剂　粉针剂每支50mg，静脉滴注，25～50mg入5%葡萄溶液中缓慢静脉滴注，根据血压调整药量，每分钟滴速不超过3μg/kg体重。

4. 护理要点

（1）长期或大量输注可致血中硫氰化物蓄积，连续使用过程中应监测血中硫氰化物浓度，严密观察患者有无恶心、呕吐、精神不安、头痛等不良反应。

（2）严密监测患者心率、血压变化。

（3）严格控制输液速度，根据血压调节，告知患者不可自行调节滴数，以免发生低血压。

（4）药物现用现配，配制时间超过4h不应使用。

（5）液体避光保存和输注，溶液变色暗棕色、橙色，应立即停止使用。

（胡 建 张 阳）

第三节 抗心肌缺血药物（硝酸酯类）应用及护理要点

一、分类

硝酸酯类药物以硝酸甘油为最常用，此外，还有硝酸异山梨酯、单硝酸异山梨酯等。

二、药理作用

硝酸甘油的基本作用是松弛平滑肌，尤其是松弛血管平滑肌，改善体循环和冠状动脉循环；硝酸异山梨酯、单硝酸异山梨酯属于长效硝酸酯类，药理作用同硝酸甘油，较硝酸甘油弱，但较持久。

1.降低心肌耗氧量

（1）扩张静脉血管，降低心脏前负荷：主要舒张较大的静脉，增加静脉容量，减少回心血量，使心室舒张末压力及容量降低，从而降低心肌耗氧。

（2）舒张动脉血管，降低心脏后负荷：主要舒张较大的动脉，降低左心室的射血阻抗，使室壁肌张力下降，从而降低心肌耗氧量。

2.扩张冠状动脉 增加缺血区的血流量，改善心肌供血。

3.抑制血小板聚集 有利于冠心病的治疗。

三、体内过程

1.硝酸甘油 舌下含化易经口腔黏膜吸收，且可避免口服首关效应的影响。含服1min后起效，持续10～45min；也可口腔喷雾、经皮、颊黏膜、静脉及冠状动脉给药。

2.硝酸异山梨酯 舌下含服2～5min起效，口服30min后显效，生物利用度为20%～30%，半衰期仅30min，常有峰形作用（浓度很快升高后又很快下降，头痛），持续2～4h；静脉给药数分钟即起效，输注停止后作用很快消失。

3.单硝酸异山梨酯 口服几乎无肝脏首关效应，生物利用度近100%，口服后15min起效，维持6～8h。

四、常用制剂及临床应用

根据硝酸酯类药物的药代动力学可分为快速起效制剂和中、长效制剂，可依照临床需要选用不同的制剂和给药途径。

1. 快速起效的制剂

（1）舌下制剂：硝酸甘油片剂每片0.3mg、0.5mg、0.6mg，舌下含服每次0.3 ～ 0.5mg，特点是起效快，作用时间短，没有肝的首关代谢，主要用于缓解心绞痛发作，以及减轻左心衰竭、肺水肿症状。如硝酸甘油片、硝酸异山梨酯（消心痛）等。

（2）静脉给药制剂：特点是起效快，作用恒定，易于调节剂量，没有肝的首关代谢。可用于不稳定型心绞痛、急性心肌梗死、急性心力衰竭及肺水肿等疾病的治疗，如欣康注射液、异舒吉注射液等。

2. 中、长效制剂　主要应用于冠心病的长期治疗，预防心绞痛的发作。硝酸异山梨酯（消心痛），其作用机制与硝酸甘油相似，但作用较弱，起效较慢，作用维持时间较长，本品经肝代谢生成的2-单硝酸异山梨醇酯和5-单硝酸异山梨醇酯，半衰期长、口服没有肝的首关消除作用，生物利用度可达100%。包括普通、缓释和控释3种剂型。普通制剂每天2次服药；缓释剂型每天1次服药，是较理想的口服药，如长效异乐定缓解胶囊、欣康片等；乐定控释胶囊每粒50mg，每次50mg，1次/日；依姆多片剂每片20mg，口服，2 ～ 3次/天，每次10 ～ 20mg。

五、护理要点

1. 患者可能出现的不良反应，如面颊部皮肤发红、反射性心率加快、搏动性头痛等。青光眼患者禁用。

2. 用药过程中监测患者的血压变化，避免直立性低血压和晕厥。

3. 正确使用药物。心绞痛在发作前，如出现胸前区出现压迫、紧张、烧灼感、情绪激动等，应立即舌下含服硝酸甘油片防止发作。

4. 与降压药、血管扩张药合用，在降压方面起协同作用。与拟交感胺类合用，可减弱抗心绞痛作用。

5. 用药2 ～ 3周后可出现耐药性，停药1 ～ 2周后消失；青光眼患者禁用。

（李琪琪　王丽君）

第四节　治疗心力衰竭药物应用及护理要点

一、正性肌力药

（一）分类

分为洋地黄类和非洋地黄类正性肌力药物。常用洋地黄类药物包括地高辛、毛花苷C、毒毛花苷K；非洋地黄类药物主要包括儿茶酚胺类、磷酸二酯酶抑制药、钙增敏剂等，代表药物分别是多巴酚丁胺和多巴胺、米力农、左西孟旦等。

（二）药理作用

1.洋地黄类药物的药理作用

（1）加强心肌收缩力（正性肌力作用）：强心苷对心脏有高度选择性，能明显的加强衰竭心脏的收缩力，增加心排血量，从而解除心功能不全症状。该类药物在加强衰竭心肌的收缩力的同时，心肌耗氧量并不增加，甚至有所降低。

（2）减慢心率（负性频率作用）：治疗量的强心苷对正常心率影响小，但对心功能不全伴有心率加快者，可显著减慢心率。心率减慢可降低心肌耗氧量，对缓解心功能不全的症状是有利的。在减慢心率的同时，又因舒张期延长而增加血液回流，而增加了心肌血液及营养物质的供应。

（3）对组织传导的影响：可增加迷走神经的兴奋性，减慢心率，抑制传导，这种作用能明显减少到达心室的冲动，所以有利于治疗室上性心动过速、心房纤颤和心房扑动。

2.非洋地黄类药物的药理作用

（1）儿茶酚胺类药理作用：儿茶酚胺类药物通过β肾上腺素能受体和腺苷酸环化酶系统增加Ca^{2+}激活，β受体激活后通过受体-G蛋白-腺苷酸环化酶复合体激活腺苷酸环化酶，催化ATP产生环磷腺苷（cAMP），从而使Ca^{2+}通道开放，Ca^{2+}内流增加，增强心肌收缩性。除正性肌力作用外，还作用于外周血管和冠状动脉循环，有益于心室舒张。

①多巴胺：多巴胺的作用随应用剂量的大小而表现不同。小剂量时激动多巴胺受体，扩张肾、肠系膜及冠状血管，增加肾血流量和肾小球滤过率，促进排钠，这都是有利于治疗心力衰竭的作用；较大剂量激动β受体，并促使NE释放，抑制其摄取，故能增加外周血管阻力，增强心肌收缩力，增加心排血量；大剂量时以激动α受体为主，使全身小动脉收缩，增加外周阻力，减少肾血流量，心率加快，对心力衰竭反而有害。

②多巴酚丁胺：选择性兴奋心脏β_1受体，对β_2受体和α_1受体作用较弱，能明显增强心肌收缩性，降低血管阻力，提高衰竭心脏的心脏指数，增加心排血量。

（2）磷酸二酯酶抑制药的药理作用：磷酸二酯酶抑制药有正性肌力和血管舒张双重作用，使心排血量增加、心脏负荷降低、心肌耗氧量下降，缓解心力衰竭症状。磷酸二酯酶抑制药的心血管效应与剂量有关，小剂量时表现为正性肌力作用；当剂量加大，其扩张血管作用也可随剂量的增加而逐渐加强。主要药物有米力农、氨力农。

（3）钙离子增敏剂：与心脏肌钙蛋白C结合，增强心脏肌钙蛋白C对Ca^{2+}的敏感性，增强心肌收缩力；不影响心率，心肌耗氧量无明显增加；能改善心脏泵血功能，增加心排血量；扩张动静脉，尤其是冠状动脉和脑血管，改善冠状动脉血流，在有效缓解症状的同时可改善预后，降低病死率；在心肌缺血和再灌注时有保护心脏的作用。主要的药有左西孟旦。

（三）体内过程

1.洋地黄类药物体内过程　化学结构相似，作用性质相同，但由于侧链的不同，导致它们药动学上的差异。

（1）洋地黄糖苷类药物：属长效强心苷，脂溶性高、吸收好、大多经肝代谢后经肾排出，相当一部分经胆道排出而形成肠肝循环，半衰期长达5～7d，故作用维持时间也较长。

（2）地高辛：属中效类，口服生物利用度个体差异大，不同厂家、不同批号的相同制剂也有较大差异，临床应用时应注意调整剂量。地高辛大部分以原型经肾脏排出，起效时间0.5～2h，半衰期为33～36h。

（3）毛花苷C及毒毛花苷K：属短效类，口服吸收甚少，需静脉用药，绝大部分以原型经肾脏排出，显效快，作用维持时间短，毛花苷C具有起效快、排泄快、蓄积性小的特点。

2.非洋地黄类药物的体内过程

（1）儿茶酚胺类药物

①多巴胺：因多巴胺类药物口服后易在肠和肝中被破坏而失效，一般静脉滴注给药，在体内迅速代谢失效，故作用时间短暂，不易透过血脑屏障，故多巴胺对中枢神经系统无作用。

②多巴酚丁胺：口服无效，静脉注射1～2min起效，如缓慢滴注可延长到10min，作用达高峰，持续数分钟。其半衰期为2min，在肝代谢成无活性的化合物，代谢物主要经肾排出。

（2）磷酸二酯酶抑制药

①氨力农：静脉注射2min内起效，10min作用达到高峰，持续60～90min。清除半衰期为4～5h（平均为3.6h），10%～40%通过肾以原药排泄，其余部分主要在肝代谢。

②米力农：静脉给药5～15min后起效，清除半衰期为2～3h。

（3）钙离子增敏剂：口服后30～60min产生峰浓度，半衰期为6～15min。左西孟旦在体内广泛代谢，只有极微量以原型经尿和粪便排出。

（四）常用制剂

1.强心苷类 地高辛片剂0.25mg；目前多采用维持量疗法，1次/日，每次0.125～0.25mg；毛花苷C又称西地兰注射液，0.4mg/2ml，静脉推注5～10min起效，1～2h达到高峰。

2.儿茶酚胺类 多巴胺20mg/2ml，静脉滴注或泵入，依病情调整。常用量40～60mg于液体中以每分钟2.5～5μg/kg体重的速度静脉滴注。当剂量大于每分钟10μg/kg体重时，则兴奋α受体为主；多巴酚丁胺注射液20mg/2ml，常用量40～80mg于液体中按每分钟2.5～10μg/kg体重速度静脉滴注。

3.磷酸二酯酶抑制药 氨力农注射液50mg/2ml、100mg/2ml，静脉注射或静脉滴注；米力农注射液5mg/5ml，典型的负荷剂量为50μg/kg体重，然后每分钟0.25～1.0μg/kg体重持续静脉滴注。初始应用负荷剂量的优点在于能使血流动力学即刻改善，但可加重室性心律失常和（或）体循环低血压。在临床上，如失代偿性充血性心力衰竭患者不需要立即改善左心室功能，初始治疗不推荐应用负荷剂量以避免加重室性心律失常和低血压，无论是否应用负荷剂量，静脉输注米力农后2h可达到同样的血流动力学改善效应。

4.左西孟旦 片剂每片1mg，左西孟旦注射液12.5mg/5ml、25mg/10ml。静脉注射以5%的葡萄糖液稀释，起始12μg/kg体重负荷剂量静脉注10min，而后以每分钟0.1μg/kg体重的剂量静脉滴注，用药30～60min后，可调整滴速为每分钟0.2～0.5μg/kg体重。连续静脉滴注6～24h。本药大多数不良反应为疾病继发的或与本药过度的扩血管作用有关，应避免与扩血管药同时使用。

（五）护理要点

1.洋地黄类药物

（1）毒性反应：强心苷治疗安全范围小，一般治疗量已接近中毒剂量的60%，而且生物利用度及对强心苷敏感性的个体差异较大，故易发生不同程度的毒性反应。一旦发生，立即停止使用洋地黄药物，给予对症处理。

①心脏反应：强心苷最严重不良反应是各种类型的心律失常。

室性期前收缩：最早见也最多见，约占心脏毒性发生率的1/3。可出现二联律、三联律及心动过速，甚至发生心室纤颤。

房室传导阻滞：强心苷引起的房室传导阻滞除与提高迷走神经的兴奋有关外，还与高度抑制Na^{+}-K^{+}-ATP酶有关。

窦性心动过缓：强心苷可因抑制窦房结、降低其自律性而发生窦性心动过缓，心率每分钟＜60次应停药。应重视患者主诉，严密观察心率、心律的变化，及时行心电图检查。

②胃肠道反应：最常见的中毒症状。主要表现为厌食、恶心、呕吐及腹泻等。剧烈呕吐可导致失钾而加重强心苷中毒，应注意补钾或停药。

③中枢神经系统反应：主要表现有眩晕、头痛、失眠、疲倦和谵妄等症状及视觉障碍（黄视、绿视、视觉模糊）等。视觉异常通常是强心苷中毒的先兆，发现异常立即通知医师给予停药。

（2）注意不与奎尼丁、普罗帕酮（心律平）、钙剂等药物合用，以免增加药物毒性。

（3）指导患者严格遵医嘱口服用药，不能随意增减药物剂量。

2.儿茶酚胺类药物

（1）观察患者有无恶心、呕吐、头痛、胸痛等不良反应。多巴胺的不良反应一般较轻，偶见恶心、呕吐；多巴酚丁胺偶见可诱发室性心律失常。

（2）注意输液速度和剂量，剂量过大或滴注速度太快可出现心动过速、心律失常和肾血管收缩引致肾功能下降等，一旦发生，应减慢滴注速度或停药。

（3）合用单胺氧化酶抑制药或三环类抗抑郁药时，剂量应酌减。

3.磷酸二酯酶抑制药

（1）应用氨力农时应密切观察患者有无血小板减少、胃肠道反应、肝功能损害及室性心律失常等不良反应。

（2）米力农静脉使用注意控制输液量，避免过量造成低血压、心动过速、头痛等，加重心肌缺血和室性心律失常。长期应用可引起水潴留，应注意观察体重的变化。

4.左西孟旦

（1）不良反应较少，偶见头痛、眩晕、心悸等。

（2）避免与扩血管药物合用，可能与本药过度的扩血管作用有关。

5.多巴胺

（1）多巴胺为强酸性药物，pH为4.0，穿刺时首选双上肢血管粗大静脉或中心静脉，避开关节部位，穿刺时避免来回进针损伤血管内膜。

（2）建议建立2条血管通路，交替使用，常规每8h更换一次或出现皮温降低、沿血管走向皮肤出现苍白等情况时，应立即更换输注部位。

（3）选择生理盐水或5%葡萄糖液稀释，确保回血好、冲管通畅方可输注。

（4）输注前向患者及其家属交代多巴胺的作用及不良反应、多巴胺外渗表现及处理方法，指导患者减少活动，如有任何不适立即告知护士。

（5）输注过程中应加强巡视，至少每30min巡视1次，密切观察穿刺部位、血压、心率、尿量的变化。对有周围血管病史者，需密切观察肢体色泽、温度变化，以防肢体严重缺血坏死。

（6）输注结束后一定要严格脉冲式冲管，以减少局部药物沉积。

二、利尿药

利尿药在治疗心力衰竭中起重要作用，目前仍是一线药物，广泛用于临床。

1. 分类　主要分为袢利尿药、噻嗪类利尿药、保钾利尿药、渗透性利尿药、碳酸酐酶抑制药五类。

2. 药理作用　促进Na^{+}、水的排泄，减少血容量、降低心脏前负荷，改善心功能；降低静脉压，消除或缓解静脉淤血及其所引发的肺水肿和外周水肿，对心力衰竭伴有水肿或有明显淤血者尤为适用。大剂量利尿药可减少有效循环血量，降低心排血量，从而导致反射性交感神经兴奋，减少肾血流量，加重组织器官灌注不足，导致心力衰竭恶化。

3. 临床用药

（1）轻度心力衰竭患者，单独应用噻嗪类可收到良好效果。

（2）中重度心力衰竭患者，可应用袢利尿药或噻嗪类药物与保钾利尿药合用。

（3）重度心力衰竭患者、慢性心力衰竭急性发作、急性肺水肿或全身水肿患者，应静脉注射呋塞米。

4. 护理要点

（1）利尿药与强心苷类药物合用引起的低钾血症极易诱发心律失常，应注意补充钾盐或与保钾利尿药合用。

（2）其他见“抗高血压药物的健康教育指导”。

三、肾素-血管紧张素-醛固酮系统抑制药

1. 分类　主要分为血管紧张素转化酶抑制药、血管紧张素受体阻滞药及醛固酮受体拮抗药。

2. 药理作用

（1）血管紧张素转化酶抑制药治疗心力衰竭的作用机制为降低外周血管阻力、降低心脏后负荷、减少醛固酮生成、抑制心肌及血管重构、降低交感神经活性等，与利尿药一起作为治疗心力衰竭的一线药物。

（2）血管紧张素受体阻滞药可直接阻断AngⅡ与其受体的结合，发挥拮抗作用和预防及逆转心血管的重构；螺内酯治疗心力衰竭的机制为明显降低心力衰竭的病死率，防止左心室肥大时心肌间质纤维化，改善血流动力学和临床症状，但单用仅发挥较弱作用，与血管紧张素转化酶抑制药合用可同时降低AngⅡ及醛固酮水平，进一步减少病死率和降低心律失常的发生。

（3）血管紧张素转化酶抑制药、血管紧张素受体阻滞药见“高血压药物的健康教育指导”。其他，如体内过程及不良反应见“抗高血压药物的健康教育

指导”。

四、扩血管药物

1.扩血管药物治疗心功能不全的机制　扩张静脉，使回心血量减少，降低心脏的前负荷，从而降低肺楔压、左心室舒张末期压力等，缓解肺淤血症状；扩张小动脉，降低外周阻力，降低心脏后负荷，增加心排血量，增加动脉供血，缓解组织缺血症状。常用药物有硝酸酯类（主要扩张静脉）、肼屈嗪（主要扩张小动脉）、硝普钠（主要扩张小动脉和小静脉）、哌唑嗪（主要扩张小动脉和小静脉）等。

2.体内过程及不良反应　见“抗高血压药物的健康教育指导”。

五、β受体阻滞药

目前是治疗慢性心力衰竭的常规药。国外近年有报道，β受体阻滞药对扩张型心肌病的心力衰竭有明显的治疗作用。

1.药理作用　可能与改善心脏舒张功能、缓解由儿茶酚胺所引起的心肌损害、抑制缩血管作用、使β受体发生向上调节以恢复心肌对内源性儿茶酚胺的敏感性有关。临床主要用于扩张型心肌病，不仅能改善症状，尚能延长患者生命。

2.临床用药　从小剂量开始，并与强心苷、利尿药或血管紧张素转化酶抑制药合用，坚持长期应用，以消除其负性肌力作用。

3.护理要点　详见“抗高血压药物的健康教育指导”。

（骆　梅　王　青）

第五节　治疗心律失常药物应用及护理要点

根据药物对心肌电生理的作用可分为四类：第Ⅰ类为钠通道阻滞药，第Ⅱ类为β受体阻断药，第Ⅲ类为延长动作电位时程和有效不应期的药物，第Ⅳ类是钙拮抗药。

一、Ⅰ类抗心律失常药

Ⅰ类为钠通道阻滞药，分为ⅠA、ⅠB、ⅠC三类。

（一）药理作用

1.奎尼丁（ⅠA类）　直接作用于心肌，阻滞钠通道，减慢钠离子内流，还可阻滞延迟整流钾离子外流，较高浓度时还能减少钙离子内流。可降低自律性，减慢传导速度，消除折返，延长动作电位时程和有效不应期，此外还有抗胆碱作用和α受体阻断作用。

2.普鲁卡因胺（ⅠA类） 普鲁卡因胺是普鲁卡因的衍生物，具有局麻作用，属于ⅠA类。其抗心律失常作用及临床的应用与奎尼丁相似。治疗剂量可以降低浦肯野纤维的自律性。

3.丙吡胺（ⅠA类）对心肌的作用与奎尼丁类似，但抗胆碱作用更强。

4.利多卡因（ⅠB类） 为防治心肌梗死室性心律失常的有效药。可抑制细胞钠离子内流，促进钾离子外流，降低自律性，缩短动作电位时程和相对延长有效不应期，降低心室肌兴奋性。可改变传导性，在心肌梗死区缺血的浦肯野纤维，此药可抑制钠离子内流，减慢传导，防止折返激动的发生。

5.苯妥英钠（ⅠB类） 苯妥英钠为抗癫痫药，但亦有抗心律失常作用，属于ⅠB类，是治疗洋地黄中毒引起的心律失常首选药物。能抑制细胞的钠离子内流，本品降低心脏自律性，缩短动作电位时程和有效不应期，有利于消除折返性激动所致的心律失常。

6.普罗帕酮（ⅠC类） 普罗帕酮又称心律平，主要作用于钠离子通道，抑制钠离子内向电流，减慢心肌传导，延长动作电位时程和有效不应期。

（二）体内过程

1.奎尼丁 口服后吸收快而完全，口服后30min作用开始，1～3h达最大作用，主要经肝代谢，由肾排泄。

2.普鲁卡因胺 口服吸收完全，生物利用度约80%，1h血药浓度达高峰，半衰期约3h。

3.丙吡胺 静脉推注后5～10min见效，口服吸收较好，经2h血药浓度达高峰，半衰期为6～7h。

4.利多卡因 静脉推注后立即起效，持续10～20min，经肝代谢，由肾排泄。

5.苯妥英钠 口服吸收缓慢不规则，单次剂量口服3～12h血药浓度达高峰，吸收后快速分布至全身组织。

6.普罗帕酮 口服吸收好，生物利用度近100%，口服后2～3h血药浓度达高峰，半衰期为3～4h。

（三）常用制剂

1.奎尼丁 片剂0.2g，先服0.1g观察1d，如无不良反应，次日给予0.2g，每2～4h给予1次；注射剂0.5g/10ml，静脉推注和肌内注射需在监护下使用。

2.普鲁卡因胺 片剂0.125g、0.25g，成年人3～4次/天，每次0.5～0.75 g；注射剂0.1g/ml、0.2g/2ml、0.5g/5ml、1.0g/10ml。

3.丙吡胺 片剂0.1g，3～4次/天，每次0.1～0.2 g；注射液，50mg/1ml、100mg/2ml。

4.利多卡因 0.4g/20ml，静脉推注首次负荷剂量50～100mg，2～3min注完，可重复使用，1h内不超过300mg。

5.苯妥英钠　片剂，50mg、100mg，成年人2～3次/天，每次100～200mg；注射用粉剂100mg、250mg，应用100mg稀释后缓慢注射，必要时可每10～15min重复1次。

6.普罗帕酮　片剂，50mg、100mg、150mg，100～300mg，每日3次；注射剂，35mg/10ml，70mg/20ml，70mg静脉推注，5min注完。

（四）护理要点

1.奎尼丁　安全范围小，易出现毒性反应。中毒剂量的奎尼丁可降低窦房结、房室结、浦肯野纤维的传导性，引起房室及室内传导阻滞。可引起低血压、栓塞、金鸡纳反应。常见毒性反应如下。

（1）轻者应密切观察患者有无耳鸣、听力减退、视物模糊、胃肠不适等症状。

（2）严重者应注意有无复视、神志不清、谵妄、精神失常等表现。

（3）其他还观察患者有无恶心、呕吐、腹泻的症状，长期用药者要注意有无血小板减少、出血症状。

（4）老年人、严重心血管疾病或肾功能不全者尤应注意中毒症状，注意控制药物剂量，指导患者及其家属不能随意增减药物。

2.普鲁卡因胺

（1）严密观察患者血压、心率和心律变化，观察有无低血压、室性心动过速、心室纤颤、房室传导阻滞等毒性反应的发生。

（2）长期大剂量应用偶可见红斑狼疮反应、发热、皮疹、肌病、关节炎、心包炎、胸膜炎、肝大、脾大，停药后多可恢复。

3.丙吡胺

（1）观察患者有无口干、排尿困难、视物模糊等不良反应。

（2）青光眼、前列腺肥大，以及二、三度房室传导阻滞者禁用；肝肾功不全者慎用。

4.利多卡因

（1）严密观察患者有无恶心、呕吐、头晕、嗜睡、欣快、吞咽困难、烦躁不安等症状。

（2）剂量过大时可引起血压降低、迟脉、窦性停搏，严密观察患者血压及心电图变化。

（3）对本品过敏者、严重房室传导阻滞、室内传导阻滞禁用。

5.苯妥英钠

（1）严密观察患者的不良反应，如嗜睡、眩晕、眼球震颤、共济失调、复视等，较高浓度时可有精神错乱，甚至昏睡或昏迷。少数人有恶心、呕吐、食欲缺乏、腹痛。

（2）二～三度房室传导阻滞、窦房结阻滞、窦性心动过缓者禁用。

6.普罗帕酮

（1）严密观察患者有无房室传导阻滞、低血压、心功能不全、恶心、呕吐、胆汁淤积型黄疸、粒细胞减少和红斑狼疮样症状等不良反应。

（2）对室上性和室性心律失常有效，如阵发性心房颤动、结性和室性心动过速，对于急性心肌梗死的心律失常亦有效。

二、Ⅱ类抗心律失常药

Ⅱ类为β受体阻断药。普萘洛尔（心得安）为临床常用的β受体阻断药，其他具有抗心律失常作用的β受体阻断药有阿替洛尔、美托洛尔、噻吗洛尔、醋丁洛尔。

1.药理作用　普萘洛尔除竞争性阻断心肌β受体外，大剂量尚有稳定细胞膜的作用。使房室结的传导减慢，有效不应期延长。此药对正常心率影响不大，对由于运动、精神紧张或窦房结异常引起的心率加快，则呈现出明显的减慢。

2.体内过程　口服吸收较完全，1～1.5h血药浓度达高峰，生物利用度为30%，半衰期为2～3h。

3.常用制剂　片剂：10mg，成年人口服每天2～3次，每次10～40mg；注射剂：5mg/5ml，静脉注射应慎用，每次1～3mg静脉注射，速率应小于1mg/min，必要时可重复1次。

4.护理要点

（1）密切观察患者有无恶心、呕吐、心动过缓、皮疹、房室传导阻滞、心搏停止、支气管痉挛等不良反应。

（2）用药期间监测血压、心率变化。

（3）心功能严重损害、窦缓、重度房室传导阻滞、支气管哮喘禁用。

三、Ⅲ类抗心律失常药

Ⅲ类为延长动作电位时程药。

（一）药理作用

1.胺碘酮　对心脏多种离子通道均有抑制作用，降低窦房结、浦肯野纤维的自律性和传导性，明显延长动作电位时程和有效不应期，延长Q-T间期和QRS波。此外，胺碘酮尚有非竞争性拮抗α、β肾上腺素能受体作用和扩张血管平滑肌作用，能扩张冠状动脉，增加冠状动脉流量，减少心肌耗氧量。

2.溴苄铵　能延长浦肯野纤维和心肌动作电位时程、有效不应期，提高心室纤颤阈值，用于治疗心室纤颤有一定疗效；另外此药能增强心肌的收缩力。

（二）体内过程

1.胺碘酮　口服、静脉给药均可，口服给药吸收差而慢，口服用药4～10d开始起效，约1个月后达稳态血药浓度；静脉注射后5min起效，停药后可持续20min至4h。主要分布于脂肪组织，其次为心、肾、肺、肝及淋巴结，也可进入乳汁。主要在肝代谢。

2.溴苄铵　此药口服不易吸收，故需肌内注射或静脉给药。

（三）主要制剂

胺碘酮：①口服给药一般先给负荷量，每次0.2g，3次/天，服用1周后改为每次0.2g，2次/天，继续服1周后改为维持量0.2g，1次/天。根据病情3～6个月后可逐渐改为每周服药5～6次或隔日服用1次，每次0.2g。对严重的致命性心律失常负荷量可增加至每天800mg，体重大者可酌情加重。②静脉给药负荷量为3～5mg/kg体重，用5%～10%葡萄糖液稀释后5～10min缓慢静脉注射，30～60min后可重复注射，维持量一般0.5～2mg/min静脉滴注，可连续用3～5d。

片剂：0.1g，3次/天口服，每次0.1～0.2g；注射剂：0.25g/2ml。

（四）护理要点

胺碘酮

（1）胺碘酮为强酸性药物，pH为2.5～4.0，穿刺前应首选双上肢粗大静脉或中心静脉，避开关节部位，穿刺时避免来回进针损伤血管内膜。因外周静脉给药时，可出现浅表静脉炎、注射部位反应，如疼痛、红斑、水肿等。

（2）建议建立2条血管通路，交替使用。常规每8h更换1次或出现皮温降低、沿血管走向皮肤出现苍白等情况应立即更换输注部位。

（3）只可以5%葡萄糖液稀释。每次输注前应选择5%葡萄糖液将胺碘酮充分稀释，使其浓度小于3mg/ml，确保静脉回血好、冲管通畅方可输注。

（4）输注药物前向患者及其家属交代胺碘酮的作用及不良反应、胺碘酮外渗预防、临床表现及处置方法，指导患者减少活动，如有任何不适立即告知护士。

（5）输注过程中应加强巡视，至少30min巡视1次，密切观察穿刺部位、心率、心律和心电图变化，重视患者主诉。

（6）输注结束后严格脉冲式冲管，以减少局部药物沉积。

（7）用药后避免在太阳下暴晒，以免出现皮肤红斑等光过敏反应。

（8）长期服用使甲状腺功能亢进或减退，监测甲状腺功能。甲状腺疾病或对碘过敏者禁用。

（9）长期服用可致过敏性肺炎、纤维化性肺泡炎等肺部不良反应，定期做肺功能检查。

四、Ⅳ类抗心律失常药

Ⅳ类是钙通道阻滞药，主要药物是维拉帕米。

1.药理作用　此药的作用在于阻断心肌慢钙通道，抑制慢钙离子内向电流，窦房结、房室结对此药敏感。可减慢窦房结、房室结传导速度，降低窦房结、房室结自律性，延长浦肯野纤维的动作电位时程和有效不应期。此外还有扩张冠状动脉和周围血管的作用。

2.体内过程　口服后药物吸收迅速而完全，30～45min血药浓度达高峰，服药后2h开始作用，5h作用最强，该药物在肝代谢，口服的85%经肝灭活，故口服剂量较静脉注射者大10倍。静脉注射后1～2min开始作用，10min达最大效应，作用持续15min。

3.主要制剂　片剂每片40mg，成年人常用量口服，开始一次40～80mg，3～4次/天，按需要及耐受情况可逐日或逐周增加剂量；注射液5mg/2ml，开始用5mg静脉推注2～3min，如无效10～30min后再注射1次，静脉每天总量不超过50～100mg。

4.护理要点

（1）口服给药应严密观察患者有无便秘、胃部不适、眩晕、头痛、瘙痒等表现。

（2）静脉给药时，严密监测患者血压、心律、心率及心电图变化。不可和普萘洛尔合用，以免发生低血压和窦性停搏。

（3）病窦综合征，一～三度房室传导阻滞、心功能不全、心源性休克禁用；老年人，肾功能不全者慎用。

（王　妮　王翠翠）

第六节　动脉粥样硬化治疗药物应用及护理要点

一、分类

1.羟甲基戊二酸单酰辅酶A还原酶抑制药　洛伐他汀、辛伐他汀、普伐他汀等。

2.苯氧芬酸类调脂药　非诺贝特、苯扎贝特等。

3.烟酸类　烟酸、阿昔莫司等。

4.胆酸螯合剂（树脂类）　考来烯胺等。

5.多烯不饱和脂肪酸　亚油酸等。

6.其他　普罗布考、依折麦布等。

二、药理作用

1.羟甲基戊二酸单酰辅酶A还原酶抑制药　是目前临床上最重要的、应用最广的调脂药。其药理作用是竞争性抑制体内胆固醇合成过程中限速酶活性，从而阻断胆固醇的生成，降低血浆总胆固醇（TC）和低密度脂蛋白（LDL）。

2.苯氧芳酸类（贝特类）　能激活脂蛋白酯酶活性，水解三酰甘油，减少极低密度脂蛋白（VLDL）在肝的合成和分解，降低三酰甘油（TG），升高高密度脂蛋白（HDL-C），促进TG分解及胆固醇的逆向转运。

3.烟酸类　烟酸是B族维生素中的一种，能抑制游离脂肪酸从脂肪组织的释放，能够抑制VLDL合成，降低血清中三酰甘油（TG）、TC、LDL-C，升高HDL-C。

4.胆酸螯合剂（树脂类）　属碱性阴离子交换树脂，在肠道内与胆汁酸不可逆结合，随粪便排出体外。由于阻断了胆酸的肠肝循环，使肝细胞中胆固醇更多的转化成胆汁酸。

5.多烯不饱和脂肪酸　调脂机制不清楚。可降低TC和轻度升高HDL-C。主要从深海鱼油和甲壳类食物中得到，调脂作用较为明显。

6.普罗布考　通过深入到脂蛋白颗粒中影响脂蛋白代谢，而产生调脂作用，可降低TC和LDL-C，还有抗脂质氧化、对抗氧自由基对动脉内皮的损伤、抗动脉粥样硬化的作用。

7.依折麦布　肠道胆固醇吸收抑制药。作用于小肠细胞刷状缘，抑制胆固醇和植物固醇吸收，可降低血清LDL-C水平。

三、体内过程

1.HMG药COA还原酶抑制药　口服吸收约30%，给药后2～4h血药浓度达峰值，血浆蛋白结合率约95%，半衰期1～3h。在肝中被代谢成β羟基酸。约80%经胆道排出，约10%经尿液排出。

2.苯氧芳酸类（贝特类）　口服吸收好，4～6h达血药浓度高峰，半衰期为20～24h，80%经尿中排出。

3.烟酸类　口服吸收迅速，20～30min达血药浓度高峰，半衰期为45min。

四、常用制剂及特点

1.HMG药COA还原酶抑制药　常用阿托伐他汀（10～20mg），辛伐他汀（5～40mg），瑞舒伐他汀（5～20mg），均为晚上一次口服。

2.苯氧芳酸类（贝特类）　常用非诺贝特0.2g，1次/天，苯扎贝特0.4g，1次/晚。

3.烟酸类　主要制剂有烟酸，每片0.2g，3次/天，口服，1片/次。

4.胆酸螯合剂（树脂类） 考来烯胺4～16g、考来替派5～20g。

5.多烯不饱和脂肪酸 常用亚油酸0.5～1g，3次/天，口服。

6.普罗布考 常用剂量为0.5g，2次/天，口服。

7.依折麦布 常用剂量为10mg，1次/天。

五、护理要点

1.HMG药COA还原酶抑制药

（1）观察患者有无肠道反应，如恶心、腹泻或便秘等，随着用药时间的延长可能减轻或消失，可不必处理。

（2）观察患者有无转氨酶升高、肌肉疼痛、血清肌酸激酶升高等肝功能损害的症状，用药期间定期检查肝功能。

（3）活动性肝病、孕妇、儿童及对本品过敏者禁用。

2.苯氧芳酸类（贝特类） 观察患者有无胃肠道反应、一过性肝转氨酶和肌酸激酶升高等不良反应。

3.烟酸类

（1）观察患者有无面部潮红、瘙痒、胃肠道症状、肝功能损害等不良反应。

（2）糖尿病者慎用。

4.胆酸螯合剂（树脂类）

（1）观察患者有无恶心、呕吐、腹胀、腹痛、便秘等消化系统症状。

（2）服用叶酸、地高辛、贝特类、他汀类、抗生素、甲状腺素、脂溶性维生素等药物时，前1～4h服用本药或4h后服用其他药物。

5.多烯不饱和脂肪酸

（1）观察患者有无恶心症状。

（2）出血倾向者禁用。

6.普罗布考

（1）观察患者有无恶心症状。

（2）密切观察患者的心电图变化，有无Q-T间期延长。

7.依折麦布 观察患者有无头痛、恶心和转氨酶升高等不良反应。

（骆 梅 赵玉红）

第七节　抗凝血药物应用及护理要点

一、抗凝血药

（一）药理作用

1.肝素钠　通过与抗凝血酶Ⅲ（AT-Ⅲ）的赖氨酸残基结合形成复合物，加速AT-Ⅲ凝血酶和活化x因子的灭活作用，从而抑制凝血酶原激酶的形成，并能对抗已形成的凝血酶原激酶的作用；能阻抑血小板的黏附和聚集，阻止血小板崩解而释放血小板第3因子及5-羟色胺。

2.低分子肝素　药理作用与普通肝素基本相似，能选择性抗凝血因子Ⅹa活性，对凝血酶及其他凝血因子影响较小。与肝素相比，具有抗血栓形成作用强、抗凝时间长的特点，保持了肝素的抗血栓作用而降低了出血的危险。

（二）体内过程

1.肝素钠　为高极性大分子物质，不易通过生物膜，故口服不吸收，必须注射给药，静脉注射后即可发挥最大效应，可使多种抗凝药物灭活。注射后60%集中分布于血管内皮，大部分在肝内分解，代谢产物和部分原型药经肾排泄，血浆清除率为每分钟0.5～0.6ml/kg体重。不能通过胸膜、腹膜和胎盘，不出现于乳汁。抗凝半衰期与剂量有关，静脉注射肝素100U/kg体重，其半衰期为56min。肺气肿、肺栓塞及肝肾功能不良者，其半衰期延长。

2.低分子肝素　皮下注射，吸收较完全，生物利用度约为90%（肝素约为30%），3h血药浓度达峰值，主要经肾排出。低分子肝素因分子量不同，其抗凝活性，血浆半衰期和生物利用度均有差异，通常其半衰期为2～6h，抗凝血因子Ⅹa活性的半衰期长，静脉注射可维持12h，皮下注射1次/天即可。

（三）常用制剂

肝素钠注射剂：5000U/1ml，1.25万U/2ml，静脉注射首次5000～1万U，以后每8h给予8000～1万U；静脉滴注每天给予2万～4万U。

（四）护理要点

1.严密观察患者有无出血和注射部位小结节和血肿等血小板减少的症状。血小板减少常在用药后6～12d出现，数日后自行消失。轻度出血停药即可，严重出血用硫酸鱼精蛋白救治。

2.定期监测凝血时间、凝血活素时间和血常规。

3.观察患者有无发热、皮疹、瘙痒、哮喘、鼻炎、头痛、恶心、呕吐等变态反应。

4.长期服用者，观察有无脱发、骨质疏松、自发性骨折等表现。

5.活动性溃疡、严重高血压、脑出血、出血性疾病、活动性肺结核、妊娠、分娩后、手术、细菌性心内膜炎、严重心、肝、肾功能不全者禁用。过敏性疾病和有哮喘史者慎用。

二、抗血小板药

（一）分类

抗血小板药又称为血小板抑制药，即抑制血小板黏附、聚集及释放等功能。根据作用机制分类。

1.抑制血小板代谢的药物，如阿司匹林等。

2.阻碍ADP介导的血小板活化的药物，如氯吡格雷、噻氯匹定等。

3.血小板膜糖蛋白GPⅡb/Ⅲa受体拮抗药，如替罗非班等。

（二）药理作用

1.阿司匹林　主要通过抑制血小板的前列腺素环氧酶，防止血栓烷A2的生成而抑制血小板聚集作用，此作用为不可逆性。此外还有镇痛作用、消炎作用、解热作用、抗风湿作用等。

2.氯吡格雷　是一种血小板聚集抑制药，能够选择性抑制二磷腺苷与血小板受体结合及继发的ADP介导的糖蛋白GPⅢb/Ⅲa复合物的活化，抑制血小板的聚集，氯吡格雷必须经过生物转化才能抑制血小板聚集，除ADP外，氯吡格雷还能通过阻断由释放的ADP引起的血小板活化的扩增，抑制其他激动药诱导的血小板聚集。

3.替罗非班　为络氨酸衍生物，能与静息血小板GPⅡb/Ⅲa结合，通过竞争性的阻断GPⅡb/Ⅲa受体内血纤维蛋白而阻止血小板聚集。其与受体的结合有特异性。

4.华法林　通过抑制维生素K的依赖因子Ⅱ、Ⅶ、Ⅸ、Ⅹ，以及抗凝蛋白C和S的合成而发挥作用的。

（三）体内过程

1.阿司匹林　胃肠道快速吸收，15～20min达到血浆峰值水平，其抑制血小板作用维持40～60min。肠溶片可以减缓吸收，使血浆峰值水平时间延迟到60min，从而使抗血小板作用延长至90min，阿司匹林虽然快速被分解，但其对血小板的抑制作用可持续存在于血小板的整个生存期，这是因为阿司匹林对COX-1的抑制是不可逆的。由于每天循环中10%的血小板被代替，所以血小板的活性在上次应用阿司匹林后5～6d时恢复正常水平。

2.氯吡格雷　口服后吸收快，进入体内后在肝代谢，约5%以原型经尿液排出，血浆中主要的代谢产物为无活性的巯基酸，氯吡格雷经肝代谢后具有抗血小板活性。服药后药物在血浆中达到峰值浓度的时间为36～66min，半衰期为

7.2 ～ 7.5h。口服单剂量氯吡格雷后2h即可产生抗血小板作用，但达到稳态抑制作用是在3 ～ 7h，重复给药时清除率显著下降，停药后5d其抗血小板作用才消失。

3.噻氯匹定　作用缓慢，口服后3 ～ 5d见效，停药后可持续作用10d。

4.替罗非班　为化学合成的非肽类药，它是一种含RGD肽的酪氨酸类似物，半衰期1 ～ 2h，经肾排泄。

5.华法林　在胃肠道被迅速吸收，给药后36 ～ 72h发挥作用并持续3 ～ 5d。通过肝代谢，患者对药物的反应受吸收速度、食物和药物等方面影响。

（四）护理要点

1.阿司匹林

（1）观察患者有无恶心、呕吐、上腹部不适等胃肠道症状。告知患者饭后服用，以减轻胃肠道刺激症状。不可和乙醇、皮质类固醇及其他非甾体抗感染药合用，会增加胃肠道出血的风险。

（2）阿司匹林可增强华法林的抗凝血作用。大剂量应用时，增加出血的危险。

（3）阿司匹林不可和制酸剂同用，降低其效果。

（4）阿司匹林可和口服降糖药及胰岛素合用，增加降糖效果。

（5）哮喘，其他变态反应者，葡萄糖-6-磷酸脱氢酶缺陷者，痛风患者，心、肝、肾功能不全者，血小板减少者及有出血倾向者慎用。

2.氯吡格雷

（1）观察患者有无消化道出血、中性粒细胞减少、腹痛、食欲缺乏等不良反应。

（2）患者择期手术且无须抗血小板治疗，术前1周停用氯吡格雷。

（3）与华法林合用有出血倾向，所以不推荐与华法林同时应用。

（4）有伤口、易出血者、严重肝疾病者慎用。

3.噻氯匹定

（1）定期监测血象，出现白细胞或血小板下降即应停药，并继续监测至恢复正常。

（2）指导患者进餐时服用药物。

（3）血友病或其他出血性疾病、粒细胞或血小板减少、溃疡病及活动性出血、严重的肝功能损害和对本品过敏者禁用。

4.替罗非班

（1）严密观察患者有无出血症状，如颅内出血、腹膜后出血和心包积血，定期监测血象。

（2）观察患者有无恶心、发热、头痛、皮疹或荨麻疹等不良反应。

（3）活动性出血、血小板减少症、出血史和急性心包炎者禁用。

5.华法林

（1）严密观察患者有无出血症状，尤其是消化道出血。血尿、软组织出血也常发生。定期监测凝血酶原时间。指导门诊患者开始治疗的4～6周需每周监测1次PT和INR，以后每个月监测1次（稳定后每6周监测1次）。

（2）严密监测患者血压变化，以免发生脑出血。

（3）观察患者有无恶心、呕吐、瘙痒性皮疹、变态反应，胸部、臀部、大腿、阴茎部皮肤坏死等不良反应。

（4）肝肾功能损害、严重高血压、凝血功能障碍、活动性溃疡、外伤、先兆流产、近期手术者禁用；月经期慎用。

（5）阿司匹林、对乙酰氨基酚（扑热息痛）、某些非甾体抗炎药、肾上腺皮质激素、抗组胺药、利尿药、抗生素、含雌性激素的药物与华法林合用可以影响抗凝效果。

（6）肝硬化、充血性心力衰竭的患者由于肝脏清除功能下降，抗凝效果可以增强。

（五）常用制剂

1.阿司匹林　片剂25mg、100mg，预防用量为每天100mg。

2.氯吡格雷（波立维、泰嘉）　波立维，每片75mg；泰嘉，每片25mg，每天1次。

3.噻氯匹定　片剂250～500mg，1次/天，进餐时服用。

4.替罗非班　注射剂12.5mg/50ml、5mg/100ml。

5.华法林　片剂2.5mg，口服2.5mg，1次/天。

三、溶栓药（纤维蛋白溶解药）

1.药理作用　纤溶药物是纤溶酶原激活剂，进入体内激活纤溶酶原形成纤溶酶，使纤维蛋白降解，溶解已形成的纤维蛋白血栓，同时不同程度的降解纤维蛋白原。纤溶药物不能溶解血小板血栓。

2.体内过程　纤溶药物为蛋白质，在胃肠道易破坏失活，在血中经蛋白酶水解而失活。其消除甚快，$t_{1/2}$约为20min。血液循环中的链激酶主要蓄积在肝，其代谢产物经肾排泄。

3.常用制剂

（1）尿激酶（UK）：粉针剂10万U/支、100万U/支。为我国应用最广的溶栓剂，先用50万U溶于20ml生理盐水静脉注射，50万～100万U溶于100ml生理盐水，30min内静脉滴注完毕。

（2）链激酶（SK）或重组链激酶（r-SK）：粉针剂10万U/支、30万U/支。

150万U在60min内滴注完毕。

（3）重组组织型纤溶酶原激动剂（rt-PA）：20mg/支、50mg/支。先静脉注射15mg，再在30min内静脉滴注50mg，随后60min内接着滴入35mg，即100 mg在90min内静脉给予。

4.护理要点

（1）严密观察患者有无出血症状，一旦有出血倾向，应立即停药，并给予抗纤维蛋白溶酶药拮抗。

（2）使用链激酶患者，观察有无变态反应。

（3）观察患者有无发热、头痛、恶心、食欲缺乏、呕吐、肌肉痛等其他不良反应。

（4）药物溶解后立即使用。

（5）严重高血压、肝病者慎用；低纤维蛋白原血症及出血倾向者忌用。

（刘娅楠　吕雪娜）

第八节　心血管系统常用口服药速记

商品名	通用名	作用	副作用
拜阿司匹灵	阿司匹林肠溶片	环氧化酶阻断药，抑制血小板血栓素A2的生成从而抑制血小板聚集	禁忌证有阿司匹林过敏、哮喘、血友病、胃肠道出血、消化性溃疡及其他潜在出血患者
波立维	硫酸氢氯吡格雷片	抑制ADP所诱导的血小板聚集	禁忌证为严重的肝损伤、活动性病理性出血，如消化性溃疡或颅内出血及对本品任一成分过敏者
华法林片	香豆素类口服抗凝药	通过抑制维生素K在肝脏细胞内合成凝血因子Ⅱ、Ⅶ、Ⅸ、Ⅹ，从而发挥抗凝作用，过量易致出血	最常见瘀斑、紫癜、牙龈出血、鼻出血、血尿、伤口及溃疡处出血等
硝酸甘油		能扩张全身静脉和动脉，以松弛血管平滑肌的作用最为明显。舌下含服经口腔黏膜迅速吸收，2～5min起效	有头痛、眩晕、虚弱、心悸、直立性低血压、晕厥、面部潮红、药疹
欣康片	单硝酸异山梨酯片	松弛血管平滑肌，扩张血管，用于冠心病的长期治疗及心绞痛的预防	用药初期可能会出现硝酸酯引起的血管扩张性头痛，还可能出现面部潮红、眩晕、直立性低血压和反射性心动过速
立普妥	阿托伐他汀钙	使肝内胆固醇合成减少	消化道症状、肝功能损伤、肌病、肌炎、肌红蛋白溶解

续表

商品名	通用名	作用	副作用
康忻	富马酸比索洛尔	通过降低心肌收缩力引起血压降低，可改善心肌微循环，促进血液供应	有轻微疲倦、头晕、头痛，心率减慢等不良反应
洛丁新	贝那普利	抑制血管紧张素转化酶，减低血管紧张素Ⅱ介导的各种作用，使外周血管阻力降低，降血压	偶见头晕、疲劳、症状性低血压、胃肠不适、皮疹、瘙痒、面部潮红、尿频、咳嗽、呼吸道症状和头痛
拜新同	硝苯地平缓释片	具有明显的血管选择性，具有强烈的扩张冠状动脉和外周血管的作用	头痛、头晕、乏力、咳嗽、恶心、失眠、直立性低血压等
络活喜	苯磺酸氨氯地平片	药理作用与硝苯地平相似，血管选择性更高，但降压作用起效缓慢	不良反应与硝苯地平相似，但发生率低
代文	缬沙坦胶囊	血管紧张素Ⅱ受体拮抗剂，降低血压，不影响心率	低血压
安博维	伊贝沙坦	通过选择性阻断ATⅡ与AT1受体的结合，抑制血管收缩和醛固酮的释放，产生降压作用	低血压、心动过速或心动过缓
心律平	普罗帕酮	电生理效应是抑制钠离子内流，主要作用在心房及心肌传导纤维，故对房性心律失常有效	服药期间心电图出现QRS间期增宽25%以上或Q-T间期延长，应给予减量或停药，如出现心动过缓或房室传导阻滞，一般应减量或停药
安体舒通	螺内酯	醛固酮受体拮抗剂，利尿保钾	可引起困倦、头痛、头晕和胃肠道功能紊乱
根克通	盐酸曲美他嗪片	显著改善心肌缺血和心绞痛症状	无明显不良反应

（孙春蕾　吕雪娜）

第4章

心血管系统疾病常用辅助检查及指导

第一节　心血管系统疾病的常规检验及指导

一、常规检验

（一）常规检验项目

常规检验项目包括：血常规、血凝常规、尿液分析、粪常规、肝肾功能检验、血脂、电解质（钾、钠、钙、氯、镁）、空腹血糖和餐后2h血糖、肝炎血清标志物等。

（二）常规检验指导

1.抽血前必须保持空腹，不能进饮食，空腹时间一般为8～12h。

2.检查前一晚饮食以清淡为主，避免高脂肪饮食、避免饮茶和咖啡等利尿饮料；不饮酒，不吃辛辣、油腻食物。做内生肌酐清除率检查时，试验前和试验当天进食低蛋白饮食共3d，禁食肉类。

3.检查前夜保证充足睡眠，不熬夜、不服药。

4.保持情绪稳定，勿激动，避免剧烈运动。

5.室温适宜，避免过冷过热。

二、心血管系统疾病标本的采集和处理指导

（一）血液标本的采集和处理

1.种类

（1）全血：血细胞成分的检查。

（2）血清：大部分临床生化检查和免疫学检查。

（3）血浆：凝血因子和游离血红蛋白测定。

2.采集部位

（1）毛细血管采血：可满足用血量不超过200μl的检验，如全血细胞计数、血细胞形态学和血液寄生虫学检验，床边出血时间、血糖、血脂等快速检验，以

及婴幼儿某些临床化学检验。成年人推荐在指端，也可由耳垂采血；婴幼儿可用拇指或足跟；烧伤患者可选择皮肤完整处取血。采血部位无炎症或水肿；采集时穿刺深度要适当，切忌用力挤压。

（2）静脉采血：是最常用的血液标本，用于绝大多数临床生化、血清和免疫、全血细胞计数、血细胞形态、出血和血栓、血液寄生虫和病原微生物检验、血液和组织配型等。常用肘部和腕部静脉、婴幼儿颈外静脉。

（3）动脉采血：用于血气分析、乳酸测定。多在股动脉和桡动脉穿刺采血，血标本必须与空气隔绝，立即送检。

3.采血时间

（1）空腹采血：通常指禁食8h后空腹采取的血标本。一般晨起采血，用于临床生化检查，如血脂（应禁食12～14h）、血清铁、铁结合力。

（2）特定时间采血：因人体生物节律在昼夜间有周期性变化，一天中不同时间的血标本，检验结果也不同，如激素、葡萄糖等测定。

（3）急诊采血：不受时间限制，血液标本采集后尽快送检和检测。

4.采血指导

（1）静脉采血：止血带压迫时间不超过40s，压迫时间过长，可引起淤血、静脉扩张、水分转移、血液浓缩、氧耗量增加、乳酸升高、pH降低，K离子、Ca离子、肌酸激酶升高；推荐中断输液至少3min后采血；严禁从静脉输液通路中采集，防止输液成分中的离子等影响有关检测值。

（2）其他：推荐使用真空管采血；避免特别用力抽吸和推注；严禁化学污染和细菌污染；避免人为因素造成机械性溶血。

（二）尿液标本的采集和处理指导

1.种类

（1）一般性检测：尿量、气味、外观、比重、酸碱度等。

（2）生化检查：尿蛋白、尿糖、尿酮体、尿胆原、尿胆红素等。

（3）尿沉渣（显微镜）检测：细胞、管型、结晶体等。

2.收集与保存　理想的尿常规化验标本是留取清晨第一次尿液，最好留取中段尿，一般留取尿量5～10ml；测尿比重时留取尿液不少于50ml；女性留尿时应避开月经期、避免阴道分泌物、粪便等混入。留取标本的容器要清洁，避免污染，避免强光照射。

（1）首次尿：尿液检测一般以清晨首次尿为好，尿液较浓缩，比较容易发现尿液的异常，也能避免饮食、饮水、运动等因素的影响。适用于化学成分和有形成分检验，如蛋白、细胞核管型等。门诊患者因携带不方便可采用清晨第2次尿标本取代晨尿。

（2）随机尿（随意一次尿）：适用于化学成分和有形成分检验，尿液比较稀薄，适合门急诊和健康体检的临时检测。本法留取方便，但易受饮食、运动、用药等影响。

（3）餐后尿：通常于午餐后2h收集患者尿液，适合糖尿、尿蛋白和尿胆原等检查。

（4）12h尿或24h尿：12h尿液的留取方法是20：00膀胱排空并弃去此次的尿液，留取次日8：00的夜尿，多用于测定尿液有形成分；24h尿液留取方法是于第一天8：00膀胱排空弃去尿液，再收集至次日8：00的全部尿液，多用于化学组分的测定，亦用于泌尿道抗酸杆菌的检查。

（5）清洁中段尿：用于尿细菌培养等检验。用0.1%的苯扎溴铵（新洁尔灭）消毒外阴，留取中段尿于消毒容器中。

3.留取尿标本的指导

（1）使用一次性尿杯，避免化学物品和细菌污染。

（2）尿标本留取后1h内送检，以免因酸碱度的变化影响尿中的有形成分，如红、白细胞的破坏或皱缩变形；特别是做尿红细胞显微镜检查时，新鲜的尿液标本才符合要求。不能及时送检时应冷藏，原则上以不用防腐剂为好。

（3）定时尿即定量尿标本，必须在规定时间内留取，时间开始的尿排净弃去，时间结束的尿续收集，记录尿量，混匀后取10～20ml送检。

（4）留取中段尿的方法是在留尿时，先排掉前一段尿，留取中间的一段，最后一段尿也不排入；24h尿留取，首先弃去起床时的尿（7：00），将7：00以后的尿留置在容器内，一直留到次日晨起床7：00的尿为止。

（三）粪便标本的采集和处理指导

1.指导患者清晨留取新鲜标本置于干燥洁净的一次性粪便专用容器内　普通患者用棉签从粪便的表面、深处及粪端多处取5g粪便（似蚕豆大小），放入一次性粪标本容器中送检；腹泻患者应取脓、血、黏液等异常部分送检。注意勿混入尿液、水或其他物质。

2.细菌检测　指导患者排便于便盆内，用消毒棉签采取粪便的异常部分，也可用肠拭子蘸等渗盐水，由肛门插入直肠4～5cm处，轻轻转动，取出粪便少许，置于加盖无菌容器内立即送检。用肠拭子直接采取标本进行培养，可提高阳性率。

3.寄生虫及虫卵的检测　应从粪便几个不同的部分采集5～10g，采取3送3检，因为许多肠道寄生虫或虫卵有周期性排出现象。如查血吸虫卵应采集带血及黏液部分；检测蛲虫卵，患者应在23：00左右，当感觉肛门周围发痒时，用无菌棉签蘸生理盐水，自肛门周围皱襞处拭取，后插入试管内塞好管口送检；查阿米巴原虫时，应先将便器加温后再收集粪便标本，连同便盆立即送检（因阿米巴原虫在排出体外后因温度突然改变失去活力，不易查到）；检测寄生虫体时，指导患者先服驱虫药，后将粪便排于清洁便盆中留取全份粪便，以便于检查蛔虫、钩虫、蛲虫的数目。

4.粪便隐血检测　患者应素食3d，禁食肉类、肝类、血类、叶绿素类饮食和含铁剂药物及维生素C，避免出现假阳性，于第4天后连续检查3d，分别留取5g粪便送检。

5.无粪便排出而又必须检查时　可经肛门指诊或采便管拭取标本，勿经灌肠或服用油类泻药留取标本。

（四）痰标本的采集和处理指导

1.痰常规标本　留痰前先漱口，然后用力咳出气管深部第1～2口痰液，置于无菌容器。如查癌细胞，标本瓶内应放10%甲醛溶液或95%乙醇溶液固定，然后送检。痰液标本应在1h内送检，以防细胞自溶。

2.24h痰标本　是用于检查24h痰的性状、颜色、量、气味及内容物（虫卵计数）或浓缩查结核菌。指导患者将7：00至次日7：00的痰液全部留在容器中（加少许石炭酸等防腐剂）送检，不可将漱口液、唾液等混入。

3.痰培养标本　患者于清晨（痰量多，含菌量亦大）先用复方硼砂溶液，然后用清水漱口，深吸气后用力咳出1～2口痰于培养皿中，及时送检。

4.细胞检测　患者应用力将第1～2口痰弃去，然后咳嗽，咳出至少5～6口痰液，留取5ml左右痰液送检。也可收集9：00～10：00的新鲜痰液。

5.无痰或少痰患者　给予化痰药物，或应用超声雾化吸入法，稀释痰液，易于咳出；昏迷患者可于清理口腔后，用负压吸引法吸取痰液；幼儿痰液留取困难时，用消毒棉拭刺激喉部引起咳嗽反射，用棉拭刮去标本；采用纤维支气管镜直接从病灶处采集标本，质量最佳。

（宋丽霞　迟笑婷）

第二节　心血管系统疾病临床常用的生化检验及指导

一、空腹血糖（FBG）

1.定义　空腹血糖是指在隔夜空腹至少8～10h未进任何食物后（饮水除外），于早餐前采血检测的血糖值，为诊断糖代谢紊乱的最常用和最重要的指标，FBG检测方便、结果可靠，反应胰岛B细胞功能，一般代表基础胰岛素的分泌功能。但易受肝功能、内分泌激素、神经因素等因素的影响。

2.参考值　葡萄糖氧化酶法：3.9～6.1mmol/L。

3.临床意义　凌晨或早餐前空腹血糖反映人体基础状态胰岛素分泌的水平，血糖检测是目前诊断糖尿病的主要依据，也是判断糖尿病病情和控制程度的主要指标。

（1）空腹血糖增高：空腹血糖＞7.0mmol/L时称为高血糖症。根据空腹血糖水平又将高血糖症分为3级：空腹血糖7.0～8.4mmol/L为轻度增高；空腹血糖8.5～10.1mmol/L为中度增高；空腹血糖＞10.1mmol/L为重度增高。当空腹血糖超过9mmol/L（肾糖阈），尿糖即可呈阳性。

（2）腹血糖减低：空腹血糖低于3.9mmol/L时为血糖减低，当空腹血糖低于2.8mmol/L时称为低血糖症。

4.检测指导

（1）测空腹血糖最好在6：00～8：00取血，如果空腹抽血的时间太晚，所测的血糖值很难真实反映患者的治疗效果，其结果可能偏高或偏低。

（2）采血前不用降糖药、不吃早餐、不运动。如饭后1～2h、摄入高糖食物、运动、情绪紧张等因素引起高血糖；饥饿或剧烈运动可导致低血糖。

（3）保持室温适宜。冬季注意保暖，寒冷刺激可使血糖升高病情加重；夏季炎热多汗，注意补充水分，防止血液浓缩使血糖增高。

（4）某些疾病可导致血糖变化。如感冒、颅内出血、颅外伤、呕吐、腹泻和高热等可使血糖升高；如垂体前叶功能减退、肾上腺皮质功能减退、甲状腺功能减退、严重肝病等可引起低血糖。

（5）保持情绪稳定，保证充足睡眠。因严重精神创伤、失眠、生气、焦虑、烦躁、劳累等可使血糖迅速升高，甚至诱发糖尿病酮症酸中毒。

（6）目前市场上有笔式及其他型号微量血糖测试仪所测指血或耳血为毛细血管的血糖值，略高于静脉血糖值。

二、口服葡萄糖耐量试验（OGTT）

1.定义　口服葡萄糖耐量试验（OGTT）是检测葡萄糖代谢功能的试验，利用这一试验可了解胰岛B细胞功能和机体对糖的调节能力，临床上主要用于诊断症状不明显或血糖升高不明显的可疑糖尿病。方法是采用WHO推荐的口服无水葡萄糖75g（孕妇100g，儿童每千克体重1.75g，总量≤75g），用250ml水溶解，5min内口服。分别检测空腹血浆血糖和口服葡萄糖后30min、1h、2h、3h的血糖。当糖代谢紊乱时，口服葡萄糖后血糖急剧升高或升高不明显，但短时间内不能降至空腹水平，此为糖耐量异常或糖耐量降低。

OGTT的适应证有：无糖尿病症状，随机血糖或空腹血糖异常，或有明显的糖尿病家族史；有糖尿病症状，但空腹血糖未达到诊断标准者。

2.参考值　口服葡萄糖后1h血糖为7.8～9.0mmol/L；2h血糖（2h PG）＜7.8mmol/L；3h血糖恢复至空腹水平。

3.临床意义　OGTT是一种葡萄糖负荷试验，反映机体对葡萄糖代谢的调节能力，临床上用于诊断糖尿病、判断糖耐量异常（IGT）。餐后血糖反映增加糖吸收后追加胰岛素分泌的水平，服糖后2h的血糖水平是最重要的判断指标。药物治疗或饮食控制的患者，需观察餐后血糖，餐后2h血糖值越高发生心脑血管并发症的概率就越大。

（1）糖尿病具有以下条件者即可诊断为糖尿病：①没有临床症状，空腹血糖＞7.0mmol/L；OGTT 2h PG＞11.1mmol/L。②有临床症状，随机血糖＞11.1mmol/L，且伴有尿糖阳性者。

（2）判断糖耐量异常：空腹血浆血糖＜7.0mmol/L，2h PG为7.8～11.1 mmol/L，且血糖达到高峰时间延长至1h后，血糖恢复正常的时间延长至2～3h以后，同时伴有尿糖阳性者为IGT。IGT常见于2型糖尿病、肢端肥大症、甲状腺功能亢进症、肥胖症及皮质醇增多症等。

4.检测指导

（1）试验前3d每日食物中糖含量应不低于150g，试验前患者应禁食10h以上。咖啡因、尼古丁可使血糖增高，试验期间不可吸烟、喝咖啡、喝茶或进食。

（2）维持正常体力活动。长期卧床可使糖耐量受损，试验前剧烈活动可加速葡萄糖的利用，使血糖明显升高，故试验前应维持正常活动，实验前静坐或静卧至少30min。

（3）3d前停用影响试验的药物，如口服磺脲类、双胍类、对氨水杨酸、异烟肼、抗甲状腺药物、水杨酸、普萘洛尔（心得安）、丙磺舒等药物可使血糖下降；噻嗪类、糖皮质激素、醛固酮、肾上腺素、去甲肾上腺素、呋塞米、利尿酸、甾体避孕药、吲哚美辛（消炎痛）、氯丙嗪等可使血糖增高。

（4）年龄、饮食、健康状况、营养状况（肥胖或营养不良）、妊娠、长期卧床、精神紧张、急慢性疾病等可影响OGTT结果。如严重肝损害的患者肝脏不能迅速摄取和处理葡萄糖而使血糖升高，引起反应性胰岛素分泌增多，进一步致肝外组织利用葡萄糖加快，使2h血糖明显降低；如合并肥胖、妊娠、甲状腺功能亢进、50岁以上患者均可使糖耐量减低加重，所以不宜做此类试验。

（5）胃肠道手术或胃肠功能紊乱患者不宜口服进行糖耐量试验，需采用静脉葡萄糖耐量试验（IGTT）。

三、血清C肽

1.定义　C肽与胰岛素以等克分子量从B细胞分泌到血液中，是胰岛素原在蛋白水解酶的作用下分裂而成的与胰岛素等分子的肽类物，不受肝脏和肾脏胰岛素酶的灭活，仅在肾脏中降解和代谢。C肽与外源性胰岛素无抗原交叉，且其生成量不受外源性胰岛素的影响，检测C肽也不受胰岛素抗体的干扰。因此，检测空腹和餐后C肽水平、C肽释放试验可更好地评价胰岛素B细胞分泌功能和储备功能。

2.参考值

（1）空腹C肽：0.3 ～ 1.3mmol/L。

（2）C肽释放试验：口服葡萄糖后30 ～ 60min出现高峰，其峰值为空腹C肽的5 ～ 6倍。

3.临床意义　空腹和餐后C肽测定常用于糖尿病的分型诊断（鉴别1型和2型糖尿病）及早期诊断、指导确立和调整治疗方案及研究糖尿病的发病机制。

（1）糖尿病的分型诊断：1型糖尿病患者胰岛B细胞分泌功能有严重缺陷，故空腹和餐后各时相C肽水平均较低，对血糖刺激基本无反应；2型糖尿病患者胰岛素释放功能欠佳，胰岛B细胞储备功能不足，所以空腹C肽值并不低，甚至可高于正常人，但在糖负荷后C肽值低于正常，峰值延至2h之后出现。

（2）诊断与鉴别诊断：C肽水平增高常见于胰岛β细胞瘤，肝硬化等疾病；鉴别是否是由医源性胰岛素引起的低血糖；对胰岛移植和胰腺移植的患者，C肽测定可以了解移植是否存活和B细胞的功能；C肽测定还可以用于胰腺肿瘤治疗后复发与否的诊断。

（3）指导治疗：可协助确定患者是否继续使用胰岛素还是仅仅口服降血糖药或饮食治疗。

四、糖化血红蛋白（GHb）

1.定义　糖化血红蛋白是血液中红细胞内的血红蛋白与血糖结合逐渐生成的产物（分别为HbA1a、HbA1b、HbA1c，其中HbA1c含量最高），一旦生成就不易分解，能很好地反映较长时间的血糖控制程度（采血前2个月之内的平均血糖水平），通常用HbA1c表示。

2.参考值　HbA1c：4% ～ 6%。

3.临床意义

（1）评价糖尿病控制程度：4% ～ 6%说明血糖控制正常；7% ～ 8%表示血糖控制一般；9%则说明控制不理想，需加强血糖控制，应多注意饮食结构及运动，并在医师指导下调整治疗方案；如果＞9%表示患者的血糖控制很差，是慢性并发症发生发展的危险因素，可能引发糖尿病性肾病、动脉硬化、白内障等并发症，并有可能出现酮症酸中毒等急性合并症。

（2）空腹血糖和餐后血糖：是反映某一具体时间的血糖水平，容易受到进食和糖代谢等相关因素的影响，糖化血红蛋白测试通常可以反映患者近8 ～ 12周的血糖控制情况，且受采血时间、是否空腹、是否使用胰岛素等因素干扰不大，是糖尿病诊断新标准和治疗监测的“金标准”。但糖化血红蛋白不能作为诊断糖尿病的依据，也不能取代糖耐量试验，可作为糖尿病的普查和健康检查的项目。

4.检测指导

（1）保持情绪稳定，保证充足睡眠。当空腹血糖超过糖化血红蛋白对应的预测值时，可能与采血时紧张、劳累、晚餐进食过多、治疗不当、急性并发症等导致血糖升高有关。

（2）糖化血红蛋白受红细胞的影响，在手术后失血、输血、甲状腺功能亢进、出血性疾病、肝病、肾病、溶血性贫血等影响红细胞质和量时，测得的数值不能真正反映血糖水平。

（3）测量前停用相关药物，如普萘洛尔（心得安）、吗啡、氢氯噻嗪等药物可使糖化血红蛋白下降；大量阿司匹林、高剂量维生素C摄入、红细胞生成素治疗可使其增高。

（4）妊娠糖尿病为避免巨大胎儿、死胎和畸形胎儿的发生。初期应每个月测一次糖化血红蛋白，待血糖控制满意后，每6～8周测1次，直到受孕。

（5）糖化血红蛋白很高的患者应注意防止酮症酸中毒的发生。

五、总胆固醇（TC）

1.定义　总胆固醇是指血液中所有胆固醇的总和。包括70%胆固醇酯（CE）和30%游离胆固醇（FC），是脂肪在血液中存在的一种形式。胆固醇检测的适应证有早期识别动脉粥样硬化的危险性和使用降脂药物治疗后的检测。

2.参考值　理想水平＜5.2mmol/L；边缘水平5.23～5.69mmol/L；升高＞5.72mmol/L。

3.临床意义　血清TC水平受年龄、家族、性别、遗传、饮食、精神等多种因素影响，且男性高于女性，体力劳动者低于脑力劳动者。测定TC常作为动脉粥样硬化的预防、发病估计、疗效观察的参考指标。

（1）TC增高常见于：①动脉粥样硬化所致的心、脑血管疾病；②各种高脂蛋白血症、阻塞性黄疸、甲状腺功能减退症、肾病综合征、糖尿病等；③长期吸烟、饮酒、精神紧张和血液浓缩等；④应用某些药物，如环孢素、糖皮质激素、阿司匹林等。

（2）TC减低常见于：①甲状腺功能亢进症；②严重的肝病，如肝硬化和急性肝坏死；③贫血、营养不良和恶性肿瘤等；④应用某些药物，如雌激素、甲状腺激素、钙拮抗药等。

4.检测指导

（1）固定膳食和控制体重3周。

（2）检验血前禁食高脂肪、高胆固醇食物；超过36h不饮酒；至少12h不进食，禁食不禁水。

六、三酰甘油（TG）

1.定义　TG是甘油和3个脂肪酸所形成的酯，又称为中性脂肪。血浆中90%～95%的甘油酯是三酰甘油。饮食中脂肪被消化吸收后，以三酰甘油形式形成乳糜微粒循环于血液中，进食12h后，正常人血中几乎没有乳糜微粒，三酰甘油恢复至原有水平。TG是机体恒定的供能来源，也是动脉粥样硬化的危险因素之一。

2.参考值　三酰甘油0.56～1.70mmol/L。

3.临床意义　血清TG受生活习惯、饮食和年龄等的影响，在个体内及个体间的波动较大。由于TG的半衰期短（5～15min），进食高脂、高糖和高热饮食后，外源性TG可明显增高，且以乳糜微粒的形式存在。

（1）TG增高常见于：冠心病、原发性高脂血症、肥胖症、糖尿病、痛风、甲状旁腺功能减退症、肾病综合征、高脂饮食等。

（2）TG减低常见于：低β脂蛋白血症和严重的肝脏疾病、甲状腺功能亢进症、肾上腺皮质功能减退症等。

4.检测指导　标本采集前3周内不改变饮食习惯，采血前至少12h不进食，72h不饮酒。因为在进食脂肪后三酰甘油明显上升，2～4h即可出现血清浑浊，8h以后接近空腹水平。因此，要求空腹12h后再进行采血，并要求72h内不饮酒，否则会使检测结果偏高。

七、血清脂蛋白

脂蛋白是脂质与蛋白质结合在一起形成的脂质-蛋白质复合物。根据密度不同将脂蛋白分为乳糜微粒（CM）、极低密度脂蛋白（VLDL）、低密度脂蛋白（LDL）、高密度脂蛋白（HDL）和VLDL的代谢产物中间密度脂蛋白（IDL）；电泳法可将脂蛋白分为CM、前β脂蛋白、β脂蛋白和α脂蛋白。脂蛋白检查不仅可以了解血脂的质与量，也能对其生理功能进行分析。

（一）乳糜微粒（CM）

1.定义　CM是饮食高脂肪食物后，由肠壁细胞合成的富含TG的巨大脂蛋白，其主要功能是运输外源性三酰甘油（脂肪）到体内肝外组织（肝、骨骼、肌和脂肪组织）。由于CM在血液中代谢快、半衰期短，食物消化需要4～6h，故正常空腹12h后血清中不应有CM。

2.参考值　阴性。

3.临床意义　血清CM极易受饮食中的三酰甘油的影响，易出现乳糜样血液。如果血液中脂蛋白酯酶（LPL）缺乏或活性降低，血清CM不能及时廓清，使血清浑浊。常见于Ⅰ型和Ⅴ型高脂蛋白血症。

（二）高密度脂蛋白（HDL）

1.定义　是血清中颗粒密度最大的一组脂蛋白，其蛋白质和脂质各占50%。其主要作用是从身体组织中收集胆固醇并将它们带回肝脏进行分解代谢，可阻止胆固醇在动脉壁和其他组织中积聚。HDL水平增高有利于外周组织清除胆固醇，从而防止动脉粥样硬化的发生，故HDL被认为抗动脉粥样硬化因子，也称为“好胆固醇”脂蛋白。

2.参考值　正常值1.03～2.07mmol/L；合适水平＞1.04mmol/L；降低≤0.91mmol/L。

3.临床意义

（1）HDL增高：HDL可用于动脉粥样硬化危险性预测和脂质代谢紊乱评价。HDL对防止动脉粥样硬化、预防冠心病的发生有重要作用。HDL与TG呈负相关，也与冠心病的发病呈负相关。HDL水平低的个体患冠心病的危险性大、HDL水平高的个人患冠心病的危险性小；肝疾病也可导致高密度脂蛋白偏高；此外，体力劳动透支、饮酒、服用避孕药、调脂药、胰岛素、肝素、维生素E等药物均可使HDL继发性增高，停止服用或是减量服用药物即可恢复正常。

（2）HDL减低：动脉粥样硬化、急性感染、糖尿病、慢性肾衰竭、肾病综合征、甲状腺功能亢进及缺乏体育锻炼等可导致继发性降低；药物引起的降低见于服用噻嗪类利尿药、降糖药、雄激素或孕激素等；高糖饮食、高饱和脂肪酸饮食可引发食物性降低。

（三）低密度脂蛋白（LDL）

1.定义　LDL是富含胆固醇的脂蛋白，能够将胆固醇从肝带到身体细胞中。正常空腹血浆2/3的胆固醇结合于LDL中，其余则有VLDL、HDL携带。21%的LDL为蛋白质，79%为脂质，其蛋白质部分为apoB-100变性，通过清道夫受体被吞噬细胞摄取，形成泡沫细胞并停留在血管壁内，导致大量胆固醇沉积，促进动脉壁形成动脉粥样硬化斑块，故LDL为致动脉粥样硬化因子，也称为“坏胆固醇”脂蛋白。

2.参考值　合适水平≤3.12mmol/L；边缘水平3.15～3.16mmol/L；升高＞3.64mmol/L。

3.临床意义

（1）LDL增高：LDL是动脉粥样硬化的危险因子，LDL水平增高与冠心病发病呈正相关。病理性增高临床见于高脂蛋白血症、急性心肌梗死、冠心病、肾病综合征、慢性肾衰竭、肝病和糖尿病等，也可见于神经性厌食及妊娠妇女；非病理性增高见于饮食摄入脂肪过高、吸烟饮酒、剧烈运动、超重和肥胖等。

（2）LDL减低：常见于无β-脂蛋白血症、甲状腺功能亢进症、吸收不良、肝硬化及低盐饮食和运动等。

4.检测指导　采空腹血，采血前3d少进食脂类食物。

（四）脂蛋白（a）（LPa）

1.定义　脂蛋白（a）的结构与LDL相似，可以携带大量的胆固醇结合于血管壁上，有促进动脉粥样硬化的作用。同时LP（a）与纤溶酶有同源性，可以与纤溶酶原竞争纤维蛋白位点，从而抑制纤维蛋白水解作用，促进血栓形成。因此，Lp（a）是动脉粥样硬化和血栓形成的重要危险因子。

2.参考值　10～140mmol/L（0～300mg/ L）。

3.临床意义　血清Lp（a）水平高低主要由遗传因素决定，不受性别、饮食和环境影响。

（1）LP（a）增高：LP（a）作为动脉粥样硬化的独立危险因子，与冠心病、心肌梗死、冠状动脉旁路移植术后或经皮腔内冠状动脉形成术（PTCA）后再狭窄或卒中的发生有密切关系；还可见于糖尿病、肾病、炎症、手术、创伤、血液透析后及某些癌症等。

（2）LP（a）降低：主要见于肝病、酗酒、应用新霉素等药物后。

八、血清载脂蛋白（apo）

血浆脂蛋白中的蛋白质部分称为载脂蛋白（apo），主要在肝（部分在小肠）合成，一般分为apoA、apoB、apoC、apoE和apa（a），每类中又分有若干亚型。Apo可构成脂蛋白并稳定其结构，激活或抑制脂蛋白代谢的有关酶活性，作为脂蛋白受体的配体，参与脂蛋白与细胞表面受体结合及其代谢过程。

（一）载脂蛋白A-I

1.定义　载脂蛋白A（apoA）是HDL主要结构蛋白，apoA-I和apoA-Ⅱ约占蛋白质中90%，apoA-I与apoA-Ⅱ之比为3∶1。apoA-I可催化卵磷脂～胆固醇酰基转移酶（LCAT），将组织内多余的CE转运至肝脏处理。因此，apoA具有清除组织中的脂质和抗动脉粥样硬化的作用。apoA-I的意义最明确，且其在组织中的浓度最高，因此apoA-I为临床常用的检测指标。

2.参考值　男性（1.42±0.17）g/L；女性（1.45±0.14）g/L。

3.临床意义

（1）apoA-I增高：apoA-I可直接反映HDL水平。因此，apoA-I与HDL一样可以预测和评价冠心病的危险性。另外，还见于服用一些抗癫痫药物、长时间过量饮酒、妊娠期等。

（2）apoA-I降低：apoA-I减低的原因主要为肝功能受损，常见于患有动脉粥样硬化、糖尿病、慢性肝病、肾病综合征和脑血管病、高脂蛋白血症等疾病的患者。

（二）载脂蛋白B（apoB）

1.定义　载脂蛋白B（apoB）是LDL中含量最多的蛋白质，90%以上apoB存在于LDL中。apoB与外周细胞膜上的LDL受体结合，介导LDL进入细胞内，故apoB具有调节肝脏内外细胞表面LDL受体与血浆LDL之间平衡的作用，对肝脏合成VLDL有调节作用。正常人空腹所检测的apoB为apoB-100。

2.参考值　男性（1.01±0.21）g/L；女性（1.07±0.23）g/L。

3.临床意义

（1）apoB增高：apoB可直接反映LDL水平，其水平增高与动脉粥样硬化、冠心病的发生率呈正相关，也是冠心病的危险因素，其在预测冠心病的危险性方面优于LDL。可用于评价冠心病的危险性和调脂治疗效果等。

（2）apoB降低：见于心肌局部缺血和肝功不全、低β-脂蛋白血症、无β-脂蛋白血症、apoB缺乏症、恶性肿瘤、甲状腺功能亢进症、营养不良等。

九、血清阳离子

（一）血钾

钾离子是维持细胞生理活动的主要阳离子，是保持机体正常渗透压及酸碱平衡，参与糖、蛋白质代谢，保持神经肌肉正常功能所必需的。98%的钾离子分布于细胞内液，是细胞内的主要阳离子，少量存在于细胞外液，血钾实际反映了细胞外液钾离子的浓度变化。

1.参考值　血钾3.5～5.5mmol/L。

2.临床意义

（1）血钾增高：血钾超过5.5mmol/L时为高钾血症。

常见于摄入或排出过多：①高钾饮食、静脉输注大量的钾盐、输入大量库存血液等摄入过多。②急性肾衰竭少尿期、肾上腺皮质功能减退症、长期使用潴钾利尿药等排除减少。

细胞内钾外移增多：①组织损伤和血细胞破坏，见于严重溶血、大面积烧伤、挤压综合征等。②缺氧和酸中毒。③药物作用，如β受体阻滞药、洋地黄类药物可抑制Na^+-K^+-ATP酶活性，使细胞内钾外移。

（2）血钾降低：血清钾低于3.5mmol/L时为低钾血症。血钾3.0～3.5mmol/L为轻度低钾血症；血钾2.5～3.0mmol/L为中度低钾血症；血钾＜2.5mmol/L为严重低钾血症。

常见于：摄入不足，如禁食和厌食、营养不良、吸收障碍等；丢失过多，如频繁呕吐、长期腹泻、胃肠引流、肾衰竭使钾随尿液流失过多、应用排钾利尿药，如呋塞米、利尿酸和噻嗪类利尿药等；分布异常，如应用大量胰岛素、碱中毒等使细胞外钾离子内移及心功能不全或肾性水肿等导致的细胞外液稀释。

3.检测指导

（1）血钾标本的采集要掌握好采血时间和正确的部位：最好在输液前进行，输液时必须在输液装置的对侧肢体采血，减少静脉补液对结果的影响。

（2）采血完成后，应尽量减少运输和储存时间，避免延迟分离血清致细胞内钾移至细胞外。

（二）血钠

钠是细胞外液的主要阳离子，44%存在于细胞外液，9%存在于细胞内液，47%存在于骨骼中。血清钠多以氯化钠的形式存在，主要功能在于保持细胞外液容量、维持渗透压及酸碱平衡，并具有维持肌肉、神经正常应激性的作用。

1.参考值　血钠135～145mmol/L。

2.临床意义

（1）血钠增高：血钠超过145mmol/L为高钠血症。常见于：进食过量钠盐；水分摄入不足；大量出汗、烧伤、长期腹泻、呕吐等排出过多。

（2）血钠降低：血钠低于135mmol/L为低钠血症。常见于：丢失过多，如大量出汗、大面积烧伤时血浆外渗，严重的呕吐、反复腹泻等；饥饿、营养不良、长期低钠饮食等摄入不足。

（三）血钙

钙是人体含量最多的金属宏量元素。人体内99%以上的钙以磷酸钙或碳酸钙的形式存在于骨骼中，血液中钙含量甚少，仅占人体钙含量的1%。其生理功能有：降低神经、肌肉的兴奋；维持心肌及其传导系统的兴奋性和节律性；参与肌肉收缩及神经传导；激活磷酸化酶好的酯酶；参与血液凝固和参与离子跨膜转移。

1.参考值　总钙2.25～2.58mmol/L；离子钙1.10～1.34mmol/L。

2.临床意义

（1）血钙增加：血清总钙超过2.58mmol/L为高钙血症。常见于：静脉输入钙过多、饮用大量牛奶等摄入过多；肿瘤、肾功能损害等。

（2）血钙降低：血清总钙低于2.25mmol/L称为低钙血症。常见于：摄入不足及吸收不良；成骨作用增强，如甲状腺功能减退症、恶性肿瘤骨转移等。

（四）血镁

镁是人体内含量最多的阳离子之一，50%存在于骨骼肌，45%在细胞内。在细胞外液，镁的含量仅次于钠、钾、钙，居第四位。镁的主要作用为参与多种酶的活性调节，影响神经冲动的传递和维持肌肉应激性，镁浓度下降，使神经肌肉兴奋性升高，镁浓度过高可发生中毒症状。

1.参考值　血镁0.65～1.30mmol/L（原子吸收分光光度法）。

2. 临床意义

（1）血清镁增加：主要见于各种肾病、脱水、某些内分泌疾病（甲状腺功能降低）及糖尿病性酮症酸中毒未治疗前。

（2）血清镁降低：见于摄入不足，如长期禁食、营养不良、厌食等，常可引起低血镁；丢失过多，如严重腹泻、胃肠道减压、肾小管损害等；高钙血症，尤其是由于甲状旁腺功能亢进，亦可引起低镁血症。

十、血清阴离子

（一）血氯

氯离子是细胞外移主要阴离子，但在细胞内外均有分布。血氯的调节是被动的，与钠的水平有关，血浆中的氯化物以氯化钠的形式存在。氯具有调节机体酸碱平衡、渗透压及水电平衡、参与胃酸生成的作用。

1. 参考值　血氯96～108mmol/L。

2. 临床意义

（1）血氯增高：血清氯含量超过105mmol/L称为高氯血症。常见于摄入过多：食入或静脉补充大量的NaCl、$CaCl_2$溶液等；排除减少：急性或慢性肾功能不全的少尿期、尿道或输尿管梗阻、心功能不全等；脱水：频繁呕吐、反复腹泻、大量出汗等导致水分丧失，血液浓缩使血氯增高。

（2）血氯降低：血清氯含量低于95mmol/L称为低氯血症。常见于饥饿、营养不良、低盐治疗等摄入不足；严重呕吐、腹泻、胃肠引流等丢失过多。

（二）血磷

人体中70%～80%的血磷以磷酸钙的形式沉积于骨骼中，只有少部分存在于体液中。血磷水平受年龄和季节影响，新生儿和儿童的生长激素水平较高，故血磷水平较高。血磷的生理功能有参与糖、脂质及氨基酸的代谢；调节酸碱平衡；参与骨骼及牙齿的组成；某些磷酸混合物（如磷酸腺苷）也是能量转运物质。临床所检测的血磷是无机磷。

1. 参考值　血磷0.97～1.61mmol/L。

2. 临床意义

（1）血磷增高：血磷浓度＞1.61mmol/L。常见于内分泌疾病、原发性或继发性甲状腺功能减退症和排除障碍、肾功能不全等所致的磷酸盐排出障碍。

（2）血磷降低：血磷浓度＜0.97mmol/L。常见于摄入不足或吸收障碍：饥饿、恶病质、吸收不良、活性维生素D缺乏、长期应用含铝制剂、佝偻病、软骨病、甲状旁腺功能亢进症、糖尿病、肾小管病变等；丢失过多：大量呕吐、腹泻、血液透析、肾小管性酸中毒、应用噻嗪类利尿药等。

十一、心肌损伤的生化检验

（一）心肌酶

心肌损伤时，酶可以从损伤的心肌细胞中释放出来，引起血清中相应的酶活性增高。与心肌损伤相关的酶主要有天冬酸氨基转移酶（AST）、肌酸激酶（CK）、肌酸激酶同工酶（CK-MB）、乳酸脱氢酶（LDH）等。心肌酶及其同工酶的检验有助于心绞痛（可逆性心肌损伤）、不稳定型心绞痛和心肌梗死的诊断。

1.肌酸激酶（CK）

（1）定义：肌酸激酶（Creatine Kinase，CK）通常存在于动物的心脏、肌肉及脑等组织的细胞质和线粒体中，有肌肉型（MM）、脑型（BB）、杂化型（MB）和线粒体型（MiMi）4种同工酶形式，其中MB型主要存在于心肌细胞中。

（2）参考值：酶偶联法，男性38～174U/L；女性26～140U/L。

（3）临床意义

①CK比血清中谷草转酸酶和乳酸脱氢酶出现都早，在临床上主要用于诊断急性心肌梗死。急性心肌梗死后3～8h，血液中此酶活动即开始升高，峰值时间10～36h，持续时间3～4d。如果在AMI病程中再次升高，提示再次心肌梗死。AMI诊断时注意时效性，AMI发病8h内查CK不高，不可轻易排除诊断，应继续动态观察；24h CK测定意义最大，因为此时CK应达峰值，如小于上限，可除外AMI；发病48h内多次测定CK不高，且无典型的升高、下降过程，可怀疑AMI的诊断。

②病毒性心肌炎时也明显升高，对诊断及预后有参考价值。CK增高还见于脑血管意外、脑膜炎、甲状腺功能低下等患者。还有一些非疾病因素（如剧烈运动、各种插管及手术、肌内注射氯丙嗪和抗生素等）也可能引起CK活性增高。

2.肌酸激酶同工酶（CK-MB）

（1）定义：肌酸激酶同工酶与CK具有相同的生物活性，主要存在于心肌中。

（2）参考值：CK-MB为0～18U/L。

（3）临床意义

①急性心肌梗死，血清中CK-MB对急性心肌梗死的灵敏度明显高于CK，其阳性检出率100%，且具有高度特异性，一般在发病后3～8h增高，9～30h达高峰值，48～72h恢复正常水平。因其升高和消失都较另外的血清酶标志物早，尤其是特异性和敏感性均较优，20世纪70年代初以来被公认为是诊断AMI的金标准。

②其他心肌或肌肉损伤：心绞痛、心包炎、心房纤颤、起搏器置入术后，CK-MB也可增高；肌营养不良、多发性肌炎CK-MB活性也升高；各种原因引起

的缺氧性神经系统疾病，缺氧后48 h内脑脊液中CK-MB升高。

3.乳酸脱氢酶（LD）

（1）定义：是一种糖酵解酶，广泛存在于机体的各种组织中，其中以心肌、骨骼肌和肾含量最丰富。由于LD几乎存在于人体各组织中，所以对诊断具有较高的灵敏性，但特异性较差。适用于怀疑心肌梗死及心肌梗死的监测。

（2）参考值：连续检测法为104～245U/L。

（3）临床意义：急性心肌梗死时LD活性增高较CK、CK-MB增高晚，病程中LD持续增高或再次增高，提示梗死面积扩大或再次出现梗死。

4.乳酸脱氢酶（LD）同工酶

（1）定义：LD是一种糖酵解酶，主要存在于心肌、骨骼肌及肾，其次存在于肝、脾、胰腺、肺及肿瘤组织，红细胞内含量极其丰富。当上述组织损伤时进入血液。LD有5种同工酶形式，即LD1、LD2、LD3、LD4、LD5，人体心肌、肾、红细胞以LD1和LD2为最多。肝和横纹肌则以LD4和LD5为主。脾、胰、甲状腺、肾上腺中LD3较多。

（2）参考值：LD1（32.7±4.60）%；LD2（45.10±3.53）%；LD3（18.50±2.96）%；LD4（2.90±0.89）%；LD5（0.85±0.55）%；LD1/LD2＜0.7。

（3）临床意义：乳酸脱氢酶同工酶是观察心肌疾病、肝胆疾病等的指标之一。LD在AMI时升高迟、达峰晚，故对早期诊断价值不大。50%的患者在发病后12～24h、80%的患者在发病后48h出现LD1、LD2明显增高，且LD1增高更明显。当AMI患者LD1/LD2增高，且伴有LD5增高，其预后较仅有LD1/LD2增高者较差，且LD5增高提示心力衰竭伴有肝淤血或肝衰竭。

（二）心肌蛋白（cTn）

由于马拉松赛跑、骨骼肌损伤、肾衰竭患者CK-MB均可异常增高，加上CK-MB在血液中存在的时间也较短，而心肌肌钙蛋白在发病后出现较早，持续时间长，而且对心肌损伤的敏感性和特异性都较高，CK-MB的金标准地位已受到心肌肌钙蛋白的挑战。

1.心肌肌钙蛋白T

（1）定义：肌钙蛋白（cTn）是肌肉收缩的调节蛋白。心肌肌钙蛋白T（cTnT）有快骨骼肌型、慢骨骼肌型和心肌型。绝大多数cTnT以复合物的形式存在于细丝上，少部分以游离的形式存在于心肌细胞胞质中。当心肌细胞损伤时，cTnT便释放到血清中。因此，检测cTnT浓度变化对诊断心肌缺血损伤的严重程度有重要价值。

（2）参考值：0.02～0.13μg/L；＞0.2μg/L为临界值；＞0.5μg/L可以诊断急性心肌梗死。

（3）临床意义：心肌蛋白是目前诊断急性心肌梗死的高特异性和高敏感性

的确诊标志物，也可应用肌钙蛋白预测急性冠脉综合征患者的危险层次。急性心肌梗死发病后3～6h的cTnT即升高，10～24h达峰值，其峰值可为参考值的30～40倍，恢复正常需要10～15d；不稳定型心绞痛（UAP）患者常发生微小心肌损伤（MMD），这种心肌损伤只有检测cTnT才能确诊；cTnT也可作为判断AMI后溶栓治疗是否出现冠状动脉再灌注，以及评价围术期和经皮腔内冠状动脉形成术（PICA）心肌受损程度的较好指标。

2.心肌肌钙蛋白I

（1）定义：心肌肌钙蛋白I（nTnI）可抑制肌动蛋白中ATP酶活性，使肌肉松弛，防止肌纤维收缩。cTnI以复合物和游离的形式存在于心肌细胞胞质中。当心肌损伤时，cTnI即可释放入血液中，血清cTnI变化可以反映心肌细胞损伤的程度。cTnI正逐渐取代CK-MB，成为判断心肌损伤，特别是诊断急性心肌梗死的“金标准”。

（2）参考值：＜0.2μg/L。

（3）临床意义：诊断急性心肌梗死，cTnI具有较低的初始灵敏度和较高的特异性。AMI发病后3～6h，cTnI即升高，14～20h达到峰值，5～7d恢复正常。其诊断AMI的灵敏度为6%～44%，特异性为93%～99%。

3.肌红蛋白

（1）定义：肌红蛋白（Mb）无心肌特异性，是一种存在于骨骼肌和心肌中含氧结合蛋白。

（2）参考值：定性，阴性；定量，ELISA法50～85μg/L。

（3）临床意义：诊断急性心肌梗死。肌红蛋白是目前代表心肌损伤的升高最早的生化标志物之一。在AMI发病后能迅速释放入血，30～120min即可升高，5～12h达到高峰，18～30h恢复正常。MB水平增高对诊断AMI和骨骼肌损害有一定价值；MB阴性有助于排除AMI的诊断。

（崔璐璐　王慧敏）

第三节　心血管系统疾病常用检查方法及指导

一、心电图运动试验

（一）定义

心电图运动试验（exercise electrocardiographiec testing）指通过运动增加心脏的负荷，使心肌耗氧量增加，当负荷达到一定量时，冠状动脉狭窄患者的心肌供血不能相应增加，从而诱发静息状态下未表现出来的心血管系统的异常，并通过心电图检查结果显示出来。主要用于冠心病的辅助诊断、冠状动脉病变严重程度判定及预后判定、疗效及心功能评价。

（二）心电图运动试验原理

目前常用活动平板和踏车运动试验。在运动过程中，心电图ST段出现水平或斜向下移或者发生典型心绞痛，对冠心病的诊断有较大价值，是早期发现冠心病的一种检测方法。但有一定比例的假阳性和假阴性，例如，围绝经期女性的假阳性较多。心电图运动试验对冠心病严重程度的估计和预后判断也有一定价值。其原理是：通过增加心肌耗氧量揭示冠状动脉的血供限制。研究证实，冠状动脉血流量与正常人的心肌需氧量的增加是成正比的。心脏负荷增加时心肌对氧的需要量增多，冠状动脉血流量也随之提高。在冠状动脉狭窄时，由于冠状动脉储备已经不足，在运动导致耗氧时，冠状动脉血流不能相应增加，致狭窄区缺血。因而通过运动可以揭示心肌缺血的存在，出现的心律失常等。

（三）临床价值

1.运动试验在诊断冠状动脉病变的敏感性是：冠状动脉单支病变为37%～60%；双支病变为7%；左主干或3支病变的敏感性可达90%以上。

2.不同冠状动脉虽然病变相同，但对运动试验结果影响不同。前降支病变阳性率高，而回旋支病变阳性率低。

3.同一支冠状动脉病变在近端者阳性率高，远端者阳性率低。

4.冠状动脉病变伴有较好侧支循环的阳性率低，无侧支循环者阳性率高。

5.中老年男性假阳性少；年轻女性假阳性很多，但需要排除先天性肌桥，先天性冠状动脉较细和心肌炎患者。

6.运动试验不仅是诊断冠心病的重要手段，也是评价心功能和有氧运动能力的主要依据，它对制订康复方案、疗效判断及预后具有重要意义。常用的运动试验有简易的6min或12min步行试验，以及利用活动平板、功率自行车、上肢功率计等运动仪器的运动负荷试验。它已成为康复评价中重要内容。

（四）适应证

1.不典型胸痛或可疑冠心病患者进行鉴别诊断。

2.评估冠心病患者的心脏负荷能力。

3.评价冠心病的药物治疗效果。

4.冠心病易患人群流行病学调查筛选试验。

5.冠状动脉旁路移植及心脏介入治疗前后的评价。

6.评价某些心律失常的性质。

7.体育疗法，心脏病康复的运动处方根据。

（五）禁忌证

1.急性心肌梗死进展期或有并发症者。

2.不稳定型心绞痛或初发劳力性心绞痛，梗死前状态。

3.急性或严重心力衰竭。

4.肺源性心脏病或高血压［收缩压≥200mmHg和（或）舒张压≥110mmHg］。

5.关节病变、行走不便者。

6.静息状态下有严重心律失常（室性心动过速或高度房室传导阻滞）。

7.静息状态下心电图有明显ST段改变的患者。

8.急性肺栓塞或梗死。

9.严重主动脉瓣狭窄。

10.急性心包炎或心肌炎。

（六）运动负荷量的确定

运动负荷分为极量与亚极量两档。

1.极量　是指心率达到自己的生理极限的负荷量。这种极限运动量一般多采用统计所得的各年龄组的预计最大心率为指标。最大心率粗略计算法为220－年龄数。

2.亚极量　是指心率达到85%～90%最大心率的负荷量，在临床上大多采用亚极量运动试验。例如，55岁的受检者最大心率为220－55＝165次/分，亚极量运动试验要求其心率应为165×85%＝140次/分。

（七）常用心电图运动负荷试验方法

1.踏车运动试验　让患者在装有功率计的踏车上做踏车运动，以速度和阻力调节负荷大小，负荷量分级依次递增。负荷量以kg/（min·m）计算，每级运动分钟。男性由300kg/（min·m）开始，每级递增300kg/（min·m）；女性由200kg/（min·m）开始，每级递增200kg/（min·m）。直至心率达到受检者的预期心率。运动前、运动中及运动后多次进行心电图记录，逐次分析做出判断。

2.活动平板运动试验　目前应用最广泛的运动负荷试验方法。让受检者在活动的平板上走动，根据所选择的运动方案，仪器自动分级依次递增平板速度及坡度以调节负荷量，直到心率达到受检者的预期心率，分析运动前、中、后的心电图变化以判断结果。近年的研究表明：无论何种运动方案，达到最大耗氧值的最佳运动时间为8～12min，延长运动时间并不能增加诊断准确性，加强运动方案的选择应根据受检者不同的具体情况而定。

（八）检查方法

1.运动前记录卧位、立位、深呼吸时12导联心电图及血压。

2.协助患者取坐位，安置电极，电极位置正确，粘贴牢固。

3.选择运动方案输入计算机。

4.运动中指导患者双手轻握扶把，抬头目视前方，不能下视以防晕厥。通过监视器对患者心率、心律及ST-T改变进行检测，按预定方案每3min记录心电图和血压。严密监测心电图示波及患者的反应，出现ST段下移或抬高时应终止运动。

5.运动终止后，协助患者取坐位并连续记录运动后心电图及血压，直至无不适感，以及心率、血压恢复正常可结束试验。

（九）运动试验结果判断

目前国内外公认的判断踏车或平板运动试验的阳性标准主要如下。

1.运动中出现典型的心绞痛。

2.运动中心电图出现ST段下斜型或水平型下移≥0.1mV、持续时间大于2min。少数患者运动试验中出现ST段抬高（≥0.1mV），如果运动前心电图有病理性Q波者，此ST段抬高主要为室壁运动异常所致；如果运动前患者心电图正常，运动中出现ST段抬高常提示有透壁性心肌缺血，多为某一冠状动脉主干或近端严重狭窄所致。

3.终止的指标：ST-T水平或下斜型下移≥0.2mV；出现典型心绞痛发作；血压过高，收缩压超过210mmHg，舒张压超过110mmHg；血压较负荷前下降或心率减慢者；呼吸困难、头晕眼花、面色苍白或发绀者；室性心律失常（多源性、连续3个室性期前收缩和持续性室性心动过速）。

（十）检查指导

1.向患者介绍运动试验的目的、意义，运动过程的感受及如何配合等知识，以解除紧张情绪及恐惧心理。

2.试验前2h应禁食、禁烟酒，可饮水。嘱患者洗澡，穿适合运动的衣服。在运动试验前12h内不要做特殊运动。

3.嘱患者停用某些扩血管药物（尤其β受体阻滞药），因药物可削弱患者对运动的反应和难以解释运动试验的结果。

4.测量并记录运动前心电图、血压。

5.运动中若患者出现任何不适，及时告诉医护人员。如运动或监测中出现心绞痛时应立即停止运动，并舌下含服硝酸甘油。

6.实验结果可疑者应做进一步检查，明确诊断。

二、24h动态心电图检查

（一）定义

动态心电图（DCG）是用一种随身携带的记录器连续监测人体在自然生活状态下24～72h的心电信息，借助计算机进行回放、处理、分析及打印系统记录的心电图。主要价值是发现并记录在通常短暂心电图检查时不易发现及日常生活时发生的心电图改变，尤其对短暂性、一过性、阵发性心律失常，ST-T变化的检获。此项检查由美国理学博士HolterN.J于1949年首创，1957年Holter用随身携带的心电记录仪对心脏进行研究，故又称Holter心电图。

（二）临床应用

识别一过性症状（如：心悸、胸闷、胸痛、气急、黑矇、眩晕、晕厥、抽搐等）是否与心血管病变有关，可协助诊断和鉴别诊断。

1.*在心律失常诊治中的应用*

（1）捕捉发作性心律失常，明确诊断。

（2）对任何类型的心律失常进行定性和定量分析，了解发生机制。

（3）判断心律失常程度和危险性、推测预后。

（4）了解心律失常发生与日常活动的关系。

（5）评价抗心律失常药物的疗效、毒性、致心律失常作用。

（6）协助诊断病态窦房结综合征。

2.*在冠心病诊治中的应用*　对不同阶段的冠心病患者诊断和治疗都有指导作用。

（1）确定有无心肌缺血，协助诊断冠心病。

（2）定性和定量分析心肌缺血，对严重程度、与日常活动的关系等进行判断。

（3）诊断不同类型的心绞痛，对发作特点、严重程度等进行判断。特别对诊断无症状心肌缺血、不典型心绞痛、变异性心绞痛等价值更大。

（4）在心脏起搏治疗中的应用：协助决定和选择起搏器治疗的适应证、适用起搏器类型、评定起搏器功能及监测起搏器引起的心律失常。

（三）系统组成及功能

包括记录盒、导联线、分析处理及回放打印系统。可进行实时分析、重叠扫描、全息屏幕回放编辑，形态图和条图编辑，准确可靠的ST-T段测量，清晰整齐的打印。动态心电图有心律失常分析、心肌缺血分析、心率变异性分析、起搏信号分析四大功能。

（四）适应证

1.心悸、气促、头晕、晕厥、胸痛等症状性质的判断。

2.心律失常的定性和定量诊断。

3.心肌缺血的诊断和评价，尤其是发现无症状心肌缺血的重要手段。

4.心肌缺血及心律失常药物疗效的评价。

5.心脏病患者预后的评价，通过观察复杂心律失常等指标，判断心肌梗死后患者及其他心脏患者的预后。

6.起搏器功能评定。

（五）检查方法

室内温度控制在22℃左右，患者取坐位或平卧位，解开上衣纽扣，露出胸腹壁皮肤，胸毛多者剃去毛发，用75%乙醇清洁电极安放位置处，以去掉油脂，选用优质电极片牢固贴在选定的导联位置上（最好贴于所选部位的胸骨或肋骨骨面上，以减少呼吸运动影响及肌电干扰），并将导联线正确地连接在电极上，妥贴处理好导线。导线连接后做短时记录（1～2min），观察深呼吸、卧位、坐位、立位、侧位时心电记录无基线飘移和伪差，记录器运转无异常患者方可离开。

12导联同步Holter检查电极安放位置：两上肢电极安放在左、右锁骨下窝；左下肢电极安放在左下腹部，尽可能远离胸导联电极；地线安放在右下腹部，电位比较低的地方。胸部V_1～V_6导联电极安放部位与常规心电图胸导联体系相同（图4-1）。

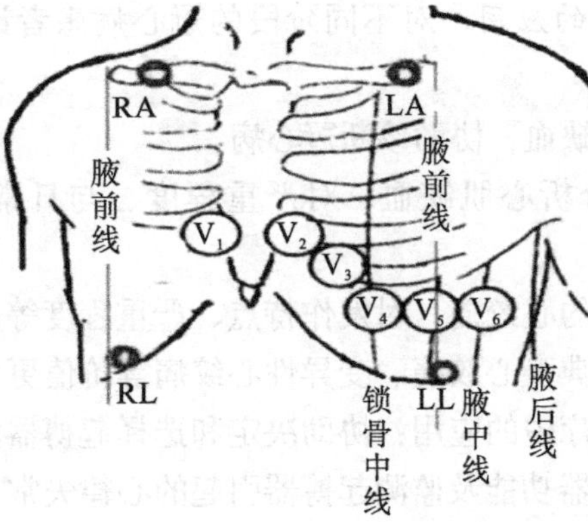

图4-1 胸部V_1～V_6导联电极安放部位

（六）检查指导

1.检查前用肥皂清洗胸部，不要使用沐浴液，清洗后不涂抹护肤品；操作者用75%乙醇擦拭皮肤，使电极与皮肤接触良好，避免干扰。

2.佩戴记录仪后，日常起居应与佩戴前一样，适量运动，避免剧烈运动，减少上肢活动（如扩胸、提举重物）。根据病情和检查目的，患者可慢步、上下楼等；可疑心绞痛者则可选择快走、爬山等运动，以便观察运动量与心肌缺血、心律失常的关系，供医师诊断参考。

3.避免大量出汗引起电极片脱落，电极贴在前胸皮肤上经导线与记录仪相连，如果皮肤出汗潮湿，易造成电极脱落，影响检查结果。如不慎脱落，及时去医院重新更换电极片。

4.检查时不接触高压电、微波炉、电热毯、磁疗仪等高磁场，不做胸片、CT、磁共振等放射科检查；不要挤压、碰撞记录仪器；尽量少用手机、看电视、上网，少接触电磁类的东西。

5.勿刻意增加运动量，将24h运动时间和身体不适详细记录，就可找出此时间段的心电图变化，为医师诊治提供依据。

6.检查过程中勿私自打开记录器、触碰按钮、拆卸导线及电极；发现不再记录提示，及时与医师取得联系。

7.在佩戴记录器检测过程中做好日志，按时间记录其活动状态和有关症状。

8.已记录24h后，回到Holter检查室，由医技人员取下记录器及电极。

三、冠状动脉CT血管造影（CTA）

（一）定义

冠状动脉CT血管造影是一种安全无创的冠状动脉检查，此种方法是将造影剂通过肘静脉以3～5ml/s的速度注入患者体内，利用人工智能软件控制造影剂跟踪技术及心电门控，对冠状动脉及其分支和心脏室壁运动等进行清晰显示；对冠状动脉粥样硬化进行钙化积分扫描，能快速准确诊断心脏血管病变，为心血管疾病诊断和治疗方案的选择提供了重要依据，也可作为冠心病早期预测和诊断的无创性检查方法之一。

（二）临床意义

1.无创性检查。

2.不仅可以显示冠状动脉管腔狭窄，还可显示冠状动脉管壁的改变，有助于发现早期的，以及未引起管腔狭窄的粥样硬化。

3.评价斑块成分，提示斑块稳定性。

4.对冠状动脉旁路移植及置入支架术后复查有帮助。

（三）适应证

临床症状疑似冠心病而临床其他无创检查（包括心电图、运动试验）不能明确诊断。

1.劳累或精神紧张时出现胸骨后或心前区闷痛，休息或服用硝酸甘油之类的药物后能缓解。

2.体力活动时出现胸闷、心悸、气短、休息后自行缓解者。

3.运动检查心电图出现异常者。

4.夜晚睡眠枕头低时，感到胸闷憋气，需要高枕卧位方感舒适者。

5.中、高度以上冠心病危险因素人群（具有2项以上危险因素，无症状者）：高脂血症患者；糖尿病患者；高血压患者，血压升高时冠心病发病的独立危险因素；长期吸烟患者；肥胖患者，向心性肥胖患者具有较大的危险因素；有冠心病家族史的患者；年龄，即男性≥45岁，女性≥55岁。

6.冠心病药物治疗后、冠状动脉支架置入术后或冠状动脉旁路移植术后随访，特别是治疗后再出现冠心病症状或症状加重患者。

7.心脏外科术前需除外冠心病患者。

8.家族性高胆固醇血症和川崎病等患者（包括有症状的年轻患者）。

（四）禁忌证

1.对造影剂（碘）过敏者。

2.严重的甲状腺功能亢进。

3.孕妇、正在备孕或怀疑受孕者。

4.严重心、肝、肾衰竭者：短时间内注射大量的造影剂会加重心、肝、肾负担。

5.正在服用二甲双胍者（检查前48h停服双胍类降糖药）。

6.心率过快且β受体阻滞药禁用者：冠状动脉CTA需要控制在每分钟70次以下为佳。心率过快患者一般在行冠状动脉CTA扫描前口服美托洛尔（倍他乐克）25mg，因此若有病窦综合征，二、三度房室传导阻滞，失代偿性心力衰竭者，心动过缓，低血压（收缩压＜100mmHg）；对β受体阻滞药过敏者禁行CTA。

7.硝酸甘油禁忌者：冠状动脉CTA需要硝酸甘油扩张冠状动脉血管，以更好显示冠状动脉，尤其在年龄相对较轻的患者中可能抑制血管造影中类似狭窄的冠状动脉痉挛。因此，患者要排除有硝酸甘油禁忌（如青光眼、严重的贫血患者等）。

8.不能自主呼吸者：呼吸运动伪影是冠状动脉CTA检查不成功的主要原因之一。因此，患者必须意识神志清楚，确保呼吸与扫描的良好配合。

9.心律失常者：CTA需要对扫描患者进行心电监测，稳定记录患者的心电图并能清晰分辨QRS波是成功的冠状动脉采集的先决条件，对心律失常（R-R间期不等）的患者，将不能采集到稳定的收缩期及舒张期心脏图像而不能进行冠状动脉重建。

（五）检查方法

冠状动脉CT成像检查前进行患者心率测定，如患者心率在75次/分以上者，可给予美托洛尔（倍他乐克）口服，待心率恢复正常后再进行CT检查。扫描前医师先给予患者2ml碘造影剂静脉推注，变态反应为阴性者进行CT检查。患者上检查床后进行有效呼吸，使呼吸频率误差在10%内。采用CT开始扫描，医师先进行胸部定位扫描，后进行冠状动脉成像扫描。扫描时造影剂静脉推注时缓慢均匀，通常控制在4ml/s左右。扫描完毕后将数据传送至VITREA站进行图像重建和数据分析。

（六）检查指导

1.告知患者检查的目的、注意事项及配合要点，消除焦虑、紧张情绪。必要时检查前晚需口服镇静药，保证充足睡眠。稳定情绪有助于有效控制呼吸和心率的目的。

2. 检查前6h需禁食。对合并慢性肾功能不全的患者，检查前停用二甲双胍药物。

3. 检查时常选用22G静脉留置针前臂外周静脉留置。

4. 进行屏气训练。在冠状动脉CTA检查过程中，屏气是影响图像质量的重要因素。在控制屏气幅度的同时，确保在扫描时间内保持屏气，患者胸腹部要保持静止状态，避免图像产生运动伪像。指导患者注意心率，确保屏气不会引起心率明显变化并有清晰的ECG信号。在屏气训练时，患者的心率波动不应超过10%，以确保图像的清晰。

5. 监测心率：指导患者检查前控制心率非常重要，图像质量常与心率快慢相关。冠状动脉CTA心率控制在75次/分以下，且心律整齐，心率过快或心律失常将使图像清晰度下降，影响图像质量与诊断的准确性，检查前患者需安静休息30min，若脉搏＞75次/分，遵医嘱服用降心率药物美托洛尔25～50mg，或口服地西泮2.5mg。

6. 扫描前5min遵医嘱硝酸甘油0.5mg舌下含服，有利充分扩张冠状动脉。

7. 协助患者平卧于检查床上，双手上举置于头部，尽量使身体舒适。

8. 检查过程中需闭目放松，身体不能有轻微地移动，小幅度均匀呼吸。否则减影后血管重建质量不能保证，达不到诊断目的。

9. 告知患者注射造影剂后身体会出现发热，属于正常反应。若出现恶心、呕吐、心慌等症状，休息后症状一般会自动消失。

10. 在观察室休息20min，注意有无变态反应，如有变态反应者按变态反应及时处理。

11. 指导患者多饮水，以排除体内的造影剂，防止对肾功能的影响。以4h内排出800 ml尿液为宜，注意有无面色潮红、打喷嚏、结膜充血、皮肤瘙痒、荨麻疹等过敏症状。对碘变态反应者至症状消失后方可离去。

12. 患者若发生造影剂外渗局部组织水肿时及时就诊，外渗部位在24h内冷敷（绝对不能对水肿区进行热敷，热敷会加重血管扩张、水肿）；适当抬高患肢；24h后热敷，水肿自行吸收，可能会伴随出现短期皮肤发绀，随时间会逐渐消退。如果水肿过大可和CT室医师联系，由医师处理。

四、经食管心脏起搏术

（一）定义

经食管心脏起搏（TEAP）是经食管电极对心脏进行心外起搏，主要用于测定窦房结功能和诊断及鉴别诊断室上性心动过速（SVT）。具有无创、安全、不需X线透视、操作方便、无须严格消毒、无须昂贵设备和重复性好等特点，已为国内外广泛采用。

经食管心房调搏是一种临床电生理诊断和治疗技术，包括经食管心房调搏和经食管心室调搏。食管和心脏位于纵隔内、心脏在前，食管在后。食管的前壁和左心房后壁紧密贴靠，利用这种解剖关系经放置食管电极可以间接刺激左心房和左心室，分析同步记录的体表心电图，可以对心脏的电生理特性和心律失常做出分析，或可以诱发和终止心律失常。

（二）适应证

1.窦房结功能评价。

2.房室传导功能评价。

3.预激综合征旁路功能评价。

4.室上性心动过速机制的评价。

5.研究某些特殊电生理现象以解释临床心电图，如隐匿传导、超常传导房室结双径路及裂隙现象。

6.心房快速起搏做心脏负荷试验。

7.房室传导阻滞患者。

8.抗心律失常药物研究。

9.其他，如刺激心室测定房室逆转情况。

（三）禁忌证

1.严重心功能不全。

2.长Q-T间期且伴室性心动过速。

3.急性心肌梗死和不稳定型心绞痛。

4.食管病变，如食管静脉曲张、食管狭窄、食管灼伤等。

5.严重肝肾功能不全。

（四）所需仪器设备

1.食管电极导管　食管电极导管有双极、三极、四极及多极，可根据不同临床需求选用。经食管心房起搏（TEAP）使用最多的是双极导管，近年已有球囊电极、药丸式电极、可弯曲电极等异型电极问世。

2.心电图机　用于记录食管心电图和起搏心电图，起搏心电图也可用心电监护仪来观察。

3.起搏脉冲发生器（电生理刺激仪）　起搏脉冲发生器是用于发放电生理诊疗所需的各种电脉冲的电子仪器。

（五）检查方法

常规描记心电图，连接心电监护，把消毒好食管电极导管用液状石蜡润滑，经鼻腔插入电极导管，置于食管内，定位后用胶布固定好导管，再连接心电信号输入线和刺激脉冲输出线，开机后调节R波感知灵敏度，调节感知不应期，确立有效起搏，测定起搏阈值，调节步长进行反扫描或正扫描，终止发放刺激脉冲，拔出食管电极导管结束检查和治疗。

（六）检查指导

1.告知患者及其家属食管起搏检查的意义、方法、注意事项、操作过程可能出现的不适及该检查的安全性，消除其焦虑情绪。避免患者在检查过程中出现紧张、恐惧心理而导致插管困难等，影响检查。

2.检查前应详细询问病史，有无食管炎、食管癌、食管静脉曲张、严重心律失常、重度高血压等疾病。避免因此造成食管出血、穿孔等不良后果。

3.检查前2d停服抗心律失常药物，以免影响检查结果。检查当天禁食4h。

4.检查时插入电极通过咽部时需做吞咽动作；如有频繁恶心时，可以进行深呼吸，以减轻上述不适。

5.检查结束后卧床休息15～30min，如有咽喉部、胃部等不适，通知医师及时处理。

五、心脏超声检查（超声心动图）

（一）定义

心脏超声检查又称超声心动图，是利用超声的特殊物理学特性检查心脏和大血管的解剖结构及功能状态的一种首选无创性技术。临床常用的有三种：M型、二维和多普勒超声心动图。二维超声检查是目前主要的检查方法。正在研究已应用于临床的还有实时三维超声心动图、各种负荷超声心动图（包括运动和药物诱发）、经食管超声心动图、声学造影及组织多普勒等。

（二）超声心动图的临床意义

心脏超声作为一项无创检查，是唯一能动态显示心腔内结构、心脏的搏动和血液流动的检查，对人体没有任何损伤。超声探头就像摄像机镜头，随着探头转动，心脏的各个结构清晰地显示在屏幕上。心脏超声主要检查心脏的形态学有没有什么异常及心功能是否正常。

（三）适应证

1.是先天性心脏病首选的检查方法。

2.能显示心脏瓣膜病变，通过超声的测量，医师可了解瓣膜病变的程度以决定非手术治疗还是手术治疗。

3.了解心肌病变范围和心功能，确定心肌病的诊断。

4.可以显示心肌的运动状况及心功能，提示心肌缺血部位，是冠心病的辅助检查。

（四）超声心动图检查方法

1.*M型超声心动图*　只能记录心脏结构的一维图像。其用探头固定地对着心脏的某一部位，由于心脏规律性地收缩和舒张，所以心脏的各层组织与探头之间的距离也随之发生改变，在显示屏上呈现出随心脏的搏动而上下摆动的一系列亮点。当扫描线从左到右匀速移动时，上下摆动的亮点便横向展开，呈现出心动周期内心脏各层组织结构的活动曲线。M型超声心动图主要用于：测定心脏结构、左心室的舒张与收缩期直径，进而评估左心室容量。

2.*二维超声心动图* 又称切面超声心动图（简称二维超声）。其将从人体反射回来的回波信号以光点的形式组成切面图像，能清晰、直观、实时显示心脏各结构的形态、空间位置及连续关系等，是超声心动图的基本检查方法。二维超声心动图克服了M型超声的限制，更适用于评价心肌收缩异常和估计心室功能。

3.*多普勒超声心动图* 多普勒超声技术目前可分为脉冲式多普勒、连续式多普勒、高脉冲重复频率式多普勒、多点选通式多普勒及彩色多普勒血流成像5种。其中脉冲式多普勒应用最广，它是在二维超声心动图定位情况下，利用多普勒原理，采用一系列电子技术，实时显示心脏或大血管内某一点一定容积血流的频谱图，是一种无创的检查心内分流和反流的技术。连续式多普勒可连续发射冲波，因此具有测量高速血流的能力，用于定量分析心血管系统中的狭窄、反流和分流性病变。彩色多普勒血流成像技术集所有超声诊断的功能于一体，把心脏血流描绘得惟妙惟肖，能同时显示心腔某一断面上异常血流的分布情况，还能反映血流的途径及去向，明确血流的性质，测量血流束的面积、轮廓、长度、宽度，更直观地反映心脏结构异常与心脏血流动力学异常的关系。

（五）超声心动图正常值

超声心动图正常值见表4-1 ～表4-3。

表4-1 超声心动图正常值范围

项目	英文缩写	中文名称	正常值
二维超声指标			
	LA	左心房内径	19 ～ 35mm
	LV	左心室内径	35 ～ 50mm
	RA	右心房内径	33 ～ 41mm
	RV	右心室内径	7 ～ 23mm
	IVS	室间隔厚度	6 ～ 12mm
	RVOT	右心室流出道	＜30mm
	LVPW	左心室后壁厚度	6 ～ 12mm
	AO	主动脉内径	20 ～ 35mm
	PA	肺动脉内径	12 ～ 26mm
左心功能检测			
	EDV	舒张末期容量	（108 ± 24）ml
	LVD	舒张末期内径	35 ～ 55mm
	ESV	收缩末期容量	（45 ± 16）ml
	SV	每分钟搏出量	70 ～ 90ml

续表

项目	英文缩写	中文名称	正常值
	EF	射血分数	50%～70%
	LVEF	左心室射血分数	55%～80%
	E/A	E峰与A峰比值	＞1
多普勒测试			
	MV	二尖瓣口血流速	0.3～0.9m/s
	TV	三尖瓣口血流速	0.3～0.7m/s
	AV	主动脉瓣口流速	1.0～1.7m/s
	PV	肺动脉瓣口流速	0.6～0.9m/s
其他指标			
	PAP	肺动脉压力	15～30mmHg

表4-2　心脏瓣膜口狭窄分度（cm^2）

瓣膜名称	正常	最轻度	轻度	轻～中度	中度	重度	最重度
二尖瓣瓣口	4～6	2.5～4	2.0～2.4	1.5～1.9	1.0～1.4	0.6～1.0	＜0.5
主动脉瓣口	2.5～3.5		1.1～1.6		0.75～1.0	＜0.75	

表4-3　超声心动图常见症状分度

项目	正常	轻度	中度	重度
肺动脉高压（mmHg）	15～30	30～50	50～70	＞70
左心室功能（LVEF）	＞50%	40%～50%	30%～40%	＜30%

（六）检查指导

1.检查前将超声检查的安全性和检查步骤对患者进行解释，告知患者心脏超声检查是一项无创检查，不需要特殊准备，以缓解其紧张心理，配合检查。

2.告知患者普通心脏超声检查不需要空腹，可适当进食。

3.告知患者心脏超声检查时需暴露胸前部，宜穿着宽松、舒适且容易穿脱的衣服，尽量不穿套头的衣服及连衣裙等。

4.检查时左侧卧位，松解衣领和腰带，充分暴露检查部位。

5.检查中需放松心情，保持平静呼吸。若有胸闷等不适，及时告知医师。

6.告知患者检查时需在胸部使用耦合剂，检查后医师会做简单清理，也可自带纸巾擦拭干净。

7.检查后告知患者在诊室外稍等片刻，医护人员将报告单送出。

（崔　岩　牟金金）

第5章

心血管系统常用临床技术操作及指导

第一节　心　电　图

一、定义

心电图（Electrocardiography，ECG或EKG）指的是心脏在每个心动周期中，由起搏点、心房、心室相继兴奋，伴随着心电图生物电的变化，通过心电描记器从体表引出多种形式的电位变化的图形（简称ECG）。心电图是心脏兴奋的发生、传播及恢复过程的客观指标。

二、分类

心电图分为普通心电图、动态心电图、运动心电图、食管导联心电图等。普通心电图在临床上应用得非常广泛，是一种简单、快速的检查方法。

三、适应证

1.对于各种心律失常、传导阻滞的诊断有肯定价值。

2.特征性心电图改变及演变是诊断心肌梗死的可靠和实用方法。

3.有助于心肌受损、供血不足、心包炎、药物和电解质紊乱等诊断。

4.可提示心脏房室肥大。

5.用于监测危重患者、外科手术、麻醉、心导管检查等，以及航天、登山运动员的心脏情况。

四、操作方法

1.核对患者，准备用物：心电图机和生理棉球等。

2.协助患者取平卧位；摘掉手表及佩戴的金属物品等。

3.接好心电图机电源线，打开工作开关；按下干扰键。

4. 按Start键，按顺序记录各导联心电图。

5. 做图完毕，各开关与旋钮恢复原位，关掉电源，整理导联线。

6. 协助患者穿衣盖被，整理床单位，爱护体贴患者。

五、操作指导

（一）操作前

1. 让患者了解做心电图的目的，做好皮肤准备，积极配合。

2. 屏风遮挡，保护患者隐私。

3. 避免电磁干扰。心电图机周围2m内不应有带电的仪器和电线，如电扇、电话、电灯等；大型的电器（如发电机、电疗机等）应远离10m以外。

4. 保证温度、湿度适宜，避免过热、过冷或过于潮湿引起患者不适或肌肉震颤，影响心电图的描记效果。

5. 做心电图前，应避免剧烈活动，放松情绪，安静平卧数分钟，使全身肌肉放松；检查前1h内，勿吸烟，勿喝咖啡、饮浓茶等刺激性饮料和食物；患者如有不适，立即做心电图。

6. 取下身上的金属性物品，如手表、皮带扣、拉链、裙钩、纽扣等。丝袜、裤袜可能引起导电不良。

（二）操作中

1. 取平卧位，不能平卧者取半坐位或坐位，特殊需要时也可站位，但应在脚下垫上木架，避免与地面接触；保持安静、平静的呼吸，不可讲话、避免移动体位以免影响检查。

2. 诊床的宽度不少于80cm，以免肢体紧张而引起肌电干扰，如果诊床的一侧靠墙，则必须确定墙内无电线穿过。

3. 心电图检查中应保持固定的放松姿势。

（三）操作后

协助患者擦干皮肤，整理好衣服，取舒适体位。

（黄　霞　孙丽丽）

第二节　心电监护

一、定义

心电监护是通过显示屏连续观察监测心脏电活动情况的一种是无创的监测方法，可适时观察各类心律失常，提供可靠有价值的心电活动指标，从而指导进行正确处理。心电监护可以监测的参数有体温、脉搏、呼吸、血压（有创和无创两种）、心率、心律、血氧饱和度等。

二、适应证

由于普通心电图只能记录某一段短时间内的心电活动，故诊断价值有限。而心脏监护系统可以连续实时观察并分析心脏电活动情况，是监护心血管病十分有价值的手段。

1. *心肺复苏* 心肺复苏过程中的心电监护有助于分析心脏骤停的原因和指导治疗（如除颤等）；监测体表心电图可及时发现心律失常；复苏成功后应监测心律、心率变化，直至稳定为止。

2. *心律失常高危患者* 心电监护是发现严重心律失常、预防猝死和指导治疗的重要方法。

3. *危重症患者* 各种心脏疾病，如急性心肌梗死、心肌炎、心肌病、心力衰竭、心源性休克、严重感染、预激综合征和心脏手术后等；各种危重症伴发缺氧、电解质和酸碱平衡失调（尤其钾、钠、钙、镁）、多系统脏器衰竭的患者。

4. *某些诊断、治疗操作* 如在进行深静脉置管、气管插管、心导管检查、心包穿刺时，均可发生心律失常，必须进行心电监护。

三、目的

1. 连续监测心电图。
2. 早期发现心律失常，预测严重心律失常的进展与预后。
3. 观察电解质紊乱伴随的心电图变化。
4. 判断治疗效果。
5. 可观察心脏起搏器的功能。

四、分类

1. *根据结构分为四类* 便携式监护仪、插件式监护仪、遥测监护仪、Holter（24h动态心电图）心电监护仪。

2. *根据功能分为三类* 床边监护仪、中央监护仪、遥测监护仪。中央监护仪又称中央系统监护仪，它是由主监护仪和若干床边监护仪组成，对多个被监护对象的情况进行同时监护，完成对各种异常的生理参数的自动记录；床边监护仪是设置在病床边的监护仪，也可以与中央监护仪构成一个整体来进行工作；遥测监护仪是可以随身携带的小型电子监护仪，可以在医院内外对某种生理参数进行连续监护。

五、操作过程

1.物品主要有心电监护仪、心电血压插件联接导线、电极片、75%乙醇棉球、配套的血压袖带。

2.连接心电监护仪电源，接好地线。

3.患者取平卧位或半卧位。

4.打开主开关。

5.75%乙醇棉球擦拭患者胸部贴电极处皮肤。

6.贴电极片，连接心电导联线，屏幕上出现心电示波，选择P波显示良好的导联，QRS振幅应＞0.5mV，以能触发心率计数。

7.5个电极安放位置，如图5-1。

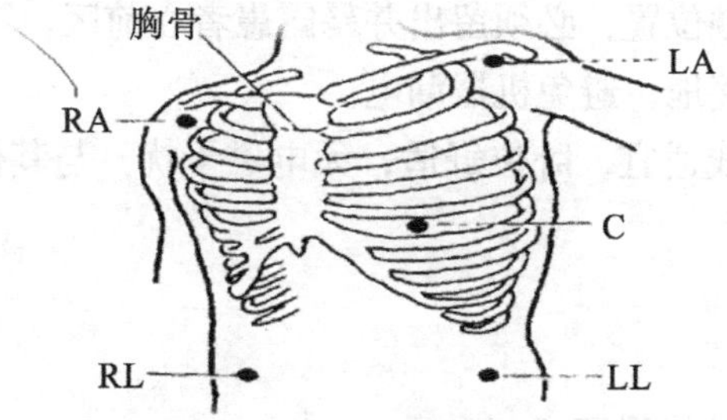

图5-1　5个电极的位置

8.3个电极安放位置，如图5-2。

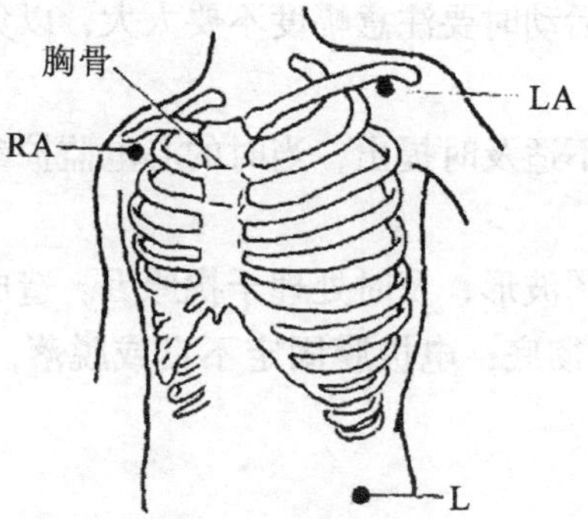

图5-2　3个电极的位置

9.将袖带绑在至肘窝上两横指处，箭头指向肱动脉处。按开始键即可测量，设定测量间隔时间。

10.血氧饱和度传感器安放在手指、足趾或耳郭处，使其光源透过局部组织，保证接触良好。

11.根据患者情况，设定报警限，打开报警系统。

六、操作指导

（一）操作前

1.监护仪、电极、记录纸安装正确、检测插件安装妥当。

2.清醒患者应了解监护的目的和方法，知道监护ECG并不能完全代替标准心电图机，监护的ECG波形一般还不能提供心电波形更细微的结构，而且两种仪器在测量电路中的带宽也不一样。

3.做好皮肤准备：电极安置处剔除体毛；用肥皂和水清洁皮肤；用乙醇除去皮肤的角质和油脂；皮肤完好无破损、无炎症。

4.电极片避开除颤位置，必须留出并暴露患者心前区。

5.地线必须完全接地，避免机器漏电。

6.环境安静、光线适宜，卧位舒适，无电磁干扰，与其他电器与监护仪要有一定距离。

（二）操作中

1.心电监测

（1）不能关闭监护仪报警音。

（2）不能自行移动或摘除电极片。

（3）避免在监护仪附近使用手机，以免干扰监护波形。

（4）电极片周围皮肤发出现红、刺痒感，应及时给予更换部位及电极片。

（5）心电监护期间活动时要注意幅度不要太大，以免将导联线打折缠绕、拽掉或扯断。

（6）监护期间如有不适及时提出，当时的心电监护参数可作为医师应急处理和进行治疗的依据。

（7）密切观察心电图波形，及时处理干扰原因。造成干扰的原因有交流电干扰，有皮肤清洁脱脂不彻底；电极膜固定不良或脱落；导联线断裂；导电糊干枯；严重的肌电干扰。

2.血压监测

（1）分为自动监测，手动监测及报警装置。手动监测随时可启动 START 键；自动监测时可人工设置定时间期，监护仪自动按设定时间监测。

（2）选择合适的袖带，袖带松紧要适宜。

（3）每次测量时将袖带内残余气体排尽，以免影响测量结果。

（4）测压时，手臂上袖带的位置和心脏保持平齐，患者不要讲话或活动。

（5）袖带必须做到每8h放松1～2次，间隔6～8h更换监测部位1次。

（6）不要自行摘除血压计袖带。

3.血氧饱和度监测

（1）使用时固定好探头，患者保持安静，以免报警及不显示结果。

（2）严重低血压、休克等末梢循环灌注不良、体温过低、使用血管活性物质、贫血、周围环境光照太强、电磁干扰等可影响结果的准确性。

（3）指甲不能过长，不能有任何染色物、污垢或灰指甲。血氧监测一段时间后，应更换传感器位置。

（4）注意保暖，体温过低时应采取保暖措施。

（5）血氧探头放置位置与测血压手臂、动脉导管或正在输液的肢体分开。

（三）操作后

1.关掉监护仪开关，撤去导联线及电极片。

2.擦净导电糊。

3.协助患者整理衣服，盖好盖被，取舒适体位。

（黄　霞　杨秀瑾）

第三节　电　除　颤

一、定义

电除颤就是在短时间内向心脏通以高压强电流，使心肌瞬间同时除极，消除快速性异位性心律失常，使之转复为窦性心律的方法。

二、适应证

1.心室颤动和扑动是电复律的绝对适应证。

2.心房颤动和扑动伴血流动力学障碍者。

3.药物及其他方法治疗无效或有严重血流动力学障碍的阵发性室上性心动过速、室性心动过速、预激综合征伴快速心律失常者。

三、禁忌证

1.病史多年，心脏（尤其是左心房）明显增大及心房内有新鲜血栓形成或近3个月有栓塞史。

2.伴有高度或三度房室传导阻滞及房颤前有病态窦房结综合征者。

3.洋地黄中毒所致房颤或房颤伴低钾血症时，心肌应激性高，电复律易致室颤。

4.伴病态窦房结综合征的异位性快速心律失常。

四、工作模式

电复律是通过除颤仪实施的，除颤器通常设有同步装置，使放电时电流正好与R波同步，根据是否与R波同步，电复律分为“同步”“非同步（异步）”两种模式。

1.同步电复律　适用于除心室颤动以外的快速型心律失常。如果除颤仪电脉冲释放受患者心电R波控制（由R波触发放电），那么这种电复律即为同步电复律。同步电复律能够确保电脉冲恰好落在患者心电R波的降支上，避开心肌的易损期，避免导致室速或室颤。

2.电除颤（非同步电复律）　临床上用于心室颤动，此时已无心动周期，也无QRS波群，患者神志多已丧失，应立即实施电除颤。如果除颤仪电脉冲释放不受R波控制，即与患者心电R波无关，那么这种电复律即为非同步电复律。非同步电复律习惯上称作电除颤。

“非同步”为除颤仪的默认模式，当开启具有同步功能的除颤仪进行电复律时，如果不对电复律的模式加以选择，则仪器默认为非同步模式。电除颤是对心脏骤停实施的急救措施，必须尽早实施，即“早期电除颤”。电除颤每耽搁1min，心脏骤停的生存率就会降低7%～10%。在心脏骤停的急救中，电除颤必须与心肺复苏联合应用。

五、操作过程

1.患者平卧于硬木板床上，松开衣领，开放静脉通路，麻醉前给予高流量氧气吸入5～5min再做心电图。

2.胸部皮肤脱脂，连接心电导联线，贴放电极片时注意避开除颤部位。连接除颤器和心电监护仪，选择R波高耸导联进行监护。

3.静脉缓慢注射麻醉药物丙泊酚，嘱患者报数直至其睫毛反射消失。患者进入理想的麻醉状态后，充分暴露患者胸部，放电前擦干两电极板之间的皮肤。

4.两电极板涂满导电糊或包生理盐水浸湿纱布，标准位或前后位放置电极板。①标准位：心尖部及胸骨右缘2～3肋间（如图5-3）；②前后位：背侧左肩胛下区，胸骨左缘3～4肋间。两电极板之间不应小于10cm，与皮肤紧密接触。

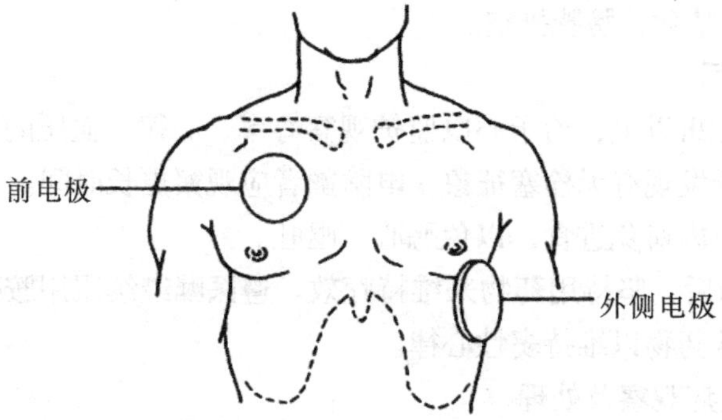

图5-3　标准位的两电极板位置

5.充电：通常经胸壁体外同步电复律能量选择为心房纤颤为120～200J，室性心动过速为100J，心房扑动和其他室上性心律为50～100J。室颤能量选择为120～200J。如首次电击失效，应逐渐提高能量。目前临床上多使用双相波除颤仪，它具有除颤能量小，对心肌损伤少的优点。按充电钮充电到所需功率。

6.放电：嘱任何人避免接触患者及病床，同步电复律时打开“同步”按钮，非同步电复律打开“非同步”按钮。两电极板同时放电，放电后立即移去电极板，通过心电监护观察患者的心率是否转为窦性。

7.心脏起搏器置入患者需要电复律/除颤的注意事项：尽可能用低的有效的电能量；电极板距起搏器至少10cm；尽量用胸腔的前后位放置电极板；电转复/除颤后要立即测试起搏功能，重新程控起搏器。

8.根据情况决定是否需要再次电复律。

六、电除颤/电复律操作指导

（一）操作前

1.患者室颤、室扑时无须向家属交代，立即实行电除颤；其他快速心律失常，如果病情允许择期实施者，告知家属及患者电复律过程中可能出现的并发症和利弊，消除紧张情绪。

2.取下活动义齿，摘除首饰、手表等金属物品。

3.对房颤病程不清楚或超过48h者，转复前充分口服华法林3周，复律后继续4周。病程＜48h无血栓迹象者可直接复律，复律前静脉注射1次肝素。有血流动力学障碍需立即复律者，之前也需静脉注射1次肝素，复律后继续抗凝4周。

4.复律前遵医嘱停用洋地黄类药物24～48h，服用改善心功能、纠正低血钾和酸中毒的药物。有心房纤颤的患者复律前进行抗凝治疗。

5.指导患者完成各项检查（血电解质等），复律前1～2d口服胺碘酮，预防转复后复发，服药前做心电图，观察QRS波时限及Q-T间期变化。

6.复律术晨禁食，膀胱排空。

（二）操作后

1.卧床休息2h以上，给予心电监护观察心率、心律、血压的变化，注意四肢活动情况，便于发现有无栓塞征象，电除颤者应观察更长时间。

2.清醒后2h内避免进食，以免恶心、呕吐。

3.复律成功后，坚持用药物来维持疗效。遵医嘱继续服用胺碘酮、洋地黄或其他抗心律失常药物以维持窦性心律。

4.常见并发症观察及处理

（1）栓塞：栓塞发生后积极抗凝、溶栓或其他方法进行治疗。

（2）急性肺水肿：常在电击后1～3h发生，发生后按肺水肿处理原则进行处理。

（3）低血压：约3%发生，见于高电能电击后，也可能与麻醉药有关。如果血压持续降低，且影响重要脏器血流灌注时，可给予升压药。

（4）皮肤灼伤：较常见，多为局部红斑或轻度肿胀，系电击按压不紧或导电糊涂得不够均匀或太少所致，与使用高电能有关，无须特殊处理。

（三）日常生活指导

积极治疗原发病，如高血压、冠心病、心脏瓣膜疾病等，因这些疾病不但加重心脏负担，而且容易引起心律失常的发生。进行门诊复查，如有不适，及时就诊。

（曹国荣　张明明）

第四节　动脉血气采集

一、定义

动脉血气分析（BG）是应用血气分析仪，通过测定人体血液的H^+浓度和溶解在血液中的气体（主要指CO_2、O_2），来了解人体呼吸功能与酸碱平衡状态的一种手段，它能直接反映肺换气功能及其酸碱平衡状态。采用标本常为动脉血。

二、适应证

动脉血气分析是判断机体是否存在酸碱平衡失调和缺氧及缺氧程度的可靠指标。目前，动脉血气分析在临床各科低氧血症和酸碱失衡的诊断、救治中，已经成为必不可少的检验项目。

1.低氧血症和呼吸衰竭的诊断。

2.呼吸机的应用、调节、撤机；呼吸治疗的观察。

3.酸碱失衡的诊断。

三、正常值及临床意义

1.酸碱度　pH为7.35～7.45，是反映体内酸碱平衡的综合情况。

2.二氧化碳分压（$PaCO_2$）35～45mmHg，是呼吸性指标，主要反映酸碱平衡中的通气情况，是衡量呼吸性酸、碱中毒的唯一指标。

3.动脉血氧分压（PaO_2）80～100mmHg，是动脉血浆中物理溶解的氧分子产生的分压。它不仅反映了血浆中物理溶解的氧量，而且影响血氧饱和度，是决定氧运输量的重要因素。随着年龄的增长，PaO_2有所下降，60岁以上者，每增长1岁，正常PaO_2的低限则降低1mmHg。

4.动脉血氧饱和度（SaO_2）95%～97%，指动脉血中血红蛋白实际结合的氧量与所能结合的最大氧量之比。

5.二氧化碳总量（TCO_2）24～32mmol/L。

6.标准碳酸氢根（HCO_3）21.3～24.8mmol/L。

7.剩余碱（SE）成年人：−3～＋3mmol/L；儿童：−4～＋2mmol/L。

8.钠测定（Na）血清钠136～145mmol/L。

（1）血清钠降低：血清钠浓度低于135 mmol/L，为低钠血症，临床上主要见于胃肠道失钠、尿钠排出过多、终末期心力衰竭的患者等。

（2）血清钠增高：血清钠浓度超过145 mmol/L为高钠，临床上较少见，但也可以见于严重脱水、肾上腺皮质功能亢进、中枢性尿崩症。

9.钾测定（K）血清钾3.5～5.3 mmol/L。

（1）血清钾升高：可见于肾上腺皮质功能减退症、急性或者慢性肾衰竭、休克、组织挤压伤、重度溶血、口服或注射含钾液过多等。

（2）血清钾降低：常见于严重腹泻、呕吐、肾上腺皮质功能亢进、服用利尿药、胰岛素的作用等。大剂量注射青霉素钠盐肾小管会大量失钾。

10.氯化物（Cl）测定　血清氯98～109mmol/L。氯离子是细胞外液中的重要阴离子，它和与它相对应的阳离子钠离子一起产生的渗透压占细胞外液总渗透压的90%左右，氯离子与钠离子一起在维持细胞外液渗透压方面起着十分重要的作用。

四、操作方法

1.接医嘱后，双人核对医嘱单、执行单、检验标签。并向患者解释动脉采血的目的及穿刺方法，取得患者配合。

2.洗手、戴口罩准备检查用物，核对患者，询问患者姓名，查看床头牌、手腕带与执行单是否一致，协助患者摆舒适体位。

3.评估患者动脉搏动情况及穿刺部位皮肤和血管情况。

4.用示指和中指确定动脉走向，触摸动脉搏动点，确定穿刺部位。

5.用安尔碘消毒穿刺部位2次，以穿刺点为中心消毒，范围大于5cm。

6.打开动脉血气针外包装，推动活塞回抽至处所需血量刻度。

7.常规消毒术者左手示指和中指，消毒范围为指尖至第二关节处。

8.再次核对患者、执行单、检验标签。

9.桡动脉穿刺：示指、中指触摸固定患者动脉搏动最强点，血气针与皮肤一般成30°～45°，逆动脉血流方向进针。

10.股动脉穿刺：患者取仰卧位，充分暴露腹股沟，将穿刺一侧大腿稍向外旋转，小腿屈曲成90°，呈蛙式。以左手示指、中指触摸固定患者动脉搏动最强点，右手持血气针在两指间垂直刺入动脉。

11.鉴别是否为动脉血（颜色、压力），确认为动脉血后，妥善固定注射器，达到所需量后，一手按压穿刺点，（然后由患者按压5～10min，不要揉，股动脉穿刺平卧20min），另一手将血气针拔出。

12.拔针后立即将针尖刺入橡皮塞内以隔绝空气进入或取下针头，旋上螺旋帽。轻轻转动血气针使血液与肝素充分混匀，贴上标签，立即送检。

13.询问患者感受，交代注意事项，整理床单位，爱护体贴患者。

五、操作指导

（一）操作前

1.严格执行查对制度和无菌操作原则。

2.评估患者的病情、年龄、意识状态、肢体活动能力、穿刺部位的皮肤及血管状况。

3.采集血标本前需告知患者注意事项。

4.在使用动脉血气针穿刺前，回抽活塞至1.6mm处，因为在大部分情况下血液不能将活塞顶至1.6mm处，采血量不够会直接影响检测结果，若穿刺后再回抽活塞，血气针内会出现大量的气泡。

5.采血时尽量让患者安静，若饮热水、洗澡、运动，需休息30min后再取血，避免影响结果。

6.术者在采血部位同侧，取站位或半蹲位，视线保持采血部位区域内。

7.桡动脉穿刺点为前臂掌侧腕关节上2cm动脉搏动明显处；股动脉穿刺点在腹股沟股动脉搏动明显处。桡动脉穿刺时针头斜面朝上，进针方向为逆血流方向并与皮肤成40°；股动脉穿刺时患者取仰卧位，下肢伸直略外展外旋，针头垂直刺入动脉，进针幅度不宜过大。

（二）操作后

1.标本采集成功后局部用无菌棉签加压止血，以免出血或形成血肿。

2.血气分析标本必须与空气隔绝，并充分揉搓血样标本使其与抗凝剂混合并立即送检。

3.下肢静脉血栓患者，避免从股动脉及下肢动脉采血。

4.采血后立即送检，一般从采集标本到完成测定时间不超过30min。

5.尽量不要反复穿刺，以免形成血肿。

6.凝血功能障碍者延长按压时间。

（赵　鸿　代晓雪）

第五节　心肺复苏（最新版）

一、定义

心肺复苏（CPR）是心肺复苏技术的简称，是针对呼吸、心跳停止的急症危重患者所采取的关键抢救措施，即胸外按压或其他方式形成暂时的人工循环并恢复心脏的自主搏动和循环，采用人工呼吸代替自主呼吸，快速电除颤转复心室颤动，以及尽早使用血管活性药物来重新恢复自主循环的急救技术。心肺复苏的目的是开放气道、重建呼吸和循环。

二、适应证

1.心源性心搏骤停　冠心病、心脏瓣膜病变、先天性心脏病、心律失常等。

2.非心源性心搏骤停　任何原因引起的呼吸停止；电解质和酸碱平衡失调；中毒或变态反应；突发意外（如电击、溺水、低温等）；手术或麻醉意外。

三、操作过程

1.评估现场安全　施救者在确认现场安全的情况下轻拍患者的肩膀，并大声呼喊“你还好吗”，一旦发现患者没有反应，医护人员必须立即呼救，启动应急反应系统（emergency medical service，EMS）。

2.迅速呼叫　如发现患者无反应无呼吸，强调施救者在不离开患者身边的情况下呼叫其他医护人员推除颤器和抢救车过来参与抢救。

3.检查脉搏　非专业人员不检查脉搏，立即开始进行胸外按压。对于医护人员，一般以一手示指和中指触摸患者颈动脉以感觉有无搏动（搏动触点在甲状软骨旁胸锁乳突肌沟内）。检查脉搏的时间一般不能超过10s，应立即实施胸外按压。

4.胸外按压（Circulation，C） 确保患者仰卧在坚固的平面上或将胸外按压板垫于其肩背下，施救者可采用跪式或踏脚凳等不同体位，将第一只手的掌根放在患者胸部的中央，将另一只手的掌根置于第一只手上。手指不接触胸壁。按压时双肘须伸直，垂直向下用力按压，2015《心肺复苏指南更新》强调了成年人按压频率为100～120次/分，下压深度至少为5cm，而不超过6cm。每次按压之后应让胸廓完全恢复。

5.开放气道（airway，A） 开放气道前应清除患者口鼻中异物或呕吐物，有活动义齿者应取出。开放气道的方法有仰头抬颏法和推举下颌法：仰头抬颏法，将一只手置于患者前额，然后用手掌推动，使其头部后仰，将另一只手手指置于颏骨附近的下颌下方，提起下颌使颏骨上抬；推举下颌法，仅在怀疑头部或颈部损伤时使用，因为此法可以减少颈部和脊椎的移动。

6.人工呼吸（Breathing，B） 所有人工呼吸（无论是口对口、口对面罩、球囊对面罩或球囊对高级气道）均应该持续吹气1s以上，保证有足够量的气体进入并使胸廓起伏。对于未建立人工气道的成年人，2015年《国际心肺复苏指南》推荐的按压-通气比率仍为30 ：2。对于婴儿和儿童，双人CPR时可采用15 ：2的比率。

7.电除颤 对于心室颤动患者，如果能在意识丧失的3～5min实施CPR及除颤，存活率最高。对于院外心脏骤停患者或在监护心律的住院患者，迅速除颤是治疗短时间VF的好方法。

（1）适应证：无脉室速和室颤。

（2）首次能量设置：双相除颤电流200J，单相除颤360J。

（3）除颤要求：充电—告知—放电；进行1次电除颤后立即恢复心肺复苏，继续进行5个周期的CPR后，患者进行评估并确定下一步的措施。并进一步给予生命支持（advanced life support，ALS）。

8.心肺复苏有效指标 触及颈动脉搏动，自主呼吸恢复，散大的瞳孔缩小，角膜湿润，面色、口唇、皮肤、甲床转红润，上肢收缩压在60mmHg以上。

9.终止抢救的标准

（1）患者呼吸和循环已有效恢复。

（2）无心搏和自主呼吸，CPR持续30min以上，或EMS人员到场确定患者已死亡。

（3）有EMS人员接手承担复苏或其他人员接替抢救。

四、操作指导

1.保持按压姿势正确，用力适当。

2.根据患者的年龄和胸部弹性实施按压。

3.胸外按压时要确保足够的频率及深度，尽可能不中断胸外按压，每次胸外按压后要让胸廓充分回弹，以保证心脏得到充分的血液回流。

4.胸外按压时肩、肘、腕在一条直线上，并与患者身体长轴垂直。按压时，手掌掌根不能离开胸壁。

5.抢救时发生肋骨骨折应当权衡利弊，以复苏为主，继续按压。

6.复苏后严密观察病情，定时监测生命体征，给予进一步生命支持。

7.复苏成功后协助患者整理床单位，爱护体贴患者。

8.安慰患者，给予心理护理，保持乐观情绪，树立战胜疾病的信心。

（黄 霞 胡 建）

第六节 氧气疗法

一、定义

氧疗是通过给患者吸入高于空气中氧浓度的氧气，来提高动脉血含量和动脉血氧饱和度，纠正各种原因造成的缺氧状态，促进组织的新陈代谢，维持机体生命活力的一种治疗方法。

二、适应证

1.心血管系统疾病　心源性休克、心力衰竭、心肌梗死、严重心律失常等，如心力衰竭，可使肺部淤血而导致呼吸困难。

2.呼吸系统疾病　哮喘、支气管肺炎、气胸、肺气肿、肺不张等，影响了患者肺活量者。

3.各种中毒引起的呼吸困难　如一氧化碳中毒、巴比妥类药物中毒等，使氧不能由毛细血管渗入组织而产生缺氧。

4.昏迷患者　脑血管意外或颅脑损伤所致昏迷患者，使中枢受抑制而引起缺氧。

5.其他　某些外科手术后、大出血休克患者，分娩产程过长或胎心音异常等。

三、氧疗方法

（一）双侧鼻导管法

此法使用简单，因插入鼻腔的导管较短，无不适感，适用于长期吸氧者。

1.检查鼻腔，看鼻腔有无破损、炎症，有无鼻中隔偏曲等。

2.用湿棉签清洁两侧鼻孔。

3.安装氧气表并检查是否漏气，连接吸氧管，并检查是否通畅。

4.调节流量，缺氧伴有严重二氧化碳潴留患者，1 ～ 2L/min；无二氧化碳潴留患者，2 ～ 4L/min；心脏病、肺水肿患者，4 ～ 6L/min。

5.吸氧管轻轻插入两侧鼻孔内并妥善固定。

6.使用氧气应先调流量后应用，停氧时应先拔出导管再关闭氧气开关，中途改变流量，先分离鼻导管，调节好流量再接上，以免一旦关错开关，大量氧气突然冲入呼吸道而损伤肺部组织。

（二）鼻塞法

适用于长期用氧者，无导管刺激黏膜缺点，患者舒适，使用方便。

1.拭净鼻腔，将鼻塞塞入鼻孔，鼻塞大小以恰能塞严鼻孔为宜，塞入勿深。

2.调节流量及停氧同鼻导管法。

（三）面罩法

适用于无二氧化碳潴留的患者。可用于病情较重、鼻导管给氧效果不佳、氧分压明显下降者。

1.检查面罩各部功能是否良好。

2.使面罩与患者口鼻部密合，以橡皮带固定，将氧气管接于氧气进孔上。

3.调节流量：一般需 6 ～ 8L/min，给氧时必须有足够的氧流量。

4.调节流量及停氧同鼻导管法。

（四）氧气枕法

氧气枕是一长方形橡胶枕，氧气枕的一角有一橡胶管，上有调节器可调节氧流量，氧气枕充入氧气，接上吸氧管即可使用，患者头枕氧气枕上，借重力使氧气流出。此法可用于家庭氧疗、危重患者的抢救和转运途中，以氧气枕代替氧气装置。

新购的氧气枕内有粉尘，充气前应反复用自来水灌洗并揉捏，直至放水洗净为止，以防引起吸入性肺炎、甚至窒息。

四、氧疗副作用及预防

1.氧中毒　高于60%的氧浓度，持续时间超过24h以上，就有发生氧中毒的可能。表现症状为胸骨下疼痛、灼热感，烦躁、恶心、呕吐、干咳、面色苍白、进行性呼吸困难、血压下降等。预防措施是避免长时间、高浓度氧疗并经常做血气分析，动态观察氧疗的治疗效果。

2.肺不张　吸入高浓度氧气后，肺泡内氮气被大量置换，一旦支气管有阻塞时，其所属肺泡内的氧气被肺循环血液迅速吸收，引起吸入性肺不张。主要症状为烦躁，呼吸、心率增快，血压上升，继而出现呼吸困难、发绀、昏迷。预防措施是鼓励患者做深呼吸、多咳嗽和经常改变卧位姿势，防止分泌物阻塞。

3.呼吸道分泌物干燥 氧气是一种干燥气体，吸入后可导致呼吸道黏膜干燥。主要症状为呼吸道分泌物黏稠，不易咳出，且有损纤毛运动。预防措施是氧气吸入前一定要先湿化再吸入，以此减轻刺激作用。

4.晶状体后纤维组织增生 仅见于新生儿，以早产儿多见。主要症状是视网膜血管收缩、视网膜纤维化，最后出现不可逆转的失明。预防措施为控制氧浓度和吸氧时间。

5.呼吸抑制 于Ⅱ型呼吸衰竭者（PaO_2降低、$PaCO_2$增高），由于$PaCO_2$长期处于高水平，呼吸中枢失去了对二氧化碳的敏感性，呼吸的调节主要依靠缺氧对周围化学感受器的刺激来维持，吸入高浓度氧，解除缺氧对呼吸的刺激作用，使呼吸中枢抑制加重，二氧化碳潴留，可发生二氧化碳麻醉，甚至呼吸停止。主要症状为呼吸抑制。预防措施是对Ⅱ型呼吸衰竭患者应给予低浓度、低流量（1～2L/min）给氧，并监测PaO_2的变化。

五、氧疗效果观察

主要根据患者的精神状态、脉搏、血压、皮肤颜色与湿度、呼吸方式等来判断氧疗效果。如患者由烦躁变安静、心率减慢、呼吸平稳、血压上升、皮肤转红润、发绀减轻或消失，说明氧疗症状改善；同时还可以测定血气分析来判断。

六、氧疗指导

（一）操作前

1.用氧前 检查氧气装置有无漏气，是否通畅。

2.注意用氧安全 切实做好四防（防震、防热、防火、防油）。搬动时避免倾倒、撞击。氧气筒应置阴凉处，周围严禁烟火和易燃品，至少距火炉5m、暖气1m，氧气表及螺旋口勿涂油，也不可用带油的手拧螺旋。

3.湿化液 常用湿化液是蒸馏水；急性肺水肿时用20%～30%乙醇，具有降低肺泡内泡沫的表面张力，使肺泡内泡沫破裂、消散，改善肺部气体交换，减轻缺氧症状的作用。

（二）操作后

1.面罩吸氧时 检查面部、耳郭皮肤受压情况。

2.持续鼻导管吸氧者 每周更换2次鼻导管，及时清除鼻腔分泌物，防止鼻导管堵塞。

3.用氧过程中 观察患者的脉搏、血压、精神状态、皮肤颜色、温度与呼吸方式等有无改善来衡量氧疗效果，还可测定动脉血气分析判断疗效，选择适当的用氧浓度。

4.新生儿吸氧时 应严格控制氧浓度和用氧时间。

（三）日常生活指导

向患者及其家属解释氧疗的重要性，尤其是吸氧对于心血管疾病患者的重要意义。

1.吸氧可缓解心绞痛、预防心肌梗死的发生。心绞痛是因急性心肌缺氧所致，心肌持续缺氧30min以上者，可造成心肌梗死的发生，是猝死的一大危险因素。定期保健吸氧或病发时吸氧可以增加心肌供氧，改善心肌循环，保护心脏功能，减少缺氧性器官功能损害，预防或缓解心绞痛、心肌梗死的发生或减轻其不良后果，为治疗争取时间。

2.吸氧可预防猝死。猝死发病突然而使人防不胜防，其发病前往往有持续的轻度脑闷、气急、情绪异常或心律失常，若在此时能辅以氧气治疗可以有效预防严重后果发生。

3.运动后及时补充氧气，可迅速改善气促胸闷，增加心肌供氧，消除心脏疲劳，恢复体力。

（李 丹 周 赟）

第七节 血压测量

一、定义

血压是指血液在血管内流动时对单位面积血管壁产生的侧压力，一般指动脉血压。心脏收缩时，血液射入主动脉，此时动脉管壁受到较大压力，达到的最高值称为收缩压；当心脏舒张时，动脉管壁弹性回缩产生的压力，推动血液继续向前流动，这时的最低血压称为舒张压；收缩压与舒张压两者之间的差称为脉压。

血压的单位一般是以毫米汞柱（mmHg）和千帕（kPa）表示，两者之间可以换算，1kPa＝7.5mmHg。

二、正常血压的标准

一般测量肱动脉血压为标准，正常成年人安静状态下的血压范围比较稳定，其正常范围是收缩压在90～140mmHg（12.0～18.7kPa），舒张压在60～90mmHg（8.0～12.0kPa），高于这个范围就可能是高血压或临界高血压，低于这个范围就可能是低血压。

理想而安全的血压：收缩压（高压）低于120mmHg，舒张压（低压）低于80mmHg。

我国采用国际上统一的高血压诊断标准，即收缩压≥140mmHg和（或）舒张压≥90mmHg，即可诊断为高血压。

三、血压的生理变化

1.年龄与性别　血压有随年龄增长而逐渐增高的趋势，并以收缩压升高更为显著。中年以前女性血压略低于男性，中年以后差别较小。

2.昼夜和睡眠　通常清晨血压最低，然后逐渐增高，至傍晚血压最高，睡眠不佳时血压可偏高。

3.环境　在寒冷环境中血压可升高，高温环境下血压可略下降。

4.体位　立位血压高于坐位，坐位血压高于卧位，这种情况与重力引起的代偿机制有关。

5.部位　一般右上肢血压高于左上肢10～20mmHg，下肢收缩压比上肢高20～40mmHg。

6.其他　情绪激动、紧张、恐惧、剧烈运动、疼痛等均可导致收缩压升高，舒张压一般无变化。饮酒、摄盐过多、应用药物等对血压也有影响。

四、操作过程

（一）汞柱式血压计

1.上肢（肱动脉）测量

（1）取舒适体位，卷袖，露出手臂，手掌向上，肘部伸直，外展45°。无论采取何种体位，均应使汞柱“0”点与肱动脉、心脏处于同一水平。卧位时平腋中线，坐位时平第4肋。

（2）放稳血压计，打开血压计汞槽开关。排尽袖带内空气，袖带平整地缠于上臂中部，下缘距肘窝2～3cm，松紧以放进一指为宜。

（3）听诊器胸件放在肱动脉搏动最强处固定，一手固定，另一手握加压气球，关气门，注气至肱动脉搏动音消失时再升高20～30mmHg。

（4）缓慢放气，速度以汞柱每秒下降4mmHg为宜。

（5）注意汞柱刻度和肱动脉声音的变化。听诊器出现的第一声搏动音，此时汞柱所指的刻度，即为收缩压；继续缓慢放气，当搏动音突然变弱或消失，汞柱所指的刻度即为舒张压。

（6）测量结束，排尽袖带内余气，拧紧压力活门，整理后放入盒内；血压计盒盖右倾45°，使汞全部流回槽内，关闭汞槽开关，盖上盒盖，平稳放置。

（7）分数式表示：收缩压/舒张压mmHg，例如，120/80mmHg。当变音与消失音之间有差异时，两读数都应记录收缩压/变音/消失音mmHg，例如，120/80/60mmHg。

2.下肢（腘动脉）的测量

（1）患者取俯卧位或仰卧位。

（2）患者卷裤腿，卧位舒适。

（3）袖带缠于大腿下部，下缘距腘窝3～5cm，听诊器置腘动脉搏动最明显处。

（4）其余操作同肱动脉。

（5）记录应表明下肢血压。

（二）电子血压计

1.取坐位测量时，要保持端正的坐姿，身体放松，不要讲话，肘部不能离开桌面，使血压计与心脏保持在同一水平位置。

2.挽高上臂衣袖，血压计袖带缚于上臂，其“Δ”标记应对准肱动脉处；袖带的下缘应在肘窝上2～3cm，松紧以能插入一指为宜。

3.上臂与心脏保持同一水平。冬日注意保暖防止颤动。

4.让身体松弛，等呼吸平稳后轻按开关按钮即可进行测量。

5.自动测压过程，患者不能有动作，否则因肌肉运动，可使测量血压失败。

（三）腕式血压计

1.左手手心向上（一般机器默认设定为左手测量），血压计屏幕向上，将腕带套在手腕上，腕带边缘置于距腕关节1cm处。

2.请注意手腕无佩戴其他物品。

3.将腕带下端拉紧，贴手腕卷上。

4.正坐于桌前，左手手心向上自然放松，使腕带与心脏在同一高度。

5.按开始键进行测量。

五、操作指导

（一）操作前

1.测量血压之前首先要患者做好准备：体位舒适，情绪稳定。

2.测量前有吸烟、运动、进食、情绪变化等，先休息15～30min后再测量。

3.检查血压计玻璃管有无破损，汞有无漏出，加压气球、橡胶管有无老化、漏气，听诊器是否完好。

4.注意汞柱开关测量前要打开。

5.排除影响血压的因素袖带过宽使大段血管受压，致搏动音在到达袖带下缘之前已消失，故测得血压值偏低。袖带过窄测得的血压值偏高。袖带过紧使血管在未充气之前已受压，测得血压值偏低，袖带过松测得血压值偏高。

（二）操作中

1.测量血压应做到四定：定时间、定部位、定体位、定血压计。

2.血压听不清或异常时，应重测。先驱尽袖带内空气，使汞柱降至“0”点，稍等片刻后再测量，必要时做双侧对照。

3.充气不可以过猛、过高，防止汞外溢；放气不可过快，否则会造成6～8mmHg的误差。

4.偏瘫、肢体外伤、手术患者测量健肢。

（三）操作后

1.测量后要将汞柱倾斜45°，使汞全部流回槽内再关闭。否则会引起汞外漏。汞不但对人体有毒，而且汞减少可造成测压不准。

2.定期检测、核对血压计。电子血压计应经常与汞柱血压计校准。电子血压计要保证电池电量充足，如电子血压计使用干电池，当电池力不足时应及时更换电池。如血压计不常用，必须把电池取出。

3.使用腕式血压计测量时，手指不要用力，自然伸直，尤其不要握拳，否则造成测量值偏高。应保持腕带与心脏在同一高度上，请勿用另一只手托住腕带，否则会造成误测。测量时稳定的支撑手肘，防止身体移动。

（四）日常生活指导

1.收缩压小于130mmHg或舒张压小于85mmHg，年龄大于35岁，每个月测量血压1次，目的在于及时了解血压水平，及早发现血压的异常变化，并采取相应的措施，使血压保持在正常范围内。

2.收缩压在130～140mmHg、舒张压在85～90mmHg，每周测量血压1次，及早发现血压的异常变化，便于采取积极的措施，改善不良的生活方式，纠正危险因素，如超重、膳食中盐量摄入过多、运动水平较低、饮酒等，使血压保持在正常水平。

3.高血压患者每天测量血压1次，及时发现异常改变，采取治疗措施，并积极改善不良的生活方式，将血压控制在稳定的水平。

（金延春　崔祥宇）

第八节　周围静脉压测定

一、定义

周围静脉压是指在外周大静脉测得的相当于右房水平的静脉血压，用来判断右心功能、回心血量和静脉回流等情况。它不同于中心静脉压，其测值可受静脉腔内瓣膜及其他机械因素影响，不能确切反映心功能、血容量情况，但测定方法简便易行，可作参考，临床常用肘静脉测量。

二、适应证

右心衰竭，缩窄性或渗出性心包炎，阻塞性肺气肿、上腔静脉受压或血栓形成，休克、晕厥。

三、禁忌证

严重出血倾向及局部有皮肤软组织感染。

四、正常值

肘静脉压正常值为0.30～1.42kPa（30～145mmH_2O），平均值0.97kPa（99mmH_2O）。

五、临床意义

1.右心衰竭、心包积液、缩窄性心包炎、上腔静脉阻塞综合征、阻塞性肺气肿，静脉压均可增高。

2.低血容量或低血容量性休克时，静脉压降低。

3.重复测定静脉压力可用于评价心力衰竭的治疗效果。

六、操作过程

1.取平卧位，如有呼吸困难，取半卧位。

2.将带有刻度的测压玻璃管先用1～2ml的肝素溶液冲洗，向管内注满生理盐水。

3.患者上肢外展45°，常规消毒，用连有测压管的针头刺入肘正中静脉，固定好针头。观察管内水柱的高度。

4.测压时，测压玻璃管应维持于垂直位。其下端零刻度点应与右心房最低位平行。即半卧位时零刻度点与第4肋骨同高；卧位时零刻度点在腋中线上，此时管内水柱的高度即为静脉压。

5.拔出针头，以无菌棉球压迫穿刺处并以胶布固定，嘱患者屈肘片刻，以防出血。

6.协助患者穿好衣服，整理用物，洗手。

七、操作指导

1.操作前

（1）操作前安慰患者，告知患者检查的必要性和意义。

（2）指导患者安静卧床休息15min，呼吸均匀，使全身肌肉放松，以免肌肉紧张影响测定结果。

（3）指导患者脱下衣袖，尽量避免咳嗽，以免阻碍静脉回流使压力升高。

2.操作中

（1）测压管保持垂直位，零点与右心房中心在同一水平，若有体位改变应调整。

（2）保持安静，勿移动肢体。

（3）如有不适，及时提出。

3.操作后

（1）卧床休息，如有不适及时通知医师。

（2）周围静脉压测定与常规静脉穿刺相似，操作相关的并发症较少且轻微，可能的并发症包括局部感染、静脉血栓形成或血栓性静脉炎等。

（陈亚婷　张云梅）

第6章

心血管系统急危重症的紧急处理及护理配合

第一节　心搏骤停的紧急处理及护理配合

一、定义

心搏骤停是指心脏泵血功能的突然停止。医学论坛强调“黄金8分钟”，心搏骤停发生后，由于脑血流的突然中断，10s左右患者即可出现意识丧失，30s出现全身抽搐，45s瞳孔散大，60s自主呼吸逐渐停止，3min开始出现脑水肿，6min开始出现脑细胞死亡，8min“脑死亡”“植物状态”，因此时间是挽救生命的关键。

心脏性猝死是指急性症状发作后1 h内发生的以意识骤然丧失为特征的，由心脏原因引起的自然死亡。

二、病因

主要是心脏器质性病变，导致心搏骤停的心脏病中以急性冠状动脉综合征最多见，其他，如瓣膜病变、心肌病、高度房室传导组滞、某些先天性心脏病等也可以引起心搏骤停。

心脏外疾病引起心搏骤停的原因，如呼吸系统疾病、神经系统疾病等。其直接原因最常见的是心室颤动，其他直接使心室骤停的为室性逸搏心律、心电-机械分离等。

三、临床表现

心脏性猝死临床可分为前驱期、终末事件期、心搏骤停期与生物学死亡期4个时期，不同患者各期表现有明显差异。

1.前驱期　在猝死前数天至数月，有些患者可出现胸痛、气促、疲乏、心悸等非特异性症状，亦可无前驱表现。

2.终末事件期　指心血管状态出现急剧变化到心搏骤停发生前的一段时间，

自瞬间至持续1h不等。典型表现包括严重胸痛、急性呼吸困难、突发心悸或眩晕等。

3.心搏骤停期　患者突然意识丧失，伴有局部或全身性抽搐。呼吸断续，呈叹息样或短促痉挛性呼吸，随后呼吸停止。皮肤苍白或发绀，瞳孔散大。由于尿道括约肌和肛门括约肌松弛，可出现尿、便失禁。

4.生物学死亡期　从心搏骤停至发生生物学死亡时间的长短取决于原发病的性质，以及心搏骤停至复苏开始的时间。心搏骤停发生后，大部分患者将在4～6min开始发生不可逆脑损害，随后经数分钟过渡到生物学死亡。

四、紧急处理及护理配合

心搏骤停的生存率很低，抢救成功的关键是尽早进行心肺复苏（CPR）和复律治疗。心肺复苏又分基础生命支持（BLS）和进一步生命支持（ALS）：基础生命抢救主要是胸外按压、开放气道和人工呼吸，目的是提供大脑最低限度的血液供应。进一步抢救生命需用的器械和药物，如气管插管，直流电非同步除颤，使用肾上腺素、阿托品等药物，以利心脏恢复搏动。

（一）初级心肺复苏

1.胸外按压（Circulation，C）　患者仰卧于硬质平面，救助者跪在其旁。若胸外按压在床上进行，应在患者背部垫以硬板。用一只手掌置于胸骨下1/3交界处或双乳头与前正中线交界处，另一只手平行叠加之上，保证手掌根部横轴与胸骨长轴方向一致，手指锁住，交叉抬起。按压时上半身前倾，腕、肘、肩关节伸直，垂直向下用力，保证手掌用力在胸骨上，借助上半身的重力进行按压，使胸骨下陷至少5cm，但应避免超过6cm。按压频率为100～120次/分，压下与松开的时间基本相等，放松时双手不要离开胸壁。按压中减少中断，建立人工气道或者进行除颤除外（图6-1）。

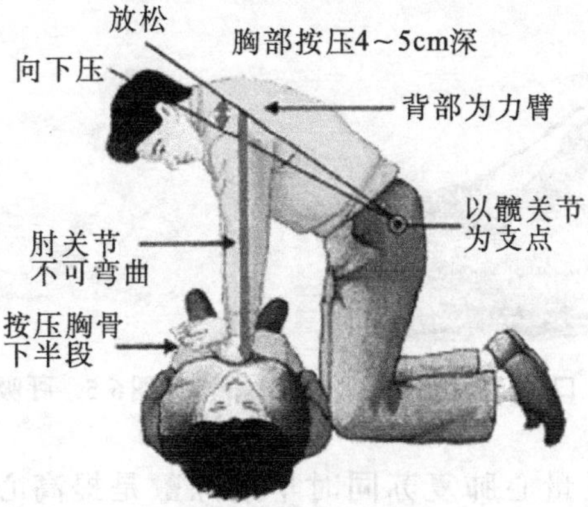

图6-1　胸外按压

胸外按压的并发症：肋骨骨折、气胸、血胸、心包积液、心包压塞、肺挫伤、肝挫伤、脂肪栓塞。

2. 开通气道（Airway, A） 开放气道应先去除气道内异物，将活动义齿取下。舌根后坠和异物阻塞是造成气道阻塞最常见原因。可采用仰头抬颏法：施救者将一手小鱼际置于患者前额部，用力使头部后仰，另一手置于患者下颏骨骨性部分向上抬颏。使下颌尖、耳垂连线与地面垂直。若怀疑颈椎损伤，开放气道应用托颌法（图6-2，图6-3）。

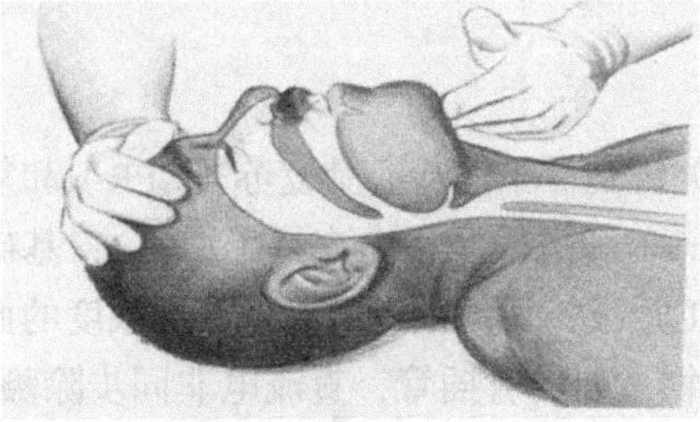

图6-2 仰头抬颏法

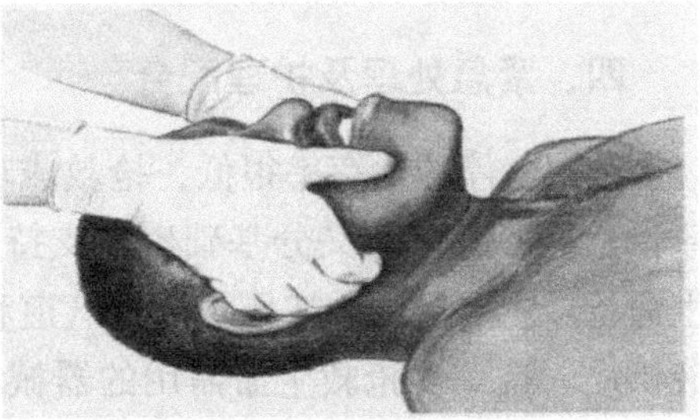

图6-3 托颌法

3. 人工呼吸（Breathing，B） 开放气道后，立即实施人工呼吸。气管内插管是建立人工通气的最好方法。当时间或条件不允许时，可以采用口对口、口对面罩呼吸和呼吸囊辅助呼吸法。口对口呼吸、口对面罩呼吸是快捷有效的通气方法。在保持患者仰头抬颏前提下，施救者用一手捏闭鼻孔（或口唇），吸一口气（正常吸气即可），用口唇把患者的口全部罩住，然后快速吹气，每次吹气时间持续1s以上，连续2次，保证足够的潮气量使胸廓起伏。无论是单人还是双人进行心肺复苏时，按压：通气比值为30 ： 2。上述通气只是临时性抢救，应争取立即气管内插管，以呼吸囊或人工呼吸机进行辅助呼吸与输氧，纠正低氧血症（图6-4，图6-5）。

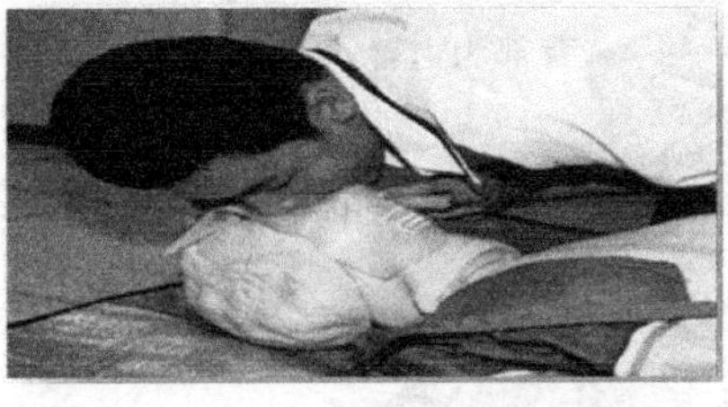

图6-4 口对口呼吸

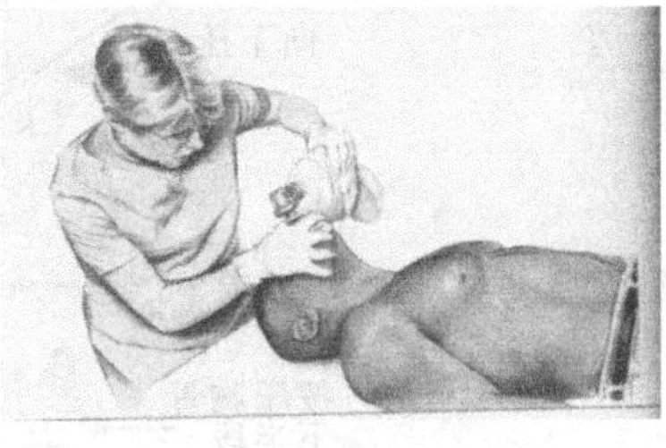

图6-5 呼吸囊辅助呼吸

4. 电除颤 高质量心肺复苏同时早期除颤是提高心搏骤停存活率的关键。如果任何施救者目睹发生院外心搏骤停且现场有除颤仪，应从胸外按压开始心肺复苏，并尽快使用除颤仪。但对于有心电监护的患者，从心室颤动到给予电击的时间不应超过3 min，并且应在等待除颤器就绪时进行心肺复苏（图6-6）。

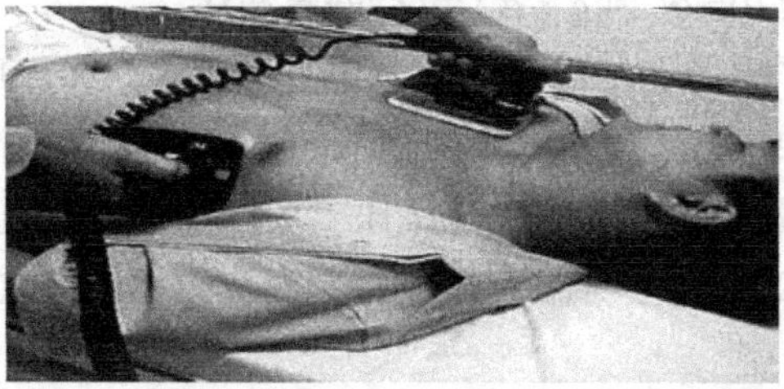

图6-6　电除颤

（二）高级心肺复苏（advanced life support，ALS）

心肺复苏后早期救治及主要目标是维护及优化自主循环恢复后患者心肺功能和重要器官的灌注，转运至适合医院的监护病房，应用辅助设备、特殊技术等建立更为有效的通气和血供循环，进行进一步生命支持。主要措施包括气管插管建立通气；除颤转复心律成为血流动力学稳定的心律；建立静脉通路并应用必要的药物维持已恢复的循环；心电图、血压、脉搏血氧饱和度、呼气末二氧化碳分压测定等必须持续监测，必要时还需要进行有创血流动力学监测，如动脉血气分析、动脉压、中心动脉压、肺动脉压等。

1.通气与氧供　充分通气的目的是纠正低氧血症，给予吸入氧浓度100%。院外患者通常用呼吸囊辅助呼吸维持通气，医院内患者常用呼吸机，潮气量为6～7ml/kg或500～600ml，然后根据血气分析结果进行调整。

2.电除颤、复律与起搏治疗　心脏骤停时最常见的心律失常是心室颤动。及时的胸外按压和人工呼吸虽可部分维持心脑功能，但极少能将室颤转为正常心律，而迅速恢复有效的心律是复苏成功至关重要的一步。终止室颤最有效的方法是电除颤，时间是治疗室颤的关键，每延迟除颤1min，复苏成功率下降7%～10%。心脏停搏与无脉电活动电除颤均无益。

3.药物治疗　心搏骤停患者在进行心肺复苏时应尽早开通静脉通道。首选周围静脉（肘前静脉或颈外静脉，新生儿选脐静脉），次选中心静脉（颈内静脉、锁骨下静脉和股静脉），手部或下肢静脉效果较差尽量不用。如果静脉穿刺无法完成，某些复苏药物可经气管给予。

（1）肾上腺素：是CPR的首选药物，能使心肌收缩力加强、兴奋性增高，传导加速，心排血量增多，对冠状动脉和骨骼肌血管有扩张作用。常规给药方法是静脉推注，1mg，每3～5min重复1次，可逐渐增加剂量至5mg。

（2）胺碘酮（可达龙）：是常用抗心律失常药物。因其能延长动作电位时程和有效不应期，减慢传导性，减低自律性，对治疗心房扑动、心房颤动和室上性心动过速的效果较好。2～3次除颤加CPR及肾上腺素之后仍然是室颤/无脉室速可考虑给予胺碘酮150mg缓慢静脉注射≥5min，如无效，可重复给药总量达500mg，随后胺碘酮10mg/（kg·d）维持静脉滴注。

（3）多巴胺：严重低血压可以给予去甲肾上腺素、多巴胺或多巴酚丁胺。多巴胺能激动α受体和β受体及外周靶细胞上的多巴胺受体。治疗剂量激动血管的α受体，使皮肤黏膜血管收缩，升高血压。大剂量较显著地收缩血管和兴奋心脏，使外周阻力升高，血压明显上升。常用剂量为多巴胺200mg＋9%生理盐水50ml持续静脉泵入。

（4）阿托品：缓慢性心律失常、心室停顿的处理不同于室颤，应设法稳定自主心律或起搏。若有条件，缓慢性心律失常施行临时性人工心脏起搏。常用药物为肾上腺素及阿托品。阿托品为阻断M胆碱受体的抗胆碱药，能解除平滑肌的痉挛（包括解除血管痉挛，改善微血管循环）；抑制腺体分泌；解除迷走神经对心脏的抑制，使心率加快；兴奋呼吸中枢。通常给予2mg静脉推注。

（5）利多卡因：具有降低自律性、缩短动作电位时程和相对延长有效不应期、改变传导性的药理作用，主要用于治疗室性心律失常。用法用量为50mg或25mg静脉推注。

（6）碳酸氢钠：主要用途为预防出现酸中毒。对于心搏骤停或复苏时间过长者，或早已存在代谢性酸中毒、高钾血症患者可适当补充。可给予50ml静脉推注或125ml静脉快速滴注。

五、复苏后指导

1.休息与睡眠：患者神志清醒后，体力消耗大，加上脑组织存在不同程度的缺氧，应保持病室安静，减少不必要的探视和情绪波动，保证患者的休息和睡眠。

2.饮食：抢救期间禁食；昏迷患者肠功能恢复给予鼻饲；恢复期给予流质饮食。少食多餐，不宜过饱。进食低盐、低热量、易消化、高维生素、不产气食物。

3.戒烟限酒：患者清醒后，短期内不易饮酒，以免增加心脏负担，防止再次发生心搏骤停；尽量戒烟，建立良好的生活习惯。

4.保持口腔和皮肤清洁卫生，防止口腔感染和压疮的发生。

5.保持排便通畅，勿用力，必要时应用缓泻药。

6.注意保暖，避免受凉。指导患者及其家属使用热水袋时注意避免烫伤，可增加盖被。

7.积极治疗原发病，按时用药，如冠心病患者要随身携带速效救心丸、硝酸甘油等药物。

8.注意劳逸结合，预防上呼吸道感染，如感不适及时就诊。

9.指导家属掌握基本急救技能，当心搏骤停发生时，就地抢救。

六、国际心肺复苏最新指南变化与进展

2015年10月15日，美国心脏协会（AHA）在官方网站及杂志（Circulation）上公布了《2015心肺复苏指南（CPR）和心血管急救（ECC）指南更新》，以下为该指南的更新要点。

1.快速反应，团队协作：一旦发现患者没有反应，医护人员必须立即呼救同时检查呼吸和脉搏，然后再启动应急反应系统或请求支援。院内急救应以团队形式实施心肺复苏：早期预警系统、快速反应小组（RRT）和紧急医疗团队系统（MET）。

2.AHA成年人生存链分为两链：一链为院内急救体系，另一链为院外急救体系（图6-7）。

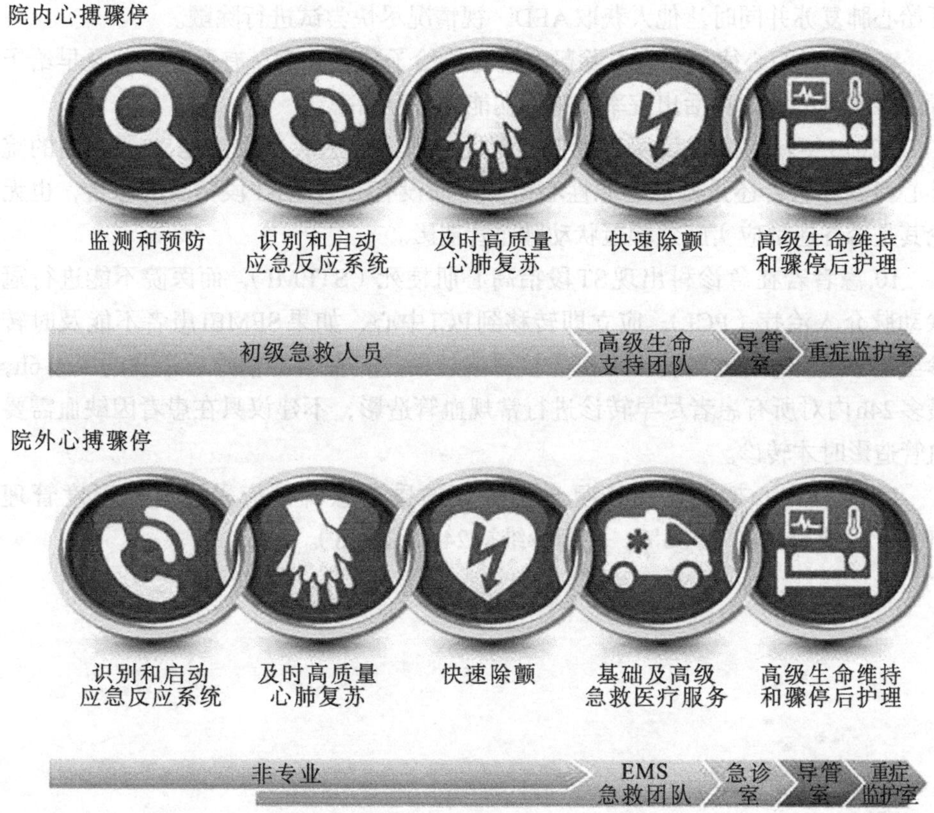

图6-7　AHA成年人生存链

3.首次规定按压深度的上限：在胸外按压时，按压深度至少5cm，但应避免超过6cm。2015年新指南认为按压深度不应超过6cm，超过此深度可能会出现并发症，但也指出大多数胸外按压不是过深，而是过浅。对于儿童（包括婴儿至青春期开始的儿童），按压深度胸部前、后径的1/3，大约相当于婴儿4cm、儿童5cm。对于青少年即应采用成年人的按压深度，即5～6cm。

4.按压频率规定为100～120次/分。2015年新指南指出，在心肺复苏过程中施救者应该以适当的速率（100～120次/分）和深度进行有效按压，同时尽可能减少胸部按压中断的次数和持续时间。规定胸部按压在整个心肺复苏中的目标比例为至少60%。

5.为保证每次按压后使胸廓充分回弹，施救者在按压间隙不能倚靠在患者胸壁上。

6.无论是否因心脏病所导致的心搏骤停，医护人员都应提供胸外按压和通气。

7.关于先除颤还是先胸外按压的问题，2015年新指南建议当可以立即取得体外自动除颤器（AED）时应尽快使用除颤器。当不能立即取得AED时，应立即开始心肺复苏并同时让他人获取AED，视情况尽快尝试进行除颤。

8.当患者的心律不适合电除颤时应尽早给予肾上腺素。有研究发现及早给予肾上腺素可以增加存活出院率和神经功能完好存活率。

9.2015年新指南建议所有疑似心源性心搏骤停患者，无论是ST段抬高的院外心搏骤停患者还是疑似心源性心搏骤停而没有心电图ST段抬高的患者，也无论其是否昏迷都应实施急诊冠状动脉血管造影。

10.患者若在急诊科出现ST段抬高心肌梗死（STEMI），而医院不能进行冠状动脉介入治疗（PCI），应立即转移到PCI中心，如果SEMEI患者不能及时转诊至能够进行PCI的医院，可以先接受溶栓治疗，在溶栓治疗后最初的3～6h，最多24h内对所有患者尽早转诊进行常规血管造影，不建议只在患者因缺血需要血管造影时才转诊。

11.所有在心搏骤停后恢复自主循环的昏迷患者都应采用目标温度管理（TTM），选定在32～36℃，并至少维持24h（图6-8）。

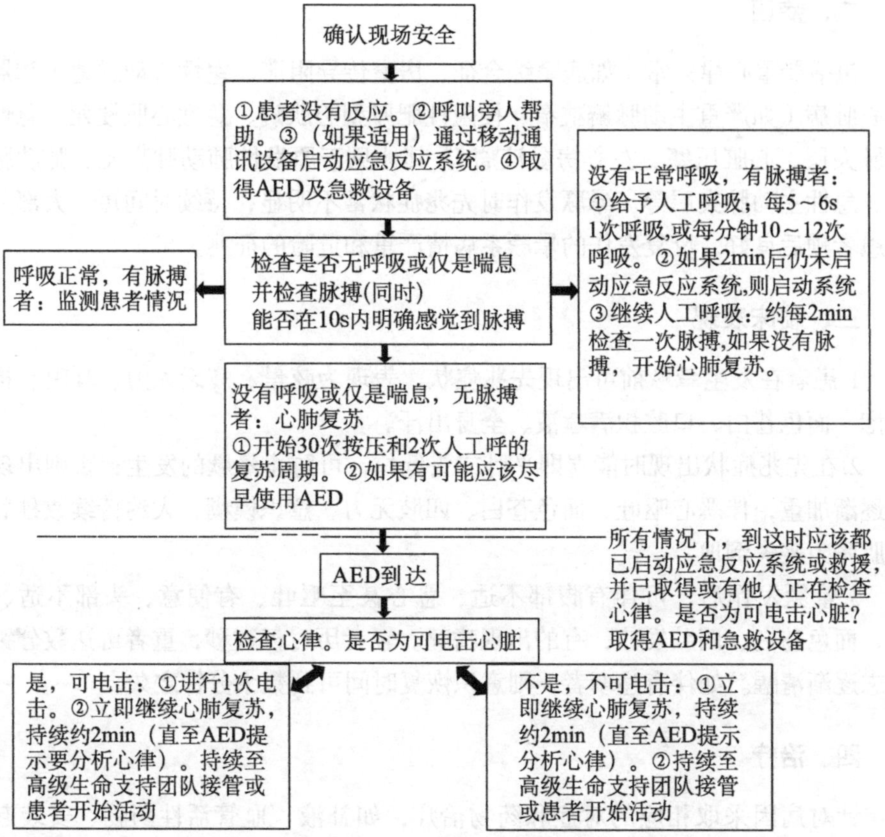

图6-8 BLS医务人员成年人心搏骤停流程（2015版）

（黄 霞 张云梅）

第二节 心源性晕厥的紧急处理及护理配合

一、定义

心源性晕厥是由于心排血量骤减、中断或严重低血压而引起脑供血骤减或停止而出现短暂的意识丧失，常伴有机体张力丧失而不能维持一定的体位。

近乎晕厥指一过性黑矇，机体张力降低或丧失，但不伴意识丧失。心脏供血暂停3s以上可发生近乎晕厥；5s以上可发生晕厥；超过10s则可出现抽搐，称阿-斯综合征。

二、病因

包括严重心律失常（如病窦综合征、房室传导阻滞、室性心动过速）和器质性心脏病（如严重主动脉瓣狭窄、梗阻性肥厚型心肌病、急性心肌梗死、急性主动脉夹层、心脏压塞、左心房黏液瘤）。其他见于原发性肺动脉高压、肺动脉栓塞、急性主动脉夹层等。晕厥发作时先兆症状常不明显，持续时间短。大部分晕厥患者预后良好，反复发作的晕厥系病情严重和危险的征兆。

三、临床表现

1.患者在发生晕厥前可出现先兆症状。表现为眩晕、疲乏无力、耳鸣、神志恍惚、面色苍白、口腔积满唾液、全身出汗。

2.在先兆症状出现时能立即平卧或头低位，可防止晕厥的发生；否则出现眩晕逐渐加重，伴恶心呕吐、面色苍白、四肢无力、意识模糊，大约持续数秒后全身肌张力丧失倒地。

3.晕厥发作后，可伴有腹部不适、恶心甚至呕吐、有便意、头部不适、出汗、面色苍白、四肢发凉，有的出现嗜睡。轻者历时仅数秒，重者可达数分钟后神志逐渐清醒。如伴有痉挛者，则意识恢复时间可到数十分钟之久。

四、治疗

针对病因采取相应的对症和药物治疗，如补液、血管活性药物、安装起搏器、ICD、射频消融等。常用提高心率的药物有阿托品、麻黄碱、异丙肾上腺素等。

五、紧急处理及护理配合

一旦发生晕厥，最有效、最简便的方法是采取平卧体位处理。因为晕厥时患者心排血量不足引起脑组织暂时缺血，若立即使其采取平卧体位，或头稍放低、足略抬高的体位，能改善脑部血液供应。同时，解开患者衣领、腰带，头转向一侧，保持呼吸道的通畅。可用手指按压人中、百会、内关、涌泉等穴位，向面部喷少量凉水或额头上置凉湿毛巾，可以帮助清醒。注意保暖，勿喂食。

心源性晕厥最常见的是严重房室传导阻滞，发病突然，病情险恶，可致心脏骤停，应立即做胸外心脏按压；患有高度主动脉瓣狭窄者，在劳动时容易发生晕厥，应迅速采取半卧位，此种体位能使晕厥较快消失。

六、预防及健康教育

1.*休息与活动*　清醒后不马上站立，症状好转后逐渐起立行走；有头晕、晕厥发作或曾有跌倒病史者应卧床休息，外出携带折叠椅；尽量避免单独外出，防止外伤。

2.饮食指导　少食多餐，食物宜清淡易消化，保证摄入足够蛋白质、维生素的摄入。

3.避免诱因　避免剧烈活动、情绪激动或紧张、快速改变体位等，一旦有头晕、黑矇等先兆立即平卧，以免跌伤。

4.避免意外伤害　卧室铺地毯，厕所和浴室覆盖橡皮布；室外活动适宜在草地或土地上进行。

5.其他　指导患者明确所患疾病及常用药物的作用和副作用，按时服用药物。

（魏丽丽　刘娅楠）

第三节　高血压危象的紧急处理及护理配合

一、定义

高血压危象指短期内血压急剧升高，舒张压超过120mmHg并伴有一系列严重症状，甚至危及生命的临床表现。

二、临床表现

因紧张、疲劳、寒冷、嗜铬细胞瘤发作、突然停服降压药等诱因，小动脉发生强烈痉挛，血压急剧升高，影响重要脏器血液供应而产生的危急症状。可见于各型高血压，也可发生在过去血压完全正常者。高血压危象是以舒张压突然升高达120mmHg以上或更高为特征，收缩压相应升高达250mmHg以上，同时出现头痛、烦躁、心悸、多汗、恶心、呕吐、面色苍白或潮红、视物模糊等症状。

三、紧急处理及护理配合

高血压危象可危及患者生命，主要治疗措施是积极降低血压，使之降至较安全水平，以防止严重并发症的发生，但短时间内血压急骤下降，有可能使重要器官的血流灌注明显减少，应逐步控制性降压。

（一）降压原则

开始24h内将血压降低20%～25%，48h内血压不低于160～100mmHg；如果发现有重要器官的缺血表现，降压幅度应更小些。随后的1～2周将血压降至正常水平。脑出血患者实施血压监控与管理，不实施降压治疗。只有血压＞200/130mmHg，才在严密监测下进行降压，血压控制目标不低于160/100mmHg。

急性冠状动脉综合征主要是舒张压升高，可能与疼痛和心肌缺血的应急反应有关，可选择地尔硫䓬或硝酸甘油静脉滴注，降血压目标是疼痛消失，舒张压＜100mmHg。

急性左心衰竭应该选择有效减轻心脏前后负荷而又不加重心脏负担的硝普钠或硝酸甘油，同时加用袢利尿药。

肾功能正常，无脑血管病或冠心病者则血压可降至正常；如年龄在60岁以上或伴有冠心病、脑血管病、肾功能不全，降压过快可导致心、脑、肾供血不足。因此，开始时降压药剂量宜小，同时加口服降压药，单一药物无效即考虑联合用药。

（二）治疗方法

1.*合理选择降压药物* 高血压危象优先选择的药物要求起效迅速，短时间内达到最大作用；作用持续时间短，停药后作用消失较快；不良反应小，最好不明显影响心率、心排血量和脑血流量。硝普钠、硝酸甘油、尼卡地平、地尔硫䓬等注射液比较理想。多数情况下，硝普钠是首选药物。

2.*采用正确的给药方法* 高血压危象应持续静脉滴注短效降压药物，根据血压水平调整给药速度和剂量。静脉给药1～2d，或待血压稳定达标、急性靶器官损害缓解后，可加用口服药物，然后逐渐停用静脉制剂而维持口服药，以使血压长期稳定。降压药剂量起初宜小量，逐步增量，经1～2周使血压达到正常水平，可增加患者对降压治疗的耐受性和顺从性。

3.*绝对卧床休息* 抬高床头，避免一切不良刺激和不必要的活动，协助生活护理。

4.*防止靶器官损害及对症治疗* 高血压脑病时加用脱水药甘露醇、呋塞米防治脑水肿；惊厥者给予肌内注射苯巴比妥钠、地西泮、水合氯醛灌肠等镇静镇惊；合并急性左心衰竭时给予强心、利尿及扩血管治疗，选用硝普钠最为理想；合并氮质血症者，给予血液透析治疗。

四、预防及健康教育

1.家中常备血压计、听诊器、常用降压药和硝苯地平等心血管病急救用品，有条件的还可添置氧气筒或制氧机，指导家庭成员掌握正确的测量血压的方法和急救技术。

2.避免诱因。高血压危象大多都是在情绪激动、劳累过度、生活不规律、自行停药、气候变化骤冷骤热等诱因下发生的，但也有无诱因的也要引起注意。

3.一旦出现高血压危象的症状，血压急剧升高，指导患者保持安静，避免躁动，平卧休息。如果有条件应该立即给予吸氧、硝苯地平（心痛定）或硝酸甘油舌下含服。烦躁不安者可口服地西泮2.5～5mg。硝苯地平可扩张周围的血管和冠状动脉，从而使血压下降。适用于各种病因引起的高血压急症，且降压作用迅速，常用剂量10～20mg舌下含服，5min内开始降压，30min后血压平均可下降40/25 mmHg，可维持3h以上，如果服药15min后效果不理想，可再服10mg。硝酸甘油可扩张周围血管及冠状动脉，尤适用于伴有心绞痛或胸闷者，常用剂量0.6～1.2mg舌下含服，3min起效，维持时间短，可重复使用。

4. 血压初步控制后应当尽快送往附近医院进一步处理。转送过程中要保证患者头部略高平卧，避免颠簸。在急救过程中，家属要保持镇静，能最大程度地保证患者情绪稳定，配合治疗。

5. 日常生活保持情绪的稳定，养成良好的生活习惯，遵医嘱按时按量服用降压药，急症是可以预防和避免的。

（崔　岩　王　斌）

第四节　急性心力衰竭的紧急处理及护理配合

一、定义

由于心脏功能异常而出现的急性临床发作。无论既往有无心脏病病史均可发生。临床上以急性左心衰竭较为常见，多表现为急性肺水肿或心源性休克，是临床最常见的急危重症之一，抢救是否及时合理与预后密切相关。

二、病因

1. 急性弥漫性心肌损害　如急性心肌炎，急性广泛性心肌梗死等。

2. 急性机械性阻塞　如严重的二尖瓣或主动脉瓣狭窄、二尖瓣口黏液瘤或血栓嵌顿、左心室流出道梗阻、严重高血压等。

3. 急性容量负荷过重　如急性心脏乳头肌功能不全、腱索断裂、瓣膜或室间隔穿孔、主动脉窦瘤破入心脏、静脉输血或输液过多过快等情况。

4. 急性心室舒张受限　如急性心包压塞、严重的快速性心律失常等。

三、临床表现

急性心力衰竭典型发作为突然出现的严重呼吸困难、呼吸频率30～40次/分、端坐呼吸、频发咳嗽、面色苍白、口唇发绀、大汗、常咳出泡沫样痰，严重者可从口腔和鼻腔内涌出大量粉红色泡沫痰，发作时心率、脉搏增快，心音低钝、心尖可闻及舒张期奔马律，血压开始升高，随后降至正常或低于正常。脉搏细速，两肺满布湿啰音和哮鸣音，此时心音常被肺部啰音所掩盖。

四、紧急处理及护理配合

1.体位　立即协助患者取坐位，双腿下垂，以减少静脉回流，减轻心脏前负荷。必要时可应用四肢轮流结扎法减少静脉回心血量，对缓解病情有一定的作用。

2.高流量给氧　给予高流量鼻导管吸氧，6～8L/min，对病情特别严重者应给予面罩给氧或采用无气管插管的通气支持，以上措施无法提高氧供时才使用气管插管。吸氧时在湿化瓶中加入20%～30%乙醇湿化，有助于使肺泡内泡沫表面张力降低而破裂、消失，增加气体交换面积。

3.迅速建立2条静脉通路并遵医嘱正确应用镇静、强心、利尿、扩血管、解痉等药物

（1）吗啡：吗啡5～10mg皮下注射或静脉注射，必要时间隔15min重复使用，共2～3次。吗啡可使患者镇静，同时扩张小血管而减轻心脏负荷，用时应注意患者有无呼吸抑制、心动过缓。呼吸衰竭、神志障碍、严重休克者禁用，年老体弱者应减量或改为肌内注射。

（2）快速利尿药：如呋塞米20～40mg静脉注射，可大量迅速利尿、降低心脏容量负荷，缓解肺淤血。注意严格记录尿量变化。

（3）血管扩张药：可选用硝普钠、硝酸甘油或酚妥拉明静脉滴注，每5min监测血压1次，有条件者应用微量泵持续泵入，根据血压调整剂量，维持收缩压在100mmHg左右，对原有高血压患者，降压幅度＜80mmHg。用血管扩张药要注意调节输液速度、监测血压变化，防止低血压的发生；硝普钠应现用现配，避光静脉滴注。

（4）洋地黄制剂：适用于快速心房颤动或已知有心脏增大伴左心室收缩功能不全者。常用毛花苷C 0.4mg稀释后静脉推注，速度宜缓慢，同时观察心率变化。

（5）氨茶碱：适用于伴支气管痉挛的患者。

4.病情监测　严密观察患者血压、心率、血氧饱和度、呼吸频率和深度、意识、精神状态、皮肤颜色及温度，肺部啰音的变化，检查血电解质、血气分析等，对安置漂浮导管者应监测血流动力学指标的变化，记出入量，以判断药物疗效和病情进展。

5.心理护理　留亲属陪伴，保持病室内安静。因恐惧或焦虑可导致交感神经系统兴奋性增高，使呼吸困难加重而加重病情。做好基础护理与日常生活护理。

五、预防及健康教育

1.避免过度劳累和精神刺激。

2.限制盐的摄入，低盐、高蛋白、多维生素、易消化饮食，注意少量多餐。

3.防止上呼吸道感染，气候转冷时要注意保暖，减少发作诱因。

4.针对病因，指导患者及其家属治疗原发病，如高血压急症所致急性左心衰竭，有效控制血压；瓣膜病则实施心瓣膜置换术；冠心病或先天性心血管畸形患者可考虑做介入或手术治疗。

5.告知患者在家里症状加重时，应立即送附近医院急救，分秒必争，不能延误。

（汲　芳　骆　梅）

第五节　介入治疗后血管迷走反射的紧急处理及护理配合

一、定义

血管迷走反射（vasovagal reaction，VVR）亦称血管抑制性（迷走性）晕厥或单纯性晕厥，主要机制是各种刺激因素作用于皮质中枢或下丘脑，使胆碱能自主神经的张力突然增加，引起心脏及小血管强烈性扩张，导致血压急剧下降，心率进行性减慢等一系列临床症状。迷走神经反射是介入治疗后较常见的并发症，其发生突然，进展迅速，严重威胁患者生命。

二、原因

1.*精神因素*　精神紧张是诱发迷走神经反射的重要原因。患者对治疗过程不了解，精神紧张、焦虑和恐惧等可以使体内儿茶酚胺释放，通过刺激β受体导致周围血管收缩、心肌收缩增强，刺激左心室内及颈动脉的压力感受器，这一代偿机制矛盾触发抑制反射，使迷走神经张力升高，反射性增强迷走神经活性，导致周围血管扩张和心率减慢。

2.*血容量不足*　术前限制饮食、饮水补液过少；术中出汗过多或失血过多；造影剂的渗透性利尿及脱水药物的应用等均可引起低血容量。血容量不足引起下丘脑视上核和室旁核神经元分泌血管加压素，导致血管平滑肌收缩，使血管对牵拉刺激敏感，易引起迷走神经反射。

3.*疼痛刺激*　局部麻醉不充分、拔出鞘管方法不当或压迫止血用力过大、加压包扎过紧等均可增加患者疼痛，通过外周感受器传入中枢神经部位（髓质），血管迷走神经兴奋性反射性增强，使血管扩张和心动过缓及血压下降，导致临床症状的发生。

4.*空腔脏器的扩张刺激*　术后多需制动12～24h，部分患者不习惯于床上排便、排尿而引起尿潴留；术后进食增加，可致胃肠道突然急骤扩张，压力感受器兴奋，反射性引起迷走神经兴奋，导致迷走神经反射性低血压的发生。

5.其他　局部血肿压迫。

三、临床表现

血压迅速下降（＜90/60mmHg），心率进行性减慢（＜50次/分），头晕、面色苍白、出汗、皮肤湿冷、恶心呕吐、呼吸减慢、躁动等，可伴有胸闷气短，严重可出现神志模糊、意识丧失等。

四、紧急处理及护理配合

1.立即取平卧或头低足高位，头偏向一侧，防止呕吐物误吸，引起窒息。

2.吸氧：给予中、高流量氧气吸入，4～6L/min。

3.立即建立静脉通道，并快速静脉滴注生理盐水、5%葡萄糖氯化钠注射液等，以扩充血容量，维持有效循环血容量。

4.血压明显下降者，应迅速静脉推注多巴胺10～20mg，继而以250ml生理盐水加多巴胺80～100mg持续静脉滴注，直至血压稳定。

5.心率明显减慢时，立即静脉注射阿托品0.5～1mg阻断迷走神经，1～2min心率无变化，可再追加0.5～1mg阿托品。

6.呕吐者给予甲氧氯普胺（胃复安）10mg肌内注射等。

7.及时解决穿刺部位疼痛、渗血、绷带包扎过紧等情况。

8.安慰患者，消除其焦虑心理。

五、预防及健康教育

1.心理干预：术前患者多有紧张、焦虑和恐惧心理，做好宣教工作，向患者介绍手术方法、过程、术中可能出现的并发症及设备情况等，消除患者思想顾虑及紧张情绪，对精神紧张的患者术前晚给予地西泮5mg口服，以保证充足的睡眠。

2.饮食指导：饮食以清淡、易消化食物为宜。术前一般不禁食，术前4h禁食，避免禁食时间过长，造成血容量不足；不能进食者，给予静脉补充液体，以葡萄糖液为主，以防低血糖；对于年老体弱、应用血管扩张药的患者尤其应注意补充水分，避免血容量不足引起迷走反射。术后1h应鼓励患者进食流食及饮水，如无胃肠道不适，可指导患者进食高蛋白、高维生素、低盐、低脂、易消化饮食，少量多餐，可预防血容量不足、低血压、低血糖反应而诱发血管迷走神经反射。

3.术前进行床上排尿、排便训练，避免术后因卧位不习惯而引起致尿潴留。

4.术前给予留置针静脉穿刺，勿在术肢穿刺。

5.术中穿刺力争一次成功，减少动脉损伤、出血及血肿。

6. 术后正确拔管、压迫止血

（1）拔管时动作轻柔，两侧股动脉同时有伤口时，严禁同时拔管、按压。

（2）以示指和中指按压15min压迫止血，局部无出血后，用止血加压器加压包扎，指压及加压器力度均以能触摸到足背动脉搏动为准。

（3）对于痛觉比较敏感者，拔管前可使用利多卡因局部麻醉，减少鞘管对血管壁的刺激，减轻压迫时产生的疼痛感，避免迷走反射的发生。若穿刺部位有出血或剧烈疼痛，应重新压迫止血包扎，避免出血，解除疼痛。

（4）拔管过程中及拔管后1h内，特别是10min内，给予心电监护，严密观察心率、血压、面色、精神状态及局部有无出血和血肿等情况，询问患者有无胸闷、恶心、出汗等，一旦出现及时给予处理。

7. 术后鼓励患者少量多次饮水，一般最初6～8h饮水1000～2000ml，可促进造影剂的排泄。忌一次性饮水过多，以免胃肠道及膀胱突然扩张导致迷走神经反射的发生。

8. 术后排尿困难、尿潴留者应及时导尿，但放尿速度不宜过快，以防膀胱排空过快引起迷走反射性低血压。

（赵　鸿　吴莹玉）

第六节　交感风暴的紧急处理及护理配合

一、定义

交感风暴是指在24h内发作2次或2次以上的室性心动过速和（或）心室颤动，引起严重血流动力学障碍而需要立即电复律或电除颤等治疗的急危重症，也称交感电风暴、室性心律失常风暴、儿茶酚胺风暴、埋藏式心脏转复除颤器（ICD）电风暴。

交感电风暴提示心电学极度不稳定，如不及时纠正，患者将很快死亡。研究表明，电风暴患者多为男性，冠心病占75%、扩张性心肌病占10%、其他心脏病占5%。

二、病因

交感风暴发生的根本原因是交感神经的过度兴奋，见于器质性心脏病，也可出现在非器质性心脏病。

1. 器质性心脏病　是交感电风暴最常见的原因。可见于急性冠状动脉综合征、心肌病、瓣膜性心脏病、先天性心脏病、急性心肌炎，以及各种心脏病引起的左心室肥大伴心功能不全。其中以急性冠状动脉综合征的电风暴发生率高。

2. 非器质性心脏病　主要指原发性离子通道病等遗传性心律失常及精神心理

障碍性疾病。遗传性心律失常包括长QT综合征、短QT综合征、Brugada综合征、儿茶酚胺敏感性多行性室性心动过速、特发性室性心动过速、家族性猝死综合征等。精神心理障碍性疾病包括极度愤怒、恐惧、悲痛、绝望等。此类患者交感电风暴发生率较高，可发生于任何时间。

3.置入ICD后　随着ICD/CRT-D置入数的增多，ICD电风暴已成为较为常见的并发症。

三、常见诱因

大多数交感电风暴都有一定的诱因，如应急状态、电解质紊乱、心力衰竭及心肌缺血等，但也有患者不能找到明确的促发因素。

四、临床表现

交感风暴常突然起病，病情凶险，急剧恶化，发生时心脏电活动出现急剧严重的紊乱，表现为快速室速和心室颤动反复发作，常需反复多次的电复律和电除颤，反复发作的时间间隔有逐渐缩短的趋势，每次心室颤动发作前窦性心率有升高的趋势；原来治疗室性心动过速有效的药物，如胺碘酮、普卡胺等变得无效或疗效不佳，并且常伴有发作性晕厥、血压急骤升高、呼吸增快、心率加快、发绀、抽搐等全身症状及相关原发病临床表现，如胸痛、劳力性呼吸困难、电解质紊乱、颅脑损伤等和心脏增大、心律失常等，甚至心脏停搏和坏死。患者多存在病因基础和诱因，例如急性冠状动脉综合征、电解质紊乱、心力衰竭、颅脑损伤、躯体或精神应激，以及遗传性心律失常等。

五、紧急处理及护理配合

1.尽快转复心律失常　在电风暴发作期，尽快进行电除颤和电复律是恢复血流动力学稳定的首要措施，其中对于心室颤动、无脉性室速、极速型多形性室速等患者更为重要。

2.纠正潜在的原因或触发因素　注意补钾和镁，尤其Q-T间期延长和低血钾（利尿药易致低钾）；最大限度地改善心功能的治疗；应积极改善心肌缺血。

3.抗心律失常药物治疗　抗心律失常药物的应用能有效协助电除颤和电复律控制心室电风暴的发作和减少心室电风暴的复发。

（1）β受体阻滞药（常选用美托洛尔）　为首选药物，可降低心源性猝死。静注β受体阻滞药为治疗心室电风暴的唯一有效方法，应尽可能地使用或加大此类药物的用量，抑制交感神经活性，并可与苯二氮类镇静药物合用。

（2）胺碘酮　能有效抑制室性心动过速/心室颤动，静脉使用胺碘酮可使大部分ICD电风暴患者在较短的时间内获得稳定。胺碘酮可和β受体阻滞药联合用于治疗交感风暴，若胺碘酮和β受体阻滞药无效可考虑应用利多卡因。

4.置入ICD及加强管理　置入ICD是目前及时纠治电风暴发作的最佳非药物治疗方法，特别对于无法去除或未能完全去除电风暴病因（如遗传性离子通道病等）的患者。凡有心性猝死病史者或者有室速、心室颤动者均为ICD置入的绝对适应证。对于已置入ICD发生电风暴的患者，应去除相关诱因，同时应酌情调整ICD的相关参数和抗心律失常药物。置入ICD患者发生交感风暴时应积极给予β受体阻滞药或β受体阻滞药联合胺碘酮治疗可以减少心室颤动发生。

5.射频消融治疗　射频消融技术在特发性单形性室速患者，具有相对较高的治愈率，可消除电风暴潜在的电生理学病理基础；而射频消融治疗主要是针对恶化为心室颤动的室早、室速进行消融，从而防止心室颤动对于特发性心脏病的电风暴。

6.其他治疗　近些年艾司洛尔在抑制交感风暴的优点逐渐被发现。它能迅速起效且在停药后短时间内其临床作用基本消失，可根据临床状况的变化及时调整剂量，尤其对于病情不稳定的患者具有较高的安全性。

六、预防及健康教育

1.积极治疗引发电风暴的心脏疾病，如急性冠状动脉综合征、心肌病、瓣膜性心脏病、先天性心脏病、急性心肌炎及Brugada综合征等。

2.预防引发电风暴的危险因素，如躯体创伤、精神创伤、代谢性酸中毒、电解质紊乱、剧烈运动及应激等。

3.摄入高营养、高热量、高维生素、含钾丰富清淡易消化饮食，少食多餐，以免加重心脏负担。含钾高的食物，如西红柿、芹菜、包心菜、黑木耳、橘子、香蕉、西瓜、山楂和猕猴桃等。限制浓茶、咖啡及饮酒。

4.保持排便通畅，多食水果、蔬菜及高纤维食品，腹部环形按摩，必要时应用缓泻药。

5.保持情绪稳定，积极抗焦虑、消除精神心理障碍常可使心室电风暴易于纠正和防止再发。

6.教会家属掌握心脏复苏等基本急救技能，便于电风暴发生时抢救。

7.遵医嘱用药治疗原发病，不可擅自停药或更改药物剂量，如遇病情变化及时就诊。

（冷　敏　崔亚暖）

第七节 ST段抬高型心肌梗死的紧急处理及护理配合

一、定义

急性冠状动脉综合征（acute coronary syndrome，ACS）是指冠状动脉内不稳定的动脉粥样斑块破裂或糜烂引起血栓形成所导致的心脏急性缺血综合征，即急性心肌缺血引起的一组临床症状。包括ST段抬高型心肌梗死与非ST段抬高型心肌梗死及不稳定型心绞痛（unstable angina，UA）。

二、临床表现

取决于冠状动脉粥样硬化病变造成管腔狭窄的程度、血栓形成造成管腔狭窄的程度、两者造成管腔狭窄所占的比例及两者造成管腔狭窄的总和，出现胸痛、胸闷、心律失常、心力衰竭甚至猝死。

三、紧急处理及护理配合

一旦确诊，应尽快、充分、持续开通“罪犯血管”，挽救心肌，挽救生命，时间就是生命，紧急血运重建是最有效的治疗。

1.紧急处理及护理配合

（1）保持安静，卧床休息，持续心电监测、血压监测、血氧饱和度和血气检测。

（2）吸氧：常规鼻导管吸氧2～4L/min，无并发症的患者吸氧时间为6h，尚无证据表明给氧6h以上仍有益。应当注意，高浓度给氧可能导致全身血管及冠状动脉收缩，而不利于心肌灌注，而且高流量给氧对合并慢性肺疾病患者也不利。

（3）立即给予拜阿司匹林300mg嚼服和氯吡格雷300mg口服。

（4）镇痛

①吗啡：首选吗啡3～5mg缓慢静脉推注，5～10min可重复应用，总量不应超过10～15mg。吗啡一直是缓解疼痛和焦虑的一线用药，它能够有效控制患者的焦虑与烦躁，降低自主神经活性，从而降低心肌耗氧，还有扩张血管而降低心脏前、后负荷的作用，其副作用有恶心呕吐、呼吸抑制和低血压。注意不同年龄和不同体重的人，吗啡的用量差异很大，如体重大的年轻患者，用量可达10～30mg。如出现明显的低血压和心动过缓，静脉注射阿托品0.5～1mg有助于改善吗啡引起的迷走神经过度兴奋。呼吸抑制可用纳洛酮拮抗。

②哌替啶：是人工合成的镇痛药。可给予50～100mg肌内注射，每6h可重

复1次，不良反应包括恶心、呕吐、直立性低血压、呼吸抑制等。不良反应可用纳洛酮拮抗。

③罂粟碱：对血管、支气管、胆管平滑肌有松弛作用。胸痛轻者可用30mg入液静脉滴注，每日90～120mg。

2.再灌注治疗及护理配合　包括溶栓治疗、经皮冠状动脉介入治疗（PCI）或冠状动脉旁路移植术的再灌注治疗，能使急性闭塞的冠状动脉再通，恢复心肌灌注，挽救缺血心肌，缩小梗死面积；从而改善血流动力学，保护心功能和降低病死率；已成为治疗ST段抬高型心肌梗死的首要急救措施，而且开始越早越好。详见急性心肌梗死溶栓治疗的健康教育指导和经皮冠状动脉介入治疗（PCI）的健康教育指导。

3.抗血小板、抗凝治疗　目前多用在溶栓治疗后，应给予辅助抗凝治疗。常用药物为肝素或低分子肝素，口服抗凝药物有阿司匹林或氯吡格雷等。详见急性心肌梗死溶栓治疗的健康教育指导和经皮冠状动脉介入治疗（PCI）的健康教育指导。

4.抗心肌缺血治疗　药物治疗是基础，如β受体阻滞药、硝酸酯类和血管紧张素转化酶抑制药，只要无禁忌证必须使用；另外，他汀类药物主张早用并长期维持。

（1）硝酸甘油：通过抗心肌缺血而镇痛和改善心功能的作用，可给予10～20μg/min持续静脉滴注。副作用有低血压，可以通过停药、抬高下肢、扩容或静脉推注多巴胺2.5～5mg纠正。尽管硝酸甘油可以缓解缺血性疼痛，但急性心肌梗死时的疼痛常不能用此药缓解，因此不应作为镇痛药替代吗啡。

（2）β受体阻滞药：适用于伴窦性心动过速和高血压的AMI患者，推荐3～5mg静脉缓慢推注，然后改为口服，能使心肌耗氧量降低，缩小梗死面积。AMI伴心力衰竭、低血压、心动过缓和房室传导阻滞者禁用。

四、预防及健康教育

1.发病24h内无论血流动力学是否稳定均应绝对卧床休息，24h后血流动力学稳定或无持续性心肌缺血的患者在床边洗漱、排便排尿。研究资料表明，卧床6h后患者的生理适应能力降低，长期卧床会失去心血管系统的正常反射。大多数患者出院后1周内就能恢复性生活，2周内就能恢复工作。

2.清淡饮食、少量多餐，降低脂肪和胆固醇的摄入，饱和脂肪酸不应超过总热量的37%，每天进胆固醇不超过200mg；伴有高血压或心力衰竭的患者应严格限制盐的摄入，每天5g左右。

3.保持排便通畅，避免排便用力，可常规口服缓泻药，3d未排便应及时灌肠通便。

4.放松精神，缓解焦虑情绪。因为心肌梗死后强烈的应激反应易出现精神症状，心理护理尤为重要。

5.日常生活指导

（1）改变不良生活方式，积极控制危险因素，包括降血压、降血脂和降血糖或治疗糖尿病，预防冠状动脉斑块的进展。

（2）改变不良生活习惯，如戒烟、不提倡过量饮酒；合理膳食，饮食应清淡少油腻，避免过饱；严格控制体重。

（3）适当运动，指导患者根据病情轻重、体质强弱、年龄大小、个人爱好等条件，选择能够长期坚持的项目，最好是步行、慢跑、打太极拳、练养生功、骑自行车等项目。

（4）坚持服药，提高服药的依从性。包括抗血小板（如阿司匹林）或双抗血小板（冠状动脉置入支架者，氯吡格雷）、抗心肌缺血（硝酸酯类、β受体阻滞药、Ca^{2+}拮抗药等）、抗神经内分泌因子（ACEL或ARBS，β受体阻滞药）和他汀类药物，外出应当携带舌下含服的硝酸甘油备用。

（5）定期随访。监测血常规、血生化和心肌缺血、心功能等。

（6）指导患者掌握有关心血管疾病预防和急救知识，一旦发病立即采取急救措施：①停止任何主动活动和运动；②立即舌下含服硝酸甘油1片（0.6mg），每5min可重复使用。若含服硝酸甘油3片仍无效则拨打急救电话，将其运送到附近医院救治。

（7）由于大多数心肌梗死患者心搏骤停易发生在出院后18个月以内，教会患者家属学会基本的心肺复苏术（CPR）。

（黄　霞　吴莹玉）

第八节　心源性休克的紧急处理及护理配合

一、定义

休克是由于各种原因导致的急性循环障碍，使周围组织血流灌注量严重不足（微循环障碍），以致各重要生命器官功能代谢发生严重障碍的全身性病理生理过程。按病因分类为低血容量性休克、感染性休克、心源性休克、过敏性休克、神经源性休克、内分泌性休克。心源性休克（cardiogenic shock）是心泵衰竭的极期表现，由于心脏排血功能衰竭，不能维持其最低限度的心排血量，导致血压下降，重要脏器和组织供血严重不足，引起全身性微循环功能障碍，从而出现一系列以缺血、缺氧、代谢障碍及重要脏器损害为特征的病理生理过程。心源性休克病死率极高，为70%～100%，及时有效的积极抢救可提高患者生存的概率。

二、病因

1.心肌收缩力极度降低　包括大面积心肌梗死（40%易发生心源性休克）、急性暴发性心肌炎（如病毒性、白喉性及少数风湿性心肌炎等）、心肌病、肌营养不良、药物性和毒性过敏性反应（如乙醇、奎尼丁等所致心肌损害）、心肌抑制因素（如严重缺氧、酸中毒、药物、感染毒素）、药物（如钙通道阻滞药、β受体阻滞药等）、心瓣膜病晚期、严重心律失常（如心室扑动或颤动）及各种心脏病的终末期表现。

2.心室射血障碍　包括多发性大面积肺梗死、乳头肌或腱索断裂、瓣膜穿孔所致严重的心瓣膜关闭不全、严重的主动脉口或肺动脉口狭窄。

3.心室充盈障碍　包括急性心包压塞、严重二尖瓣或三尖瓣狭窄、心房肿瘤（常见的如黏液瘤）或球形血栓嵌顿在房室口、心室内占位性病变、限制型心肌病等。

4.混合型　即同一患者同时存在两种或两种以上的原因，如急性心肌梗死并发室间隔穿孔或乳头肌断裂。

5.心脏直视手术后低排综合征　由于手术后心脏不能适应前负荷增加所致。

三、发病特点

1.由于心力衰竭心排血量急剧减少，血压降低；微循环变化的进展过程基本上和低血容量性休克相同，但常在初期因缺血缺氧死亡。

2.大部分患者由于应激反应和动脉充盈不足，使交感神经兴奋，小动脉、微动脉收缩，外周阻力增加，致使心脏后负荷加重；但有少数患者外周阻碍是降低的（可能是由于心室容量增加，刺激心室壁压力感受器，反射性地导致心血管运动中枢的抑制）。

3.交感神经兴奋，静脉收缩，回心血量增加，心脏不能及时有效地把血液输入动脉，因而中心静脉压和心室舒张期末容量和压力升高。

4.较早发生的肺淤血和肺水肿，这些变化又进一步加重心脏的负担和缺氧，促使心泵衰竭。

四、临床表现

（一）根据休克的发生发展过程可大致分为早、中、晚三期

1.休克早期　由于心室泵血功能下降，心排血量低，机体处于应激状态，交感神经兴奋性高，儿茶酚胺大量分泌入血。患者常表现为烦躁不安、恐惧和精神紧张，面色或皮肤稍苍白，肢端湿冷，大汗、心率增快，可有恶心、呕吐，血压正常甚至可轻度增高或稍低，脉压变小，尿量减少，但神志清醒。

2.休克中期　休克早期若不能及时纠正，则休克症状进一步加重，患者表情淡漠，反应迟钝、意识模糊或欠清，脉搏细速无力或未能扪及，心率常＞120次/分，收缩压＜80mmHg（10.64kPa）。甚至测不出，脉压＜20mmHg（2.67kPa），面色苍白发绀，皮肤湿冷发绀或出现大理石花纹样改变，尿量更少（＜17ml/h）或无尿。

3.休克晚期　可出现弥散性血管内凝血（DIC）和多器官衰竭的症状。前者可引起皮肤黏膜和内脏广泛出血；后者可表现为急性肾、肝和脑等重要脏器功能障碍或衰竭相应症状。

（二）按休克严重程度大致可分为轻、中、重和极重度休克

1.轻度休克　神志尚清但烦躁不安、面色苍白、口干、出汗、心率＞100次/分、脉速有力、四肢尚暖、肢端发绀发凉、收缩压≥80mmHg（10.64kPa）、尿量稍减、脉压≤30mmHg（4.0kPa）。

2.中度休克　面色苍白、表情淡漠、四肢发冷、肢端发绀、收缩压在60～80mmHg（8～10.64kPa）、脉压＜20mmHg（2.67kPa）、尿量明显减少（＜17ml/h）。

3.重度休克　神志不清、意识模糊、反应迟钝、面色苍白发绀、四肢冰冷发绀、皮肤出现大理石花纹样改变、心率＞120次/分心音低钝、脉细弱无力或稍加压后即消失、收缩压降至40～60mmHg（5.32～8.0kPa）、尿量明显减少或无尿。

4.极重度休克　昏迷，呼吸浅而不规则，口唇和皮肤发绀，四肢厥冷，心音低钝或呈单音，收缩压＜40mmHg（5.32kPa），脉搏极弱或扪不到，无尿，可有广泛皮下黏膜及内脏出血，并出现多脏器衰竭征象。

（三）其他临床表现

由于心源性休克病因不同，除有休克的临床表现外，还有相应的病史、临床症状和体征。如急性心肌梗死，常有心前区剧痛，可持续数小时，伴恶心、呕吐、大汗、严重心律失常和心功能不全等临床表现。

五、紧急处理及护理配合

1.一般治疗

（1）将患者安置于监护室内，密切监测神志、呼吸、心率、血压、尿量的变化，注意皮肤颜色、温度和血气的变化。

（2）绝对卧床休息，去枕平卧位或仰卧中凹位，可将头部偏向一侧，以防止膈肌及腹腔脏器上移，影响心肺功能。伴有左心衰竭时取半坐卧位；休克早期患者多处于兴奋烦躁状态，应加床档，防止意外伤害。

（3）吸氧：持续鼻导管或面罩高流量吸氧4～6L/min。必要时气管插管人工通气。

（4）迅速建立静脉通道，以便使用抢救用药、采集血标本及血流动力学监测。

（5）镇痛：哌替啶50 ～ 100mg肌内注射，也可用罂粟碱和曲马朵；做好心理护理，安慰患者，消除紧张恐惧情绪。

（6）注意保暖，应盖被保暖，不宜用热水袋加温，因为容易导致烫伤和周围血管扩张而加重休克。

2.纠正低血容量　补充血容量是纠正心源性休克的重要措施。首选5%右旋糖酐-40，250 ～ 500ml静脉滴注，无效后可用5%糖盐或乳酸钠林格液，再之后可用等渗盐水等。因有心泵衰竭，补液必须在血流动力学监测下进行。

3.血管活性药物　使用原则：先扩容后酌情应用；纠正酸中毒才能发挥作用；剂量适宜；血压和脉压维持在合适水平；使用血管扩张药血压一过性降低时，加用血管收缩药；同时进行病因治疗及其他抢救措施。

（1）血管收缩药（拟交感胺药）：常用药物有肾上腺素、去甲肾上腺素、间羟胺、多巴胺与多巴酚丁胺。在低血压时，肾上腺素可以升高血压和心脏指数。多巴胺2 ～ 4μg/（kg・min）对肾和内脏血管有扩张作用，引起肾血流量增加，适用于明显的心动过速和末梢循环阻力低下的休克患者；多巴酚丁胺用药后使心脏指数提高，升压作用很弱；去甲肾上腺素仅用于血压严重下降，用多巴胺等药物仍不能纠正或外周阻力减低性休克患者。

（2）正性肌力药物：常用药物有洋地黄类、多巴酚丁胺、磷酸二酯酶抑制药（氨力农或米力农），能增加心脏泵血功能，主要用于急性心肌梗死导致的心源性休克。洋地黄类，如去乙酰毛花苷C（西地兰）0.2mg，稀释后缓慢静脉注射，严密观察心率、心律的变化和洋地黄的副作用；磷酸二酯酶抑制药是一种非洋地黄类的强心药，扩张外周血管减轻心脏的前后负荷。

（3）其他药物：高血糖素、皮质激素、极化液对心源性休克均有其有利的一面，目前在休克的使用中仍有争议。血管扩张药对急性二尖瓣反流和室间隔穿孔时的血流动力学障碍有调整作用；对于急性心肌梗死合并心源性休克者，可有选择地给予抗凝治疗，预防左心室内腔梗死部位的附壁血栓形成或增大。

4.治疗原发心脏病　对于急性心肌梗死可应用镇痛、溶栓、急诊PTCA、支架置入治疗；急性心包压塞应立即心包穿刺引流；室性心动过速者可用利多卡因、同步直流电复律。

5.纠正水、电解质和酸碱平衡失调　电解质紊乱特别是低钾血症和低镁血症，往往引起心律失常，应及时补充钾和镁，并复查血电解质。

6.主动脉内气囊反搏术（IABP）　目前对心源性休克的治疗效果意见不一致。

7.外科手术治疗　如急性心肌梗死并发室间隔穿孔或乳头肌断裂而致急性二

尖瓣反流者，先经药物和主动脉内气囊反搏治疗，病情稳定后再行选择性手术，可大大降低病死率。

六、预防及健康教育

1.指导患者为临床医师提供详细病史资料，协助尽快诊断可引起休克的疾病并及时给予治疗，是防止发生休克的最有效措施。

2.防治发病的危险因素。由于急性心肌梗死是心源性休克的最常见的病因，故及早防治冠心病的危险因素（如高脂血症、高血压、糖尿病和吸烟）能够预防心源性休克的发生。

3.保持安静和保暖，避免受寒。保持情绪稳定，消除恐惧焦虑的情绪和不必要的精神负担。

4.摄入高营养、高热量、高维生素、低盐低脂、清淡易消化饮食，限制钠盐摄入，进食不宜过饱，少食多餐，以免加重心脏负担。

5.保持排便通畅，多食水果、蔬菜及高纤维食品，腹部环形按摩，必要时应用缓泻药。

6.准确记录尿量，尿量减少是休克早期的表现，如出现尿少、尿闭、尿素氮急剧升高，表示进入肾衰竭期。

7.教会患者及其家属测量血压的正确方法，注意并记录血压变化，收缩压维持恒定，保持在90～100mmHg，若脉压缩小，即使血压正常或稍偏高也提示有休克存在，及时就诊。

8.指导患者按时规律服药，观察用药后反应，定期复查。

（黄　霞　王　斌）

第九节　心脏压塞的紧急处理及护理配合

一、定义

心脏压塞（心包填塞）是由于心包腔内的液体积聚较多，导致心包腔内压力升高，进而限制了心脏舒张期的充盈，导致心脏每搏输出量和心排血量降低、体循环与肺循环静脉压力升高等严重血流动力学障碍的临床急症，可危及生命。

二、病因

急性心包炎、肿瘤、尿毒症是心包积液的常见病因。其次还有心脏外伤、急性心肌梗死、主动脉撕裂、感染、结核、自身免疫疾病、内分泌代谢异常等原因。

三、临床表现

1. 急性心脏压塞　心动过速、低血压、脉压变小、静脉压明显上升，心排血量显著下降可引起急性循环衰竭，可迅速出现休克、心搏骤停、死亡。典型心包积液征（Beck三联征）征象为血压突然下降或休克，颈静脉怒张、心音低弱而遥远。

2. 亚急性或慢性心脏压塞　心悸、胸闷、胸痛和呼吸困难；端坐呼吸，烦躁不安及发绀。多数患者可有乏力、厌食、消瘦等。严重者可有休克及意识障碍。

四、实验室检查及其他检查

1. 心包积液量较少时，胸部X线检查示心影正常，但当积液量超过250ml时，心影可向两侧扩大，呈球形或烧瓶形；超声心动图诊断精确，可估计心包积液的量。

2. CT检查可为心包积液定量及定性，检出心包腔内超过50ml的液体。

3. 磁共振检查能够判断心包积液的性质及部位，有无钙化和纤维化。

4. 心包穿刺术不但能诊断心包积液的性质，还可以帮助患者缓解症状。

五、紧急处理及护理配合

解除心脏压塞是治疗的根本与关键。心包弹性有限，急性心包积血达150ml即可限制血液回心和心脏搏动，引起急性循环衰竭，进而导致心搏骤停。因此，必须争分夺秒地进行抢救治疗。

1. 降低心包腔内压力　发生急性心脏压塞时应立即行心包穿刺术或心包切开术，迅速排除积液以缓解心脏压塞症状。

2. 改善血流动力学　快速静脉滴注生理盐水、右旋糖酐、血浆或输血，通过扩充血容量，增加中心静脉压与回心血量，以维持一定的心室充盈压。

3. 支持疗法　给予心电血压监护，严密观察生命体征和体温的变化。

4. 可应用镇静药　必要时可用可待因、哌替啶或吗啡等镇痛药。应用多巴胺、异丙肾上腺素等药物增加心肌收缩力、维持心排血量和血压，减轻心脏压塞的严重程度。观察用药后的不良反应。

5. 卧床休息　根据病情采取舒适的卧位，如半卧位。持续高流量吸氧4～6L/min。

6. 做好心理护理　患者常有恐惧和精神紧张，要耐心给予解释和安慰，稳定患者的情绪。

7. 祛除病因　积极治疗引起心包积液的原发病，如使用抗结核药物、抗生素、化疗药物等。

六、预防及健康教育

1.注意休息，加强营养，增强机体抵抗力，注意防寒保暖，预防呼吸道感染。

2.进高热量、高蛋白、高维生素、易消化的半流食或软食。限制钠盐摄入，少食多餐，勿暴饮暴食。

3.戒烟限酒，不饮浓茶、咖啡等刺激性饮料。

4.避免剧烈运动，劳逸结合，充分休息，能减轻心脏负担。

5.安慰患者，消除患者的紧张恐惧情绪。

6.严格按照医嘱坚持服药，不可擅自停药或减量，注意药物不良反应。

7.定期复查，如有不适及时就诊。

（黄　霞　王洪梅）

第十节　肺血栓栓塞的紧急处理及护理配合

一、定义

1.肺栓塞（PE） 是内源性或外源性栓子阻塞肺动脉引起肺循环障碍的临床和病理生理综合征，包括肺血栓栓塞症、脂肪栓塞综合征、羊水栓塞、空气栓塞等。

2.肺血栓栓塞症（PTE） 来自静脉系统或右心的血栓，阻塞肺动脉或其分支所致的疾病，以肺循环和呼吸功能障碍为其主要临床和病理生理特征，是最常见的肺栓塞类型。

二、病因与危险因素

1.任何可导致静脉血液淤滞、静脉系统内皮损伤和血液高凝状态的因素 包括血液凝固性增高的人群，如冠心病、高血压、糖尿病、恶性肿瘤、肥胖的患者；血流速度缓慢的人群，如长期（超过1周）卧床人群、静脉曲张、静脉插管、外科手术后患者、心力衰竭患者、妊娠妇女和长期下肢活动受限的人群，以及其他原因的凝血机制亢进等，容易诱发静脉血栓形成。早期血栓松脆，加上纤溶系统的作用，故在血栓形成的最初数天发生肺栓塞的危险性最高。

2.年龄 是独立的危险因素，发病率随年龄增长呈指数性增加，70～80岁年龄段患者的发病率是＜40岁患者的200倍；男性比女性危险性更大。

3.心脏病 为我国肺栓塞的最常见原因，合并心房颤动、心力衰竭和亚急性细菌性心内膜炎者发病率较高。以右心腔血栓最多见，少数亦源于静脉系统。细菌性栓子除见于亚急性细菌性心内膜炎外，亦可由于起搏器感染引起。肿瘤在我国为第二位原因。

三、临床表现

症状多样性和非特异性。常见症状有不明原因的呼吸困难及气促，活动后明显，为PTE最多见的症状，胸痛；晕厥，可为PTE的唯一首发症状；烦躁不安、惊恐甚至濒死感；少量咯血；咳嗽（早期为干咳或伴有少量白痰）和心悸等。临床上有时出现所谓的“三联征”，即同时出现呼吸困难、胸痛及咯血。常有呼吸急促、发绀；双肺可闻哮鸣音、湿啰音；心动过速、血压下降甚至休克；右心衰竭体征，如颈静脉怒张、肝大伴压痛、肝颈回流征（+）等。

四、辅助检查

1.血气分析　常表现为低氧血症，低碳酸血症。D-二聚体强阳性（＞500mg/L）有重要的排除价值。

2.螺旋CT　是目前最常用的确诊手段，能够准确发现肺段以上肺动脉内血栓。

3.放射性核素　肺通气/灌注（V/Q）扫描是重要的诊断方法。

4.肺动脉造影（CPA）是最可靠的方法，确定阻塞的部位及范围程度。

5.心电图、超声心动图、胸部X线、磁共振等　在提示诊断和除外其他心血管疾病方面有重要的价值。

五、紧急处理及护理配合

1.一般处理

（1）急性肺血栓栓塞症前两天最危险，应进行重症监护，密切监测呼吸、心率、血压、心电图及血气等变化，心电图及血氧饱和度的变化，必要时做动脉血气分析。

（2）立即绝对卧床休息10～14d，注意保暖，减少干扰，安慰患者，消除焦虑和恐惧心理。

（3）对有低氧血症的患者，采用经鼻导管或面罩吸氧，吸入氧浓度应使氧分压≥8.0 kPa（60mmHg）为宜。当合并严重的呼吸衰竭时，可使用经鼻/面罩无创性机械通气或经气管插管行机械通气，避免做气管切开，以免在抗凝或溶栓过程中局部大量出血。

（4）建立静脉通道，抗心力衰竭及抗休克治疗。对于出现右心功能不全但血压正常者，可给予多巴胺和多巴酚丁胺；如血压下降，增大剂量或使用去甲肾上腺素等血管加压药。

（5）剧烈胸痛者给镇痛药、镇静药，但须慎用，尤其是巴比妥酸盐类制剂。严重胸痛时可用吗啡，但休克时禁用，镇痛药应用非甾体类抗感染药效果更佳。

2.*溶栓治疗*　大块肺栓塞伴有休克或低血压的患者死亡率高，预后极差，积极溶栓治疗能显著降低病死率，除非有绝对禁忌证，应尽早溶栓治疗挽救生命。大面积PTE的溶栓治疗时间窗为2周内，如近期有新发征象者可适当延长。

溶栓治疗的主要并发症为出血，最严重的是颅内出血。绝对禁忌证为活动性内出血、近期自发性颅内出血者。常用溶栓药物有尿激酶、链激酶、重组组织型纤溶酶原激活剂（rt-PA）。

3.*抗凝治疗*　小块肺栓塞患者主张肝素抗凝治疗，可以有效地防止血栓再形成和复发。肺血栓栓塞症以红色血栓为主，阿司匹林的抗凝作用尚不能满足PTE或DVT的抗凝要求，这是与冠状动脉血栓治疗的不同之处。

目前临床上应用的抗凝药物主要有普通肝素（以下简称肝素）、低分子肝素和华法林（Warfarin）。肝素或低分子肝素钠应用1～3d后加服华法林，初始剂量3～5mg，按照INR、PT的测定结果调整华法林用量，使PT较正常延长1.5～2.5倍，口服华法林抗凝治疗3～6个月。并发肺动脉高压和肺源性心脏病者，疗程应延长，达12个月或终身抗凝。

4.*外科治疗*　肺动脉血栓剥脱术。

5.*下腔静脉滤器置入术*　为防止下肢深静脉大块血栓再次脱落阻塞肺动脉，可于下腔静脉安装滤器。

6.*介入治疗*　包括经导管肺动脉局部溶栓治疗、经导管碎栓后局部溶栓治疗等。

六、预防及健康教育

（一）饮食指导

1.合理饮食，以高蛋白、高维生素、高纤维食物为宜，少食油腻、刺激、高胆固醇食物。

2.多吃富含纤维素的新鲜蔬菜瓜果及黑木耳等降低血液黏滞度的食物，防止用力排便。

3.避免进食粗糙、过热、较硬的食物，以免损伤口腔和胃肠内出血。

（二）活动指导

1.发作期绝对卧床休息，避免用手按揉患处，避免大幅度的动作，翻身时动作要轻柔，以防止血栓脱落，栓塞其他部位。恢复期指导患者早期下床活动，活动要循序渐进，逐渐增加活动量，促进下肢静脉血液回流。

2.下肢深静脉血栓形成的患者应抬高患肢，保持患肢高于心脏水平面20～30cm，以利于静脉血液回流，减轻患肢肿胀。其合并下肢静脉血栓者应抬高双下肢，穿弹力袜，禁止热敷、按摩，防止血栓脱落发生新的血栓。

3.长期卧床者，鼓励其进行床上肢体活动，协助被动关节活动。

（三）用药指导

1.应用抗凝、溶栓药物期间注意有无出血倾向，如牙龈出血、鼻出血、血尿等。

2.溶栓抗凝等综合治疗后，仍需口服抗凝药物治疗3～6个月，指导患者服药方法、注意事项及定期复查APTT（PT）、血小板等。

（四）日常生活指导

1.安慰患者，保持良好心态，减轻焦虑和恐惧心理。

2.指导患者安静休息，避免长时间的坐卧，如长时间静坐、乘坐火车和飞机等，每4h活动肢体1次。

3.保持排便通畅，必要时可酌情给予通便药或做结肠灌洗，避免因排便困难造成腹内压增高，影响下肢静脉回流及造成血栓脱落。

4.避免肺血栓栓塞症危险因素，如对老年、体弱、久病卧床的患者，应穿着弹力袜，加强腿部的活动，经常更换体位，经常抬高下肢，以减轻下肢血液的淤滞，预防产生下肢深静脉血栓。

5.避免使用过紧的腰带和穿紧身衣服，不穿高跟鞋或紧的鞋袜等，以免影响血液循环。

6.定期复查，出现不适及时就医。

（魏丽丽　高　琴）

第十一节　直立性低血压的紧急处理及护理配合

一、定义

直立性低血压（orthostatic hypotension，OH）[或称体位性低血压（postural hypotension，PH）]是由于体位的改变（从平卧位突然转为直立或长时间站立）出现收缩压下降20mmHg或舒张压下降10mmHg，即为直立性低血压。多见于老年人、合并高血压、心力衰竭、冠心病、糖尿病的患者和自主神经病变患者，尤其是服用多种降压药的患者。

二、病因

1.心脏功能障碍　心力衰竭、心律失常等。

2.自主神经系统功能不全　老龄、糖尿病、药物、酒精中毒。

3.反射调节功能障碍　活动少和长期卧床。

三、临床分型及表现

直立性低血压分为突发性和继发性两种：①突发性多因自主神经功能紊乱，引起小动脉收缩功能失调所致，表现为突然变为直立体位时血压偏低，伴有站立不稳、视物模糊、头晕目眩、软弱无力、尿便失禁等，严重时会发生晕厥；②继发性多见于严重感染（如大叶性肺炎）、内分泌紊乱、慢性营养不良或使用降压药、镇静药之后。

四、诊断要点

确诊直立性低血压，测定患者平卧至少5min后的卧位血压和心率。站立血压在站立后立即测量和2min后测量，可延续至10min，站立体位后收缩压降低20mmHg以上为直立性低血压。

五、治疗要点

预防及非药物治疗是治疗的基石。治疗目标是消除症状、减少血压下降幅度，使其影响最小化。

1. *非药物治疗*

（1）调整降压药及扩血管药物剂量、用法，适当增加盐和水的摄入。

（2）物理运动疗法，如浴疗、身体锻炼。

2. *药物治疗* 包括氟氢泼尼松、米多君、吲哚美辛等。

六、紧急处理及护理配合

一旦发生直立性低血压，立即将患者抬放在空气流通处，或将头放低，松解衣领，适当保温，患者一般很快苏醒。对发作持续较长而神志不清楚的患者，可针灸百会、人中、十宣，必要时皮下注射升压药。

七、预防及健康教育

1. *休息与活动*

（1）卧床休息，指导患者避免过快地变换体位和长时间站立。长期卧床或患有高血压的老年人，在站立前可先做准备动作，即做些轻微的四肢活动，肢体屈伸动作不要过猛过快，有助于促进静脉血液回流心脏，避免直立性低血压发生。

（2）睡眠时枕头垫高15cm，夜间如厕最好在床边（备有便器）或有他人陪同，以防意外。

（3）对有下肢血管曲张的老年人，宜穿有弹性的袜子、紧身裤或使用绷带，加强静脉回流。

2.饮食指导 注意营养，进高蛋白、高热量、高维生素、易消化的食物，尤其是体质虚弱者，保证摄取足够的营养。多吃鱼、虾、瘦肉、海参等食物；多喝汤、多饮水增加盐摄入；宜少量多餐，餐后休息片刻再站立走路。

3.用药指导

（1）氟氢泼尼松是治疗直立性低血压的常用药物，能增加血容量和钠的潴留，提高血管壁对循环血中儿茶酚胺的敏感性。一般1～2周达到最大效果。氟氢泼尼松的常见副作用有低血钾、低血镁、卧位高血压和头痛等。

（2）米多君是新的α_1受体激动药，能刺激动脉和静脉血管，而无直接的中枢和心脏作用，不增加心率，是治疗直立性低血压安全有效的药物。对原发性自主神经功能失调和糖尿病性神经病的直立性低血压特别有效。剂量从2.5mg开始，早餐和午餐后服用，并按情况逐渐增加剂量。副作用有瘙痒、头皮麻刺感和卧位高血压。

（3）其他药物，如α_2受体拮抗药、吲哚美辛等。

（4）指导患者服用容易引起直立性低血压的药物后，不要突然站起，最好静坐1～2h，站立后如有头晕感觉，卧床休息，避免发生直立性低血压。

（5）使用易引起低血压的药物前应先测量和记录卧位与立位血压。常见容易引起直立性低血压的药物包括抗高血压药、镇静药、抗肾上腺素药及血管扩张药等。

4.日常生活指导

（1）合理饮食，进高营养、易消化和富含维生素食物，补充维生素C、B族维生素和烟酰胺（维生素PP）等；适当饮用咖啡、可可和浓茶，有助于提高中枢神经系统的兴奋性，提升血压和改善症状；不饮烈酒，适当饮用少量葡萄酒；避免过饱或饥饿，进餐后不宜立即起立和从事体力活动；活动后出汗较多时，注意盐和水的补充。

（2）生活规律，保证睡眠充足，防止过度疲劳；起立或起床时动作缓慢，清晨起床时须更加小心；避免劳累和长时间站立，站立时交叉双腿助于增高血压。

（3）适当加强锻炼，提高身体素质，以改善神经、血管的调节功能，加速血液循环，减少直立性低血压的发作。根据环境条件和自己的身体情况选择运动项目，如太极拳、散步、健身操等；避免剧烈活动（游泳、骑自行车、爬山、跳高）或从事一些登高、旋转及体能消耗过大的活动。

（4）避免诱因，大量出汗、热水浴、腹泻、感冒、饮酒、低血糖等都容易引发直立性低血压；经常淋浴或以冷水温水交替洗足，以加速血液循环；洗澡时水温不宜过热、过冷，因为热可使血管扩张而降低血压，冷会刺激血管而增高血压。

（5）指导患者掌握自救技术。一旦出现眩晕、黑矇、视物模糊、恶心等一些前兆症状或有预感时，应该立即平卧位休息30min，头部放低，松解衣领，适当保温。

（6）教会家属测量血压的正确方法，便于监测血压变化。测血压前30min避免运动、吸烟、饮刺激性饮料如浓茶咖啡等。

（7）保持情绪稳定，心情平和。

（8）按时复诊，如有不适及时就诊。

（魏丽丽　田　敏）

第十二节　低钾血症的紧急处理及护理配合

一、定义

血清钾浓度低于3.5mmol/L。

二、常见病因

1.钾摄入不足　长期进食不足，如厌食、消化道梗阻、昏迷、神经性厌食，同时静脉补液时未补钾或补钾不足。

2.钾丢失过多　经消化道失钾，如呕吐、腹泻、胃肠道引流。

3.体内钾分布异常　K^+向细胞内转移，如大量输入葡萄糖和胰岛素。

三、临床表现

慢性低钾血症临床表现常不明显，若发生急性低钾血症则临床症状明显。

1.肌无力为最早出现的症状　一般先出现四肢软弱无力，后延及躯干和呼吸肌。患者出现吞咽困难；累及呼吸肌时可致呼吸困难或窒息。

2.消化道功能障碍　出现腹胀、厌食、恶心、呕吐、肠鸣音减弱或消失等消化道症状。

3.心脏功能异常　主要为传导阻滞和节律异常，当血钾降至2.5 mmol /L 以下时容易产生室性期前收缩、室性心动过速、心室颤动。

4.代谢性碱中毒　血清钾过低时，尿液呈酸性（反常性酸性尿）。这两方面的作用使患者发生低钾性碱中毒，可出现头晕、躁动、昏迷、面部及四肢抽动、手足搐搦、口周及手足麻木等碱中毒症状。

5.心电图表现　详见第2章第八节。

四、紧急处理及护理配合

1.病情观察，监测患者心率、心律、血压、呼吸、心电图、意识状况、电解质水平及尿量。如有异常，立即通知医师。

2.遵医嘱给予补钾、补镁、镇吐、镇泻等治疗，恢复血清钾水平。

（1）补钾原则

①轻度低钾血症：尽量口服补钾，遵医嘱给予含钾溶液口服。鼓励患者多进食肉类、牛奶、杏、菠菜、香蕉、橘汁、薯类、番茄汁等含钾丰富的食物。忌高糖饮食。因钾对消化道黏膜有刺激作用，患者服用后可能出现恶心、呕吐、上腹部不适等反应，甚至导致消化性溃疡及出血，建议饭后服用，配以牛奶、果汁、温水稀释后口服。

②中重度低钾血症：需静脉补钾。

（2）补钾“四不宜”

①不宜过早，见尿补钾尿量≥40ml/h或尿量≥500ml/d方可补钾。

②不宜过浓，控制补液中钾浓度静脉补液中钾浓度不宜≥40mmol/L（相当于氯化钾3g）；禁止静脉直接推注氯化钾，以免血钾突然升高致心搏骤停。

③不宜补钾过快，应缓慢滴注，补钾速度不宜≥20 mmol/h。但对于严重低钾血症的患者，可以高浓度快速纠正低血钾。由于高浓度钾溶液对血管壁的刺激，可导致静脉炎的发生，建议进行中心静脉置管。当血钾＞ 4.5 mmol /L应停止高浓度快速补钾。

④不宜过多，限制总量、严密监测定时监测血钾浓度，及时调整每日补钾总量。一般每日补钾40 ～ 80mmol/L，以每克氯化钾等于13.4 mmol钾计算，每日补氯化钾3 ～ 6g。

3.减少受伤的危险及时准确地评估患者活动、自理能力和意识状况，根据评估结果做好防跌倒、防坠床措施。

4.补钾时疼痛的护理，钾离子进入组织后作用于神经末梢感受器，使其除极产生疼痛；同时对血管壁也有强烈的刺激作用，使支配血管的神经兴奋，引起血管收缩甚至痉挛，致血流速度减慢，局部含钾浓度相对较高而引起疼痛。输液过程中出现疼痛时，可适当调慢滴速，也可预防性沿静脉走向涂抹类肝素喜疗妥。

5.心理护理，因患者本身基础疾病较多，食欲缺乏，胸闷、心悸、表情淡漠、全身乏力等症状，患者可能有恐惧、痛苦、悲伤、抑郁等心理，医护人员应向患者讲解低钾血症有关知识，使患者了解疾病，并为其讲述治疗成功的病例，消除其思想顾虑和悲观情绪，取得理解和合作，增强战胜疾病的信心，积极配合治疗，争取早日治愈。

五、预防及健康教育

1.大量出汗后，不要立即饮用过量白开水或糖水，可适量饮用果汁或淡盐水，防止血钾过低。

2.长时间禁食者、长期控制饮食摄入者或近期有呕吐、腹泻、胃肠道引流者，应及时补钾，以防发生低钾血症。加强疾病知识宣教，提高患者对低钾血症的认识。

3.告知患者发生低钾血症时的症状和体征，如胸闷、乏力、易疲劳、肌无力、食欲缺乏、恶心腹胀等，及时报告医师，以免发生严重的并发症。

（冷　敏　张　婷）

第十三节　高钾血症的紧急处理及护理配合

一、定义

血清钾浓度高于5.5mmol/L。

二、常见病因

1.钾排出减少　如急性或慢性肾衰竭、应用保钾利尿药（如螺内酯、氨苯蝶啶）、盐皮质激素分泌不足等。

2.体内钾分布异常　细胞内钾移至细胞外，见于溶血、代谢性酸中毒、高血糖合并胰岛素不足、某些药物的使用（如β受体阻滞药、洋地黄类药物中毒）、缺氧等。

3.钾摄入过多　口服或静脉输入过多钾、使用含钾药物或输入大量库存血等。

三、临床表现

1.因神经、肌肉应激性改变，患者很快由兴奋转入抑制状态，表现为神志淡漠、感觉异常、乏力、四肢软瘫、腹胀和腹泻等。

2.严重的高钾血症者有微循环障碍的表现，如皮肤苍白、湿冷、发绀及低血压等。

3.心肌收缩功能降低，出现心动过缓、心律失常、室性期前收缩、传导阻滞、最严重的表现为心搏骤停，多发生于舒张期。

4.心电图表现：详见第2章第八节。

四、紧急处理及护理配合

1.病情观察，严密监测患者心率、心律、血压、呼吸、心电图、意识状况、电解质及尿量。如有异常，立即通知医师。

2.指导患者停用含钾药物，避免进食含钾量高的食物。

3.遵医嘱用药以对抗心律失常及降低血钾水平。

4.高钾血症患者可根据血钾浓度及病情严重程度，选择药物治疗和（或）血液透析治疗。透析患者需做好透析护理。

5.做好并发症的预防和急救，一旦发生心律失常应立即通知医师，积极协助治疗；若出现心搏骤停，立即行心脑肺复苏。

五、预防及健康教育

1.给患者讲解高钾血症相关常识，如用药及饮食方面的注意事项，认识高钾血症与自己的不良饮食有关。

2.指导易发生高血钾的患者，如肾功能减退及长期使用保钾利尿药的患者，应限制含钾高的食物，如香蕉、橘子、坚果类食物，以及含钾药物的摄入，并定期复诊，监测血钾浓度，以防发生高钾血症。

（刘娅楠　张　阳）

第7章

心血管系统疾病的护理常规

第一节　心血管系统疾病的内科一般护理常规

一、休息与运动

根据心功能指导患者休息与活动，急性心肌梗死患者需绝对卧床至少24h，急性心功能不全患者需卧床休息，采取端坐位或半坐卧位。病情稳定者可适当活动。

二、饮食护理

给予低盐、低脂、低胆固醇、适量纤维素、清淡、易消化的饮食，少量多餐，多吃水果、蔬菜，忌暴饮暴食，忌烟酒，禁浓茶、咖啡及其他刺激性食物。急性心肌梗死患者还应逐步给予流食、半流食、软食直至普通饮食，心功能不全患者应限制水、钠的摄入。

三、用药护理

准确执行医嘱，根据病情和药物性质调节输液滴速，密切观察药物的疗效和不良反应。指导患者准时服药、提高用药依从性。

四、心理护理

做好心理护理，使患者保持情绪稳定，积极配合治疗和护理。

五、病情观察与护理

严密观察病情变化，重视患者主诉，注意评估血压、脉搏、呼吸、心率、心律和尿量的变化，评估胸痛的部位、性质、持续时间及呼吸困难程度、皮肤有无水肿或发绀。

六、基础护理

1.压疮护理　对长期卧床、水肿等压疮高危患者做到“六勤”，防止压疮发生。

2.口腔护理　禁食、鼻饲、昏迷、危重患者口腔护理，每日2～3次。

3.氧疗护理　根据病情给予氧气吸入，合理调节氧流量。

4.排便护理　保持排便通畅，避免用力排便，必要时使用缓泻药或开塞露纳肛。

七、去除和避免诱发因素护理

积极治疗原发病，避免各种诱发因素，如感染、情绪激动、过度劳累、屏气用力动作、寒冷、饱餐、输液过多过快及钠盐摄入过多等。

八、康复指导

建立健康的生活方式，注意劳逸结合，适当运动，以有氧运动为主，合理饮食，避免高脂肪、高胆固醇、高盐饮食，戒烟酒，保持心情舒畅，避免过度紧张和焦虑，预防呼吸道感染，保持排便通畅。

（汉　芳　李琪琪）

第二节　冠状动脉粥样硬化性心脏病的护理常规

冠状动脉粥样硬化性心脏病（coronary atherosclerotic heart disease）指冠状动脉粥样硬化使血管腔狭窄或阻塞和（或）因冠状动脉功能性改变（痉挛）导致心肌缺血缺氧或坏死而引起的心脏病，统称冠状动脉性心脏病，简称冠心病，亦称缺血性心脏病。

根据病理生理的变化，将冠心病分为急性冠状动脉综合征和慢性冠状动脉病两大类。急性冠状动脉综合征包括不稳定型心绞痛、非ST段抬高型心肌梗死、ST段抬高型心肌梗死和冠心病猝死。慢性冠状动脉病包括稳定型心绞痛、冠状动脉正常的心绞痛、无症状性心肌缺血和缺血性心力衰竭。本节主要介绍心绞痛（稳定型心绞痛和不稳定型心绞痛）和急性心肌梗死两个类型。

一、心绞痛护理常规

（一）定义

1.稳定型心绞痛（stable angina pectoris）　亦称稳定型劳力性心绞痛，是在冠状动脉狭窄的基础上，由于心肌负荷的增加引起心肌急剧的、暂时的缺血与缺氧的临床综合征。其典型表现为发作性胸骨后压榨性疼痛，可放射至心前区和左上肢尺侧，常发生与劳累负荷增加时，持续数分钟，休息或用硝酸酯剂后消失。

2.不稳定型心绞痛（unstable angina，UA） 临床上已趋向将除典型的稳定型劳力性心绞痛以外的缺血性胸痛统称为不稳定型心绞痛。

（二）护理常规

1.休息与运动 根据患者病情合理安排休息和活动，保证足够的睡眠。心绞痛发作频繁时，应卧床休息，保证环境安静，严格限制探视，疼痛加重时，立即停止活动，就地休息并严密观察病情变化。

2.饮食护理 合理饮食，给予低脂肪、低胆固醇、低热量、适量纤维素的饮食。进食不宜过饱，避免暴饮暴食，戒烟酒，不饮浓茶和咖啡。

3.用药护理 指导患者遵医嘱服药，密切观察药物的作用和不良反应。心绞痛严重时，遵医嘱舌下含服或静脉滴注硝酸甘油等，用药时注意滴速和血压的变化。应用他汀类药物时，应严密监测转氨酶及肌酸激酶等生化指标，及时发现药物可能引起的肝脏损害和肌肉溶解等不良反应。

4.心理护理 给予患者安抚和心理支持，指导患者放松，缓解和消除紧张情绪以减少心肌耗氧量。

5.病情观察与护理 评估患者疼痛的部位、性质、程度、持续时间，给予心电监护，描记疼痛发作时心电图，严密监测心率、心律、血压变化，观察患者有无面色苍白、大汗、恶心、呕吐等。

6.去除和避免诱发因素护理 疼痛缓解后，与患者一起分析引起心绞痛发作的诱因，如情绪激动、劳累、寒冷刺激或饱餐等，应尽量避免。保持排便通畅，避免用力排便以免诱发心绞痛，必要时使用缓泻药或开塞露纳肛。

（三）健康教育

1.休息与运动 评估患者由于心绞痛发作带来的活动受限程度。心绞痛发作时应立即停止活动，缓解期一般无须卧床休息，但不稳定型心绞痛可卧床休息。根据患者的活动能力进行适当运动，以有氧运动为主，运动应循序渐进，最大活动量以不发生心绞痛症状为宜，一般以打太极拳、慢跑、步行等为主，每周3～4次，每次30min。监测患者活动中有无胸痛、呼吸困难、脉搏增快等反应，出现异常情况应立即停止活动并含服硝酸甘油、吸氧等处理。

2.饮食指导 清淡易消化饮食，少食多餐，避免暴饮暴食。禁烟酒和浓茶等刺激性食物。

3.用药指导 遵医嘱服药，不擅自改量、换药，监测药物不良反应。外出随身携带硝酸甘油以备急需。硝酸甘油见光易分解，放在棕色瓶内，干燥保存，以免潮解。药瓶开封后每6个月更换1次，以确保疗效。

4.心理指导 保持平和心态，缓解精神压力。

5.康复指导 教会患者及其家属心绞痛发作时的缓解方法，心绞痛发作时，立即停止活动或舌下含服硝酸甘油，稳定后方可活动；若连续含服硝酸甘油3次仍不能缓解，或心绞痛发作比以往频繁、程度加重、疼痛时间延长且药物不能缓解，须立即就医，警惕心肌梗死的发生。

6.复诊须知 定期门诊复诊。复诊时复查心电图、血糖血脂等，如有不适，随时就诊。

二、急性心肌梗死的护理常规

（一）定义

急性心肌梗死（acute myocardial infarction）是在冠状动脉病变的基础上，发生冠状动脉血供急剧减少或中断，使相应心肌严重而持久的急性缺血导致心肌坏死。临床上表现为持久的胸骨后剧烈疼痛、发热、白细胞计数和血清心肌坏死标记物增高及心电图进行性改变，可发生心律失常、休克或心力衰竭，属急性冠状动脉综合征的严重类型。

（二）护理常规

1.休息与运动 发病后12h内绝对卧床休息，限制探视，协助所有生活护理，若病情稳定无并发症，24h后可允许患者床上活动、坐床旁椅，逐渐过渡到床边活动。3～5d后可室内行走、室外走廊散步。若有并发症，则应适当延长卧床时间。

2.饮食护理 患者急性期内进食流食，随后改为软食，少量多餐，宜给予低热量、低脂肪、低盐、产气少、适量纤维素的清淡饮食。

3.用药护理 遵医嘱应用镇痛药物，溶栓治疗时应监测出凝血时间，观察药物的不良反应。

4.心理护理 给予心理支持，缓解紧张和焦虑情绪。

5.病情观察与护理 急性期持续心电监护，密切观察神志、体温、心率、心律、血压、呼吸、尿量、末梢循环等变化，如发现频发室性期前收缩、严重的房室传导阻滞时，应立即通知医师，遵医嘱使用利多卡因等药物，警惕心室颤动或心脏停搏的发生。

6.基础护理 间断吸氧以增加心肌缺氧的供应，减轻缺血和疼痛。氧流量2～5L/min，吸氧6h，如有合并症可延长吸氧时间；协助患者进食、排便、洗漱、翻身等活动，注意口腔和皮肤清洁卫生；预防便秘，避免用力排便，必要时使用缓泻药或开塞露纳肛。

7.去除和避免诱发因素护理 避免过劳、情绪激动、屏气用力动作和精神过度紧张。

8.其他　行经皮冠状动脉介入治疗患者按介入治疗护理常规护理。

（三）健康教育

1.休息与运动　养成有规律的起居生活习惯。根据自身情况，选择合适的运动方式，循序渐进，以不引起不适为度。

2.饮食指导　合理调整饮食，以清淡易消化为宜，多进食新鲜水果、蔬菜和纤维食物，少食高脂高胆固醇食物，忌烟、酒、咖啡、浓茶、辛辣等刺激性食物。

3.用药指导　遵医嘱按时服药。告知药物的作用和不良反应。若胸痛发作频繁、程度较重、时间较长，服用硝酸酯制剂无效时，应及时就医。

4.心理指导　放松精神，愉快生活，缓解生活及工作中的压力，对任何事情要泰然处之。

5.康复指导　建议患者出院后进行康复训练，一般分阶段循序渐进增加活动量，提倡小量、重复、多次运动，适当的间隔休息。患者在上下两层楼或步行2km而无任何不适时，可以恢复性生活。经2～4个月的体力活动锻炼后，酌情恢复部分或轻工作。

6.照顾者指导　心肌梗死是心脏性猝死的高危因素，应教会患者家属心肺复苏的基本技术以备急用。

7.复诊须知　定期门诊复诊。复诊时复查心电图、血糖、血脂等；指导患者自我识别心肌梗死的先兆症状，如心绞痛发作频繁或程度加重、含服硝酸甘油无效时应及时就诊。

（崔　岩　王丽君）

第三节　心力衰竭的护理常规

心力衰竭（heart failure）是由于心脏器质性或功能性疾病损害心室充盈和射血能力而引起的一组临床综合征。心力衰竭按发病速度分为急性心力衰竭和慢性心力衰竭。

一、慢性心力衰竭的护理常规

（一）定义

慢性心力衰竭（chronic heart failure，CHF）是指慢性原发性心肌病变和心室因长期压力或容量负荷过重，使心肌收缩力减弱，不能维持心排血量。是大多数心血管疾病的最终归宿，也是最主要的死亡原因。

（二）护理常规

1.休息与运动　根据心功能情况合理安排休息，限制活动，心功能Ⅳ级者绝对卧床休息。

2.饮食护理　给予低盐、低脂肪、富含维生素和优质蛋白、易消化的饮食；严格控制液体摄入量。

3.用药护理　遵医嘱给予药物，注意观察药物的疗效和不良反应。使用血管扩张药，静脉使用时应控制滴速，注意监测血压的变化；使用利尿药时，给药以清晨或上午为宜，防止夜尿过多影响睡眠，并应注意监测电解质，严防低钾低钠等情况发生；使用洋地黄，注意脉搏和心电图变化，如出现脉搏＜60次/分、恶心、呕吐、视物模糊、黄视绿视、心律失常等，应立即报告医师并停用。

4.心理护理　做好心理护理，减轻患者焦虑情绪。

5.病情观察与护理　严密监测生命体征及其他病情变化，发现任何病情变化及时报告医师处理。

6.基础护理　给予氧气吸入，根据缺氧的程度调节流量；准确记录出入量，定期测量体重；全身水肿或长期卧床患者，注意皮肤受压的情况，预防压疮发生；做肢体的被动运动，防止下肢静脉血栓形成。

7.去除和避免诱发因素护理　积极治疗原发病，避免诱因，如呼吸道感染、情绪激动、劳累过度、钠盐摄入过多、输液或输血过快过多等。

（三）健康教育

1.休息与运动　合理安排休息，恢复期活动以不引起心慌、气促为宜。

2.饮食指导　饮食宜清淡、易消化、富有营养，每餐不宜过饱，多食蔬菜、水果，预防便秘，戒烟限酒。

3.用药指导　遵医嘱用药，不擅自增减药量，更换药物；告知药物作用与副作用；教会患者服用地高辛前自测脉搏，如出现脉搏＜60次/分，暂停服药并到医院就诊。

4.心理指导　告知家属给予患者积极的支持，帮助患者树立战胜疾病的信心，保持情绪稳定。

5.康复指导　建议患者进行散步、打太极拳、练养生功等运动。适当活动有利于提高心脏储备力，提高活动耐力，改善心理状态和生活质量。

6.复诊须知　定期门诊复诊。复诊时复查电解质、心脏超声等，当发现体重或症状有变化时应及时就诊。

二、急性心力衰竭的护理常规

（一）定义

急性心力衰竭（acute heart failure，AHF）是指由于急性心脏病变引起心排血量显著、急骤降低导致的组织器官灌注不足和急性淤血综合征。

（二）护理常规

1.休息与运动　协助患者取端坐位，双腿下垂，以利于呼吸和减少静脉回心血量；紧急情况下可行四肢轮流结扎法减少静脉回流。

2.饮食护理　急性心力衰竭期暂禁食；病情好转并稳定后，宜低盐清淡饮食。

3.用药护理　迅速建立静脉通道，遵医嘱给药，如吗啡、硝酸酯类、利尿药、氨茶碱等，严格控制输液速度和密切观察药物的不良反应。

4.心理护理　给予心理支持，安慰患者，避免精神过度紧张。

5.病情观察与护理　持续心电监护，严密观察神志、呼吸、心率、血压、皮肤颜色及温度、尿量等变化，做好护理记录。准确记录出入量。

6.基础护理　给予高流量吸氧6～8L/min，急性肺水肿时给予20%～30%乙醇湿化吸氧，以降低肺泡泡沫表面张力，改善通气和缺氧情况；加强皮肤护理和口腔护理，协助生活护理；保持排便通畅，必要时使用缓泻药物。

7.去除和避免诱发因素护理　积极治疗原发病，避免各种诱发因素，如感染、情绪激动、过度劳累、输液过多过快及钠盐摄入过多等。

（三）健康教育

1.休息与运动　指导患者根据心功能情况合理安排休息及活动。根据心功能分级制订活动计划，鼓励患者运动锻炼，循序渐进增加活动量。活动中如有呼吸困难、胸痛、心悸、头晕、疲劳、大汗、面色苍白、低血压等情况时应停止活动。

2.饮食指导　限制钠盐的摄入，根据病情选用低盐、低钠饮食。

3.用药指导　严格按医嘱用药，不随意增减或中断药物治疗，否则可致心力衰竭加重或复发。

4.心理指导　保持心态稳定，减少较强烈的喜、怒、哀、乐等精神刺激，保持轻松愉快的心情。

5.康复指导　经药物治疗症状缓解后可轻微活动，但应避免剧烈运动，运动强度要循序渐进，如晨起散步、打太极拳或做操等；可适当参加力所能及的工作和家务。

6.复诊须知　定期门诊复诊。复诊时复查电解质、心脏超声等，如出现心慌、气促、胸闷不适、乏力等表现，应及时就诊，防止病情进展、恶化。

（曹国荣　杨　丽）

第四节　心律失常护理常规

一、定义

心律失常是指心脏激动的起源部位、频率、节律、传导速度和传导顺序等异常。在多数情况下，心律失常并不是一种独立的疾病，而是众多心内科疾病或生理状态下引起的心肌细胞电生理异常，在少数情况下，心律失常以综合征的形式出现，如病态窦房结综合征。

二、常见心律失常

1.室性期前收缩

（1）室性期前收缩，可见于正常人和心脏病患者、电解质紊乱、洋地黄中毒等。表现为心悸。

（2）治疗应首先了解期前收缩的类型、症状及原有心脏病变，然后根据情况给予治疗，常用的药物有β受体阻滞药、美西律、普罗帕酮等。

2.心房纤颤

（1）心房纤颤简称房颤，可分为阵发性和持续性。常见病因有风湿性心脏病、甲状腺功能亢进、肺源性心脏病、冠心病；也可见于正常人。房颤症状的轻重受心室率快慢的影响，心室率超过150次/分，患者可发生心绞痛与充血性心力衰竭。心室率不快时，患者可无症状。听诊心室率一般较快，心律绝对不规则，第一心音强弱不等，心室率快时可有脉搏短绌。房颤并发体循环栓塞的危险性很大。急性房颤发作在24～48h常可自行终止。

（2）最初治疗的目标是减慢心室率，可用洋地黄、β受体阻滞药或钙通道阻滞药；若未能恢复窦性心律者，可应用电复律或普罗帕酮、胺碘酮等药物。若出现血流动力学障碍，血压下降或心功能恶化，宜紧急实施电复律。阵发性房颤发作间歇口服胺碘酮可预防复发和减少发作。永久性心房颤动复律无效，治疗只能为减慢心室率。心房颤动者应长期抗凝治疗以预防栓塞发生，口服华法林，使凝血酶原时间国际标准化比值（INR）维持在2.0～3.0。

3.心房扑动治疗要点　应针对原发病进行治疗。最有效的终止心房扑动方法为同步直流电复律。钙通道阻滞药，如维拉帕米或地尔硫䓬，能有效减慢心房扑动的心室率。若上述治疗方法无效，可应用洋地黄制剂减慢心室率。普罗帕酮、胺碘酮也有一定疗效。还可选用射频消融术根治。

4.阵发性室上性心动过速（PSVT）

（1）临床上PSVT以房室结内折返性心动过速（AVNRT）和房室折返性心动过速（AVRT）最多见、两者合计占整个PSVT的90%以上。心动过速发作突然起始与终止，持续时间长短不一。症状包括心悸、胸闷、焦虑不安、头晕，少见晕厥，症状轻重取决于发作时心室率快慢与持续时间。PSVT的频率范围在150～250次/分，节律绝对匀齐。QRS波群形态与时限均正常，但有传导阻滞时，QRS波群形态异常。起始突然，通常由一个房性期前收缩触发。

（2）如果心功能与血压正常可先尝试刺激迷走神经的方法、颈动脉窦按摩（患者取仰卧位，先行右侧，每次5～10s，切忌双侧同时按摩）、Valsalva动作（深吸气后屏气、再用力做呼气动作）、诱发恶心、将面部浸没于冰水内等方法可使心动过速终止，但停止刺激后，有时又恢复原来心率；药物可选用钙通道阻滞药、洋地黄与β受体阻滞药、普罗帕酮等，可通过射频消融术根治。

5.室性心动过速

（1）连续三个或以上室性期前收缩称室性心动过速；三个或以上室早连续出现，QRS波群呈室性波形，其时间＞0.12s，并有继发性ST-T改变，心室律基本整齐，可略有不匀，频率为100～250次/分，称为室性心动过速，简称室速。常伴明显的血流动力学障碍与心肌缺血、低血压、黑矇、抽搐、晕厥、心绞痛。

（2）治疗要点：室速患者如无血流动力学障碍，首先给予利多卡因或普鲁卡因胺静注，同时静脉滴注。静脉注射普罗帕酮十分有效，但不宜用于心肌梗死或心力衰竭的患者，其他药物治疗无效时可选用胺碘酮静脉注射或同步直流电复律。

6.病态窦房结综合征

（1）病态窦房结综合征（SSS）：系指窦房结及其周围组织病变和功能减退，而引起一系列心律失常的综合征，简称病窦综合征。患者的表现多与心动过缓有关，常出现心、脑、肾等重要脏器供血不足表现，如黑矇、晕厥、乏力，甚至出现阿-斯综合征等。病窦表现为持续而显著的心动过缓（50次/分以下），且并非药物引起；窦性停搏与窦房传导阻滞、心动过缓-过速综合征，心动过缓与房性快速性心律失常（房速、房扑、房颤）交替发作；窦房传导阻滞与房室传导阻滞同时并存。

（2）诊断与治疗：无症状者，不必治疗，仅定期随访观察即可，有症状者应接受起搏器治疗，还应根据病情服用抗心律失常药物。

7.房室传导阻滞　房室传导阻滞是指心房冲动传导延迟或不能传导至心室。一度房室传导阻滞患者通常无症状；二度房室传导阻滞可引起心搏脱漏，可有心悸症状，也可无症状。三度房室传导阻滞的症状包括疲倦、乏力、头晕、心绞痛、心力衰竭等；一度和二度房室传导阻滞突然进展为完全性房室传导阻滞，会因心室率过慢导致脑缺血，患者可出现暂时性意识丧失，甚至抽搐，称为阿-斯综合征发作，严重者可致猝死。

一度房室传导阻滞与二度Ⅰ型房室传导阻滞心室率不太慢者，无须特殊治疗。二度Ⅱ型和三度房室传导阻滞（如心室率显著缓慢）应给予起搏治疗。

8.心室扑动与颤动的处理　室扑、室颤是极严重的心律失常，常为临终前表现。紧急处理为立即行体外非同步直流电除颤，同时做好心肺复苏的准备。

三、护理常规

1.休息与运动　根据心律失常的程度和特点合理安排休息和活动。严重心律失常者，应卧床休息，心动过速者应限制活动，阵发性室上性心动过速者，指导患者尝试刺激迷走神经，如诱导恶心、按摩颈动脉窦等，促进心律复律。

2.饮食护理　给予低盐、低脂、清淡、易消化的饮食，少量多餐，多吃蔬菜、水果，保持排便通畅，忌暴饮暴食，忌烟酒，禁食浓茶、咖啡及其他刺激性食物。低钾时，给予含钾高的食物，如橙子、香蕉等。

3.用药护理　遵医嘱给予抗心律失常药物治疗，观察药物的作用和副作用。严格遵医嘱按时按量给予抗心律失常药物，注意用药前后的心率、心律等变化，以判断疗效和不良反应。

4.心理护理　做好心理护理，使患者保持情绪稳定，积极配合治疗及护理。

5.病情观察与护理　严密观察病情变化，严重心律失常者给予持续心电血压监护，监测心率、心律、血压、呼吸、神志等变化。对于心室颤动等严重的心律失常，做好抢救准备，立即给予电除颤和心肺复苏，并遵医嘱用药。

6.基础护理　保持排便通畅，避免用力排便，必要时给予缓泻药或开塞露纳肛。

7.去除和避免诱发因素护理　避免各种诱发因素，如发热、疼痛、饮食不当、睡眠不足等；心动过缓者，避免兴奋迷走神经的活动，如避免排便时屏气。

四、健康指导

1.休息与运动　注意劳逸结合，建立健康的生活方式，避免从事驾驶、高空作业等紧张工作。

2.饮食指导　纠正不良生活方式，避免高脂肪、高胆固醇饮食，戒烟酒，保持排便通畅，控制体重。

3.用药指导　遵医嘱调整用药剂量，不可自行减量、停药或擅自改用其他药物。告知患者药物作用及不良反应。

4.心理指导　保持心情舒畅，避免过度紧张和焦虑。

5.康复指导　指导患者避免诱发心律失常的诱因，及时治疗腹泻、脱水等引起电解质紊乱的疾病。教会患者及其家属观察脉搏变化。

6.复诊须知　定期复查。如有不适或发现脉搏异常，及时就医。

（王　妮　荣山伟）

第五节 心脏瓣膜病的护理常规

一、定义

心脏瓣膜病（valvular heart disease）是由于炎症、黏液样变性、退行性改变、先天性畸形、缺血性坏死、创伤等原因引起的单个或多个瓣膜结构异常，导致瓣口狭窄和（或）关闭不全所致的心脏疾病。二尖瓣最常受累。

二、护理常规

1.休息与活动　根据患者心功能情况合理休息和活动，减轻心脏负荷。避免剧烈活动；有风湿活动时应卧床休息，发生心力衰竭者应绝对卧床休息。

2.饮食护理　在心功能代偿期应给予低盐、低脂、清淡、易消化、适宜热量、高蛋白、丰富维生素的饮食，少量多餐，多吃蔬菜水果，保持排便通畅，忌暴饮暴食，忌烟酒，禁浓茶、咖啡及其他刺激性食物。心力衰竭者应限制钠盐的摄入。

3.用药护理　遵医嘱用药并观察疗效及副作用。

4.心理护理　做好心理护理，使患者保持情绪稳定，积极配合治疗及护理。

5.病情观察与护理　注意观察和评估病情变化，以尽早发现并发症。高热、心力衰竭等患者按相应的护理常规护理。

6.基础护理　对于长期卧床者，注意口腔和皮肤护理；定时翻身，预防压疮和肺部感染；进行下肢主动或被动活动，预防栓塞。

7.去除和避免诱发因素护理　积极预防和控制感染，纠正心律失常，避免劳累和情绪激动，以免诱发心力衰竭。

三、健康教育

1.休息与运动　避免加重心脏负荷的因素。避免剧烈活动和劳累；指导育龄期妇女妊娠，心功能Ⅲ级以上不宜妊娠，以免加重心脏负担，造成生命危险。

2.饮食指导　纠正不良生活方式，避免高脂肪、高胆固醇、高盐饮食，戒烟酒，保持排便通畅，控制体重。心力衰竭者应限制钠盐的摄入。

3.用药指导　指导患者遵医嘱服药，积极控制并发症。注意药物副作用。

4.心理指导　保持心情舒畅，避免过度紧张和焦虑。

5.康复指导　注意防寒保暖，预防呼吸道感染，以防诱发风湿热反复发作。

6.复诊须知　定期检查心电图、X线、心脏超声等，如有不适，及时就医。

（王　青　宋　宁）

第六节　原发性高血压的护理常规

一、定义

原发性高血压（primary hypertension）是指病因未明的、以体循环动脉血压升高为主要表现的临床综合征，伴有或不伴有多种心血管危险因素，通常简称为高血压。

二、护理常规

1.休息与运动　根据患者的血压合理安排休息和活动，保证充足睡眠。血压控制不理想、波动大时，应避免剧烈活动，严重高血压或出现有头痛、胸闷、恶心等症状时卧床休息。

2.饮食护理　饮食以低脂肪、低胆固醇为主，超体重者应控制饮食量。多吃蔬菜、水果，限制钠盐摄入，忌烟酒。

3.用药护理　根据医嘱选用降压作用好、副作用小的制剂。目前常用降压药物主要有利尿药、β受体阻滞药、钙通道阻滞药、血管紧张素转化酶抑制药、血管紧张素Ⅱ受体阻滞药等，注意观察药物的不良反应。坚持长期联合用药，采用阶梯式治疗方案。清晨醒后第一时间服药，服药后注意预防直立性低血压，如避免突然改变体位和动作宜缓慢等。

4.心理护理　做好心理护理，使患者保持情绪稳定，积极配合治疗及护理。

5.病情观察与护理　密切观察患者的生命体征，观察有无头痛、胸闷、恶心等症状，严防高血压危象的发生。

6.基础护理　高血压危重症患者避免一切不良刺激和不必要的活动，协助生活护理；保持排便通畅，预防便秘。

7.去除和避免诱发因素护理　避免诱因，如情绪激动、精神紧张、身心过劳；冬天外出时注意保暖，室温不宜过低；避免剧烈运动和用力咳嗽等。

三、健康教育

1.休息与运动　选择合适的运动方式，最好是有氧运动，如散步、慢跑、打太极拳、游泳、练养生功等，避免运动量和运动强度过大。当运动中出现头晕、心慌、气急等症状时应就地休息。

2.饮食指导　指导患者坚持低盐、低脂、低胆固醇饮食，限制动物脂肪、动物内脏、鱼子、软体动物、甲壳类食物，补充适量蛋白质，多吃新鲜蔬菜、水果，防止便秘。肥胖者控制体重。

3. 用药指导　告诉患者及其家属有关降压药的名称、剂量、用法、作用与副作用，教育患者服药剂量必须遵医嘱执行，不可随意增减药量或突然换药。

4. 心理指导　指导患者调整好心态，学会自我心理调节，避免情绪激动。

5. 康复指导　教会患者家属测量血压的正确方法，监测病情变化。

6. 复诊须知　定期复查，如血压控制不理想或有头晕、心律失常等症状随时就诊。

（胡　建　杨秀瑾）

第七节　心肌病的护理常规

一、定义

心肌病是指除心脏瓣膜病、冠状动脉粥样硬化性心脏病、高血压心脏病、肺源性心脏病和先天性心血管病以外的以心肌病变为主要表现的一组疾病，心肌病以前称“原因不明的心肌疾病”，以便与特异性心肌病（原因已知）相区别。

根据病理生理、病因和发病因素把心肌病分为扩张型心肌病、肥厚型心肌病、限制型心肌病和致心律失常型右心室心肌病四型。其主要形态见图7-1。

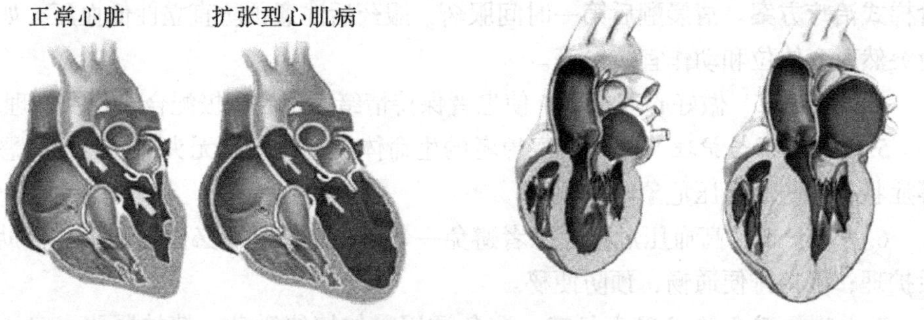

图7-1　心脏形态

1. 扩张型心肌病　扩张型心肌病（DCM）主要特征以心腔扩张为主（一侧或双侧心腔扩大），室壁多变薄，常有附壁血栓，心肌收缩期功能减退，伴有或不伴有充血性心力衰竭、心律失常，瓣膜和冠状动脉多无改变。病死率较高。

2. 肥厚型心肌病　肥厚型心肌病（HCM）是以心肌非对称性肥厚（左、右心室和室间隔增厚），心室腔变小为特征，以左心室血液充盈受阻，舒张期顺应性下降为基本病态的心肌病。根据左心室流出道有无梗阻分为梗阻性肥厚型心肌病（主动脉瓣下部室间隔肥厚明显）和非梗阻性肥厚型心肌病。特征为以心肌肥厚为主。

3.限制型心肌病 限制型心肌病（RCM）以单侧或双侧心室舒张充盈受限和舒张容量下降为特征，心脏收缩功能和室壁厚度正常或接近正常。心内膜及心内膜下有数毫米的纤维性增厚，心室内膜硬化，扩张明显受限。

4.致心律失常性右心室心肌病 旧称致心律失常性右心室发育不良，其特征是右心室正常心肌逐渐被纤维脂肪组织所取代，室壁变薄、扩张。

二、护理常规

1.休息与运动 注意休息，限制体力活动，降低心肌耗氧量。并发心力衰竭和严重心律失常者应卧床休息。

2.饮食护理 给予低盐、低脂、清淡、易消化的饮食，少量多餐，多吃蔬菜、水果，保持排便通畅，忌暴饮暴食，忌烟酒，禁浓茶、咖啡及其他刺激性食物。

3.用药护理 遵医嘱给药，注意药物的作用与不良反应。慎用洋地黄，以免中毒。

4.心理护理 耐心解释病情，安慰鼓励患者，加强心理支持。

5.病情观察与护理 根据病情进行心电监护，密切观察患者有无气促、呼吸困难、水肿、肝大等充血性心力衰竭症状及严重心律失常并发症，严防猝死的发生。

6.基础护理 给予氧气吸入，根据缺氧的程度调节流量。长期卧床患者定时翻身，防止压疮，协助生活护理。保持排便通畅，必要时给予缓泻药。

7.去除和避免诱发因素护理 注意保暖，预防呼吸道感染。

三、健康教育

1.休息与运动 生活规律，避免紧张、劳累，充分休息能减轻心脏负担，促进心肌恢复。症状轻时可参加轻体力工作。

2.饮食指导 给予低盐，富含优质蛋白质，丰富维生素的清淡饮食，以增强机体抵抗力。戒烟酒。

3.用药指导 严格按照医嘱服用药物，不擅自更改剂量、停药。了解药物的不良反应。

4.心理指导 指导患者保持良好心态，维持情绪稳定，避免不良刺激。

5.康复指导 日常生活中要保持室内空气流通、阳光充足，防寒保暖，预防呼吸道感染。

6.复诊须知 定期复查，如有不适，及时就医。

（王翠翠 孙春蕾）

第八节 心肌炎的护理常规

一、定义

心肌炎指心肌本身的炎症病变，有局灶性或弥漫性，可分为急性、亚急性或慢性或感染性和非感染性两大类，目前我国最常见的心肌炎以病毒性心肌炎为主。病毒性心肌炎（viral myocarditis，VMC）是由病毒感染所致的局限性或弥漫性心肌炎性病变。

二、护理常规

1.*休息与活动* 急性期患者卧床休息，限制探视。病情恢复后3～6个月逐渐恢复轻体力劳动。

2.*饮食护理* 进食高蛋白、高维生素、易消化饮食，尤其是补充富含维生素C的食物，如新鲜蔬菜、水果，以促进心肌代谢和修复。戒烟酒及刺激性食物。

3.*用药护理*

（1）干扰素或干扰素诱导剂具有调节免疫、抗病毒的作用。

（2）促进心肌代谢药物，如三磷腺苷、辅酶A、肌苷、环磷腺苷、细胞色素C、极化液、维生素C、辅酶Q10等在治疗中可能均有辅助作用。

（3）一些中草药（如板蓝根、连翘、大青叶、虎杖等）亦认为可能对病毒感染有效；黄芪有抗病毒、提高免疫及改善心功能的作用，尤其是黄芪联合牛磺酸等中西医结合治疗病毒性心肌炎有很好疗效。

（4）按医嘱用药，注意观察药物的不良反应。一些中草药等对病毒感染有效，但均存在个体差异。

4.*病情观察* 严密监测心律、心率，急性期给予持续心电监护。尽早发现心律失常、心力衰竭等并发症。一旦发生并发症，按其相应的护理常规护理。

5.*护理* 协助做好生活护理。

6.*心理护理* 做好心理护理，使患者保持情绪稳定，积极配合治疗及护理。

三、健康教育

嘱咐患者根据病情合理安排活动和休息，以免加重病情。指导患者自我监测脉搏、心率、心律等，发现异常及时就诊。

（李　霞　冯卉琴）

第九节　感染性心内膜炎的护理常规

一、定义

感染性心内膜炎为心脏内膜表面的微生物感染，伴赘生物形成，赘生物大小不等、形状不一的血小板和纤维素团块，内含大量微生物和少量炎症细胞，瓣膜为最常受累部位，但感染也可发生在间隔缺损部位、腱索或心壁内膜。

二、护理常规

1.按内科及循环系统疾病的一般护理常规。

2.患者宜注意休息，避免剧烈活动，以不疲劳为限，减轻心脏负荷。有并发症者，需卧床休息。

3.给予高热量、高蛋白、丰富维生素的饮食。

4.遵医嘱给予吸氧。

5.遵医嘱正确、及时采取血培养标本。

6.严格按时按量使用抗生素，如施行拔牙、手术及其他侵入性操作前预防性地使用抗生素，观察药物的疗效及毒副反应。

7.注意评估患者病情变化，尽早发现和处理心力衰竭、动脉栓塞等并发症。心力衰竭者按心力衰竭的护理常规护理。高热者按高热的护理常规护理。

8.做好心理护理，使患者保持情绪稳定，积极配合治疗及护理。

三、健康教育

1.加强营养，预防各种感染。

2.指导患者自我监测体温，定期门诊复查。

（吕雪娜　宋丽霞）

第十节　心包疾病的护理常规

一、定义

急性心包炎是心包脏层和壁层的急性炎症，可以同时合并心肌炎和心内膜炎，也可以作为唯一的心脏病而出现。急性心包炎时常伴有胸痛和心包渗液。

缩窄性心包炎是指心脏被致密厚实的纤维化或钙化心包所包围，使心室舒张期充盈受限而产生的一系列循环障碍的病症。

二、分类

心包炎可分为急性和慢性两种，前者常伴有心包渗液，后者常引起心包缩窄，临床上以急性心包炎（acute pericarditis）和慢性缩窄性心包炎为最常见。

三、护理常规

1.休息：帮助患者取舒适卧位，如半坐卧位或坐位，使膈肌下降，利于呼吸。嘱患者勿用力咳嗽、深呼吸或突然改变体位。

2.饮食护理：宜进食高热量、高蛋白、高维生素的易消化饮食，限制钠盐摄入。

3.遵医嘱用药，严格控制输液速度，防止加重心脏负荷。胸闷气急者给予氧气吸入。疼痛明显者给予镇痛药，以减轻疼痛对呼吸功能的影响。

4.保持环境安静，病房的温湿度适宜，避免患者着凉。指导患者穿宽松衣物，以免限制胸廓运动。

四、健康教育

1.注意休息，适当锻炼，增强身体抵抗力。

2.注意加强营养，进食高热量、高蛋白、高维生素、低钠的易消化饮食。戒烟戒酒，养成良好的生活习惯。

3.告知患者坚持足够疗程药物治疗（如抗结核治疗）的重要性，不可擅自停药，防止复发；注意药物不良反应，定期随访检查肝肾功能。

4.注意防寒保暖，预防呼吸道感染。

（迟笑婷　崔璐璐）

第十一节　主动脉夹层的护理常规

一、定义

主动脉夹层又称主动脉壁间瘤或主动脉夹层动脉瘤，是由于主动脉内的血液经内膜撕裂口流入囊样变性的中层，形成夹层血肿，随血流压力的驱动，逐渐在中动脉中层扩展，是主动脉中层的解离过程。临床特点为急性起病，突发剧烈疼痛、休克和血肿压迫相应的主动脉分支血管时出现的脏器缺血症状。本病病情凶险，病死率极高，是心血管疾病的灾难性危重急症。发病后约25%病例在24h内发生猝死，50%在1周内死亡，75%在1个月内死亡，90%在1年内死亡。

二、常见的主动脉夹层分类

根据裂口的部位和夹层累及的范围，可对夹层进行分型。分型的方法较多，临床实用性最强、采用最广的是Stanford法：以夹层是否累及升主动脉分A型与B型。

A型：指夹层累及升主动脉，该型不论夹层累及的范围和裂口的部位，但绝大多数裂口都在升主动脉的起始部。

B型：指夹层仅累及降主动脉，也可合并少部分主动脉弓，但未累及升主动脉，其裂口只位于降主动脉的起始部。

三、护理常规

1.*休息与活动*　急性发作或病情危重的患者，应绝对卧床休息，协助患者进行进餐、床上使用便盆排便、翻身等活动；避免用力过度（如用力排便、剧烈咳嗽）。病情好转后要注意劳逸结合。

2.*饮食*　饮食以清淡、易消化、富含维生素的流食或半流食为宜。多食用新鲜果蔬及粗纤维食物。

3.*用药护理*

（1）静脉用药控制好血压的同时开始口服降压药，此类患者常需联合使用多种口服降压药才能有效地控制血压。

（2）定时服用降压药物，控制血压，不得随意增减或停用药物。

（3）常规使用缓泻药，如酚酞、芦荟胶囊、液状石蜡、开塞露等，保持排便通畅，避免突然用力致血肿破裂。

四、健康教育

1.告知出院后以休息为主，避免剧烈活动。活动量要循序渐进，注意劳逸结合。

2.低盐低脂清淡饮食，多饮水，多食新鲜的瓜果蔬菜，增加粗纤维素的摄入，保持排便通畅，避免因便秘而导致血压骤升，引起夹层瘤破裂。

3.教会患者自测血压和脉搏。

4.指导患者自我调整心理状态，调控不良情绪，保持心情舒畅，避免情绪激动。

5.定期复诊，若出现胸、腹、腰痛等累及相关系统的症状时应及时就诊。

（杨秀瑾　王慧敏）

第8章

心血管系统疾病介入手术的护理常规

第一节　经皮冠状动脉介入治疗的护理常规

一、定义

经皮冠状动脉介入治疗（percutaneous coronary intervention，PCI）是用心导管技术疏通狭窄甚至闭塞的冠状动脉管腔，从而改善心肌血流灌注的方法，是心肌血流重建术中创伤性最小的一种。

二、护理常规

（一）术前护理

1.向患者简要介绍手术的目的、过程及环节，减轻患者的心理负担，消除紧张情绪，必要时术前夜服用地西泮等镇静药物，保证充足睡眠。

2.指导患者完成血常规、尿常规、血凝常规、生化、肝炎血清标志物的测定及心脏超声、心电图检查等各项检查。

3.术前6h禁食、4h禁饮。

4.皮肤准备：清洁皮肤，常规备皮（外阴及股上1/3处皮肤）。

5.进行床上排尿、排便训练，避免患者术后因不习惯卧位排尿、排便而引起尿潴留和便秘。

6.衣着舒适（女性患者摘掉项链、胸罩等），术前排空膀胱。

7.静脉穿刺留置针，避免在术肢穿刺。

8.术前口服药物：术前1d开始口服抗血小板聚集药拜阿司匹林300mg和氯吡格雷300mg。术晨常规服用药物（降糖药物除外）。

9.检查急救用物是否备好，如心电监护仪、除颤仪、抗心律失常及升压药物等。

10.穿刺股动脉者检查两侧足背动脉搏动情况，以便于术中、术后比较。穿刺桡动脉者进行Allen试验，评估患者侧支循环。

（二）术后护理

1.休息与运动　穿刺股动脉者术侧肢体严格制动6～8h后可适当床上翻身，但术侧肢体应伸直避免弯曲，次日解除绷带；穿刺桡动脉者术侧腕关节勿左右转动，穿刺侧上肢应适当抬高于心脏水平，穿刺处如无渗血和出血征象，压迫2h后可适当放松加压包扎绷带，次日早晨解除绷带。

2.饮食护理　饮食宜清淡、易消化，避免进食奶制品、豆制品，防止产气引起腹胀，不吃生冷食物防止引起腹痛腹泻。鼓励患者多饮水，一般6～8h饮水量为1000～2000ml，根据医嘱静脉补液，尿量在4h之内达到800ml，以加速造影剂排泄。

3.用药护理　术后遵医嘱皮下注射低分子肝素；常规口服拜阿司匹林100mg、氯吡格雷75mg，注意有无牙龈出血、鼻出血、血尿、血便、咯血等情况。

4.心理护理　做好心理护理，使患者保持情绪稳定，积极配合治疗及护理。

5.病情观察与护理　术后复查心电图，持续心电监护24h。注意心率、心律、呼吸、血压、脉搏的变化，注意穿刺部位有无出血，肢体皮肤颜色与温度有无变化，足背动脉搏动是否正常。

6.基础护理　卧床期间加强生活护理，协助患者床上排尿、排便。

三、健康教育

1.休息与运动　注意劳逸结合，适当活动。

2.饮食指导　给予低盐、低脂、清淡、易消化的饮食，多吃蔬菜水果，保持排便通畅。忌暴饮暴食，忌烟酒，禁浓茶、咖啡及其他刺激性食物。

3.用药指导　按时服用药物，并在医师指导下进行减量或更换药物，不得自行决定。

4.心理指导　保持心情舒畅，避免过度紧张和焦虑。

5.康复指导　教给患者相应的健康知识和自我保健知识，改变不良的生活方式，减少发病的危险因素。

6.复诊须知　定期门诊复查，术后1～3个月复查1次，如有心绞痛发作或其他不适应立即复诊。

（崔　岩　于莉莉）

第二节　射频消融术的护理常规

一、定义

射频消融术（radiofrequency ablation）通过心脏电生理技术在心内标测定位后，将导管电极置于引起心律失常的病灶处或异常传导路径区域，应用高能电流激光、射频电流、冷冻等方法，使该区域心肌损坏或坏死，达到治疗心律失常的目的。

二、护理常规

（一）术前护理

1.向患者简要介绍手术的目的、过程及环节，减轻患者的心理负担，消除紧张情绪，必要时手术前夜服用地西泮等镇静药物，保证充足睡眠。

2.完成必要的实验室检查（血常规、尿常规、出凝血时间、血电解质、肝肾功能）、心脏彩超、心电图检查，必要时进行食管调搏、动态心电图等检查。

3.术前6h禁食、4h禁饮。

4.皮肤准备：清洁皮肤，常规备皮。

5.进行床上排尿、排便训练，避免患者术后因不习惯卧位排尿、排便而引起尿潴留和便秘。

6.衣着舒适（女性患者摘掉项链、胸罩等），术前膀胱排空。

7.静脉穿刺留置针，避免在术肢穿刺。

（二）术后护理

1.术后卧床休息24h，术侧肢体制动、避免弯曲。术肢制动期间给予按摩，有腰酸、腹胀者，可适当活动另一侧肢体、按摩腰背部以减轻症状。穿刺股动脉用加压器加压包扎者，术肢严格制动6～8h；穿刺股静脉者，术肢严格制动2h，术侧肢体应避免弯曲。

2.饮食宜清淡、易消化，避免进食奶制品、豆制品，防止产气引起腹胀，不吃生冷食品防止引起腹痛腹泻。

3.注意观察穿刺部位局部有无出血、血肿；足背动脉搏动是否正常；肢体皮肤颜色与温度、感觉与运动功能有无变化。

4.复查心电图，根据病情给予心电监护。注意心率、心律、呼吸、血压、脉搏、体温的变化。

5.解除加压包扎后，指导患者逐渐增加活动量，起床、下蹲时动作宜缓慢，勿突然用力；咳嗽、打喷嚏、用力排便时按压穿刺处，避免增加腹压而引起穿刺局部出血。

6.预防并发症：如心脏压塞、房室传导阻滞、气胸等。

三、健康教育

1.休息与运动　术后1～2周可进行少量活动，1～2个月恢复完全正常的生活和工作。注意劳逸结合，保证充足睡眠。

2.饮食指导　饮食规律，多食水果、蔬菜，保持排便通畅。

3.用药指导　遵医嘱按时服用药物。拜阿司匹林口服1个月。

4.心理指导　保持情绪稳定，避免激动，保持良好心情。

5.康复指导　教会患者自测脉搏。

6.复诊须知　出院1个月后门诊复查。

（冷　敏　徐　虹）

第三节　先天性心脏病封堵术的护理常规

一、定义

先天性心脏病封堵术（transcatheter closure for congenital heart disease）通过外周血管穿刺（一般采用股动、静脉），在X线和超声的引导下，将大小合适的封堵器送至心脏病变部位封堵缺损或未闭合的动脉导管，以达到治疗目的。

二、护理常规

（一）术前护理

1.向患者介绍手术的目的、过程及环节，减轻患者的心理负担，消除紧张情绪，必要时术前夜服用地西泮等，保证充足睡眠。儿童患者常不能很好的配合手术，可在家属的陪伴下完成术前准备工作。

2.常规检查及准备：包括血常规、尿常规、肝肾功能、出凝血时间及心电图、超声心动图、胸部正位片等化验和检查。

3.术前6h禁食、4h禁水。需静脉复合麻醉患儿，术前8h禁食，4h禁水。

4.皮肤准备：清洁皮肤，常规备皮。

5.进行床上排尿、排便训练，避免患者术后因不习惯卧位排尿、排便而引起尿潴留和便秘。

6.衣着舒适（女性患者摘掉项链、胸罩等），术前膀胱排空。

7.静脉穿刺留置针，避免在术肢穿刺。

8.预防感染，常规术前0.5～2h静脉滴注抗生素。若出现体温升高或有呼吸道感染症状应暂停手术。

（二）术后护理

1.全麻患儿　按全麻术后护理常规，给予去枕平卧位，头偏向一侧，保持呼吸道通畅，可根据情况使用口咽通气道，完全清醒前给予面罩高流量吸氧。严密监测心率、血压、呼吸及血氧饱和度等生命体征。

2.成年人患者与患儿术后肢体的护理　卧床休息24h，穿刺股动脉用加压器加压包扎者，术肢严格制动6～8h；穿刺股静脉者，术肢严格制动2h，术侧肢体应伸直避免弯曲。对于躁动、哭闹的患儿，可遵医嘱使用镇静药，也可适当给予肢体约束，但同时应注意预防下肢静脉血栓。术后24h拆除加压包扎，逐步增加活动量。

3.饮食护理　术后24h内指导患者进食清淡易消化的流食或半流食，次日恢复正常饮食。全麻患儿清醒后2h先试饮少量水，无呛咳后方能进食、进水，如有咽部不适，应延长禁食时间，症状消失后方可进食。

4.用药护理　口服拜阿司匹林3～6个月，成年人剂量为100～300mg/d，小儿25～100mg/d。注意有无牙龈出血、鼻出血、血尿、血便、呕血等情况。

5.预防并发症　如出血或皮下血肿、心律失常、溶血反应和发热与感染等。

三、健康教育

1.休息与运动　术后1个月内避免剧烈活动及身体碰撞，防止堵闭器脱落，3个月后方可进行正常活动。

2.饮食指导　未合并其他器质性心脏病者可正常饮食，特别是儿童应全面摄取各种营养要素，建议进食富含维生素、纤维素、蛋白质的易消化饮食。

3.用药指导　术后按时服用拜阿司匹林3～6个月，预防血栓形成。注意有无皮肤、牙龈出血、黑粪等现象，如有应及时就医。对无自理能力的患儿，要向家属讲明按时服药的重要性，督促家长按时给患儿服药。

4.心理指导　疏导患者及其家属的不良情绪，使其保持心情舒畅。

5.康复指导　预防感冒。术后患者可恢复正常生活。患儿不影响其正常发育。

6.复诊须知　定期复诊和坚持门诊随访，随访时间为术后1、3、6、12个月。

（曹国荣　荣山伟）

第四节　埋藏式起搏器置入术的护理常规

一、定义

人工心脏起搏器（Pacemaker）是由心脏起搏器发放脉冲电流，通过导管电极刺激病变心脏，使之激动和收缩，也就是模拟正常心脏的冲动形成和传导，以维持或控制心脏节律或改善心脏功能。埋藏式起搏器置入术（Pacemaker implanted surgery）将电极导线从头静脉、锁骨下静脉或颈内静脉送入：心房起搏电极导线顶端置于右心房；心室起搏电极置于右心室，脉冲发生器多埋藏在胸壁胸大肌前的皮下组织中。

二、护理常规

（一）术前护理

1.向患者介绍手术的目的、过程及环节，减轻患者的心理负担，消除紧张情绪，必要时术前夜服用地西泮等，保证充足睡眠。

2.完成必要的实验室检查，如血常规、尿常规、出凝血时间、X线胸片、心电图、动态心电图等。

3.术前6h禁食、4h禁水。

4.皮肤准备：清洁皮肤，常规备皮。

5.进行床上排尿、排便训练，避免患者术后因不习惯卧位排尿、排便而引起尿潴留和便秘。

6.衣着舒适（女性患者摘掉项链、胸罩等），术前膀胱排空。

7.静脉穿刺留置针，避免在术肢穿刺。

8.常规术前0.5～2h静脉滴注抗生素。

9.应用抗凝剂者需停用至凝血酶原时间恢复在正常范围内；对服用抗凝药者（如华法林），术前至少停用3d。

（二）术后护理

1.休息与运动：卧床休息，取平卧位或向健侧卧位，切口处给予1.0kg盐袋压迫6～8h，避免局部出血或血肿。术侧肢体避免过度外展。

2.饮食护理：给予富含维生素、纤维素、蛋白质的清淡易消化饮食，少食多餐。鼓励患者多吃新鲜水果、蔬菜，保持排便通畅。

3.做12导联心电图，根据病情需要，给予心电监护。监测体温变化，及时发现感染征象。

4.术后次日给予换药，保持切口敷料清洁干燥，拆线前勿沐浴，拆线后仍要保持局部皮肤清洁，穿柔软的内衣，避免撞击和摩擦。

5.对服用抗凝药者（如华法林），术后尽早开始抗凝治疗。

6.预防并发症：如囊袋血肿、囊袋感染、血气胸和电极移位等。

三、健康教育

1.休息与运动　注意劳逸结合，适当活动，装有起搏器一侧上肢避免做用力过度或幅度过大的动作。

2.饮食指导　生活规律，戒烟限酒，进食低盐低脂清淡易消化食物，多吃水果、蔬菜，保持排便通畅。

3.用药指导　在医师指导下按时服用药物。

4.心理指导　保持情绪稳定，保持良好心情。

5.康复指导

（1）告知患者起搏器的型号、设置频率和使用年限，指导其妥善保管好起搏器卡，外出时随身携带，便于出现意外时为诊治提供信息。

（2）告知患者远离强磁场和高电压的环境，看电视至少距离1m远，手机放置在远离起搏器至少15cm的口袋内，拨打或接听电话使用对侧；下雨有雷电时，尽量在屋内不要外出，以免雷电干扰起搏器。

（3）教会患者自测脉搏，当发现脉搏每分钟少于设定阈值时，应及时到医院检查；如出现头晕、黑矇、胸闷、乏力等症状，请及时就医。

（4）因其他原因就医时应将安装起搏器情况告知医师，对起搏器有不良影响的检查或治疗有磁共振、电热疗法、磁疗、电烧灼术、放疗、心脏复律或除颤、体外电波碎石术等。

6.复诊须知　出院后1、3、6个月各随访1次，情况稳定后每3～6个月随访1次，以调整起搏器的功能。电池耗尽前每周随访1次并及时更换起搏器。电源耗竭的信号：频率减低原来的10%，脉冲幅度下降25%～40%等。

（魏丽丽　牟金金）

第五节　心脏电复律术的护理常规

一、定义

心脏电复律（electric cardioversion）是在短时间内向心脏通以高压强电流，使心肌瞬间同时除极，消除异位性快速心律失常，使之转复为窦性心律的方法。最早用于消除心室颤动，故亦称为心脏电除颤。

二、护理常规

（一）术前护理

1.心室颤动、心室扑动无须向家属交代，立即实行电除颤；向其他快速心律失常择期复律的患者及其家属介绍电复律的目的、过程、可能出现的不适和并发症，消除其紧张情绪，取得相应配合。

2.指导患者完成各种检查，如血常规、血凝常规、电解质、心电图和心脏彩超等。

3.对心房纤颤病程不清楚或超过48h者，转复前口服华法林3周，复律后继续服用4周；复律前遵医嘱停用洋地黄类药物24～48h，服用改善心功能、纠正低血钾的药物；术前1～2d口服胺碘酮等抗心律失常药物，预防转复后复发。

4.复律术晨禁食，膀胱排空；取下活动义齿、首饰、手表等金属物品。

（二）术后护理

1.卧床休息2h以上，给予心电监护，观察心率、心律、血压的变化，注意有无栓塞征象，如四肢有无活动障碍等。

2.给予高流量面罩吸氧6～8L/min。

3.清醒后2h进食，以免引起恶心、呕吐。

4.复律成功后，遵医嘱继续服用胺碘酮等抗心律失常药物以维持窦性心律。

5.预防并发症：栓塞、急性肺水肿、低血压、皮肤灼伤等。

三、健康教育

1.休息与运动　适度活动，注意休息，劳逸结合。

2.饮食指导　给予低盐低脂清淡易消化饮食，忌浓茶咖啡，戒烟限酒。

3.用药指导　遵医嘱服用抗心律失常药物，指导患者提高服药的依从性，按时服药，不能擅自减量和停药，注意观察药物的不良反应。

4.心理指导　保持情绪稳定，放松精神，愉快生活。

5.康复指导　指导患者积极治疗原发病，如高血压、冠心病、心脏瓣膜疾病等；教会患者及其家属测量脉搏的正确方法。

6.复诊须知　出院2周后门诊复诊，复诊时复查心电图和心脏彩超等，如有不适，及时就诊。

（张　婷　孙丽丽）

第9章

心血管疾病健康管理

第一节　心血管健康管理新概念

当前威胁我国人民群众生命的疾病主要是心血管疾病，又称生活方式病，是严重威胁人类健康和生命的疾病。未来医学是预防医学，预防医学的核心是自我保健。人的生命受社会因素、环境因素、遗传因素、心理因素、医疗保健因素等多种因素的制约，特别是会受到人的生活方式和行为的影响。因此，只有保持身心健康才能远离疾病。我国卫生部前部长陈敏章在全国健康教育理论研讨会上指出："有相当一部分疾病是可以通过转变行为或自我保健达到预防、控制或取得良好康复效果的。如果每个人都能主动地担负起保护自己健康的责任，建立科学的生活方式，养成良好的卫生习惯，我们的健康水平就能得以提高"。在世界卫生组织（WHO）指南中指出，简单有效的预防方法，可以控制50%的致死或致残率。

一、理想心血管健康定义

2010年初，美国心脏学会（AHA）提出了心血管健康的概念，采用较以往相比更积极正面的术语来定义心血管健康。心血管健康包括2个方面：一是健康因素，而不是心血管危险因素；二是健康行为，而不是使心血管病和危险因素发病增加的危险行为。关注心血管健康胜过关注心血管疾病。心血管病的初始预防（健康人群的危险因素预防）不同于一级预防（对有心血管病危险因素的个体预防心血管临床事件的发生），将心血管疾病的预防战线进一步前移。

4个理想健康行为：①不吸烟或戒烟超过1年；②理想的体重指数；③达标的体力活动；④健康的饮食行为。

4个理想健康因素：①不吸烟或戒烟超过1年；②无药物治疗的总胆固醇＜5.2mmol/L（200mg/dl）；③无药物治疗血压＜120/80mmHg；④无药物治疗空腹血糖＜5.6mmol/L（100mg/dl）。

理想心血管健康是同时满足4个理想的健康行为和健康因素及无临床心血管

病。强调的是通过健康行为使血压、血脂、血糖水平达标，而不是通过药物治疗达标。预防应从儿童、青少年开始，越早越好。

二、理想心血管健康的衡量指标

1.健康饮食　多项研究证实，降低盐和饱和脂肪摄入，增加蔬菜、水果、海鱼和谷类纤维素摄入，可显著降低心血管危险因素的发病率。目前所有心血管疾病预防和治疗指南均建议合理饮食的目标是：低盐（≤3.8g/d），低脂（饱和脂肪的摄入量低于总热量的7%，胆固醇摄入＜300mg/d，严格限制反式脂肪酸），多进食水果和蔬菜及富含钾、镁的食品，减少红色肉类、糖和含糖饮料的摄入，多吃富含纤维的全谷类食品、鱼类（每周≥100g）、家禽及果仁。

2.戒烟　大量流行病学调查和前瞻性临床研究结果证实，吸烟与心血管疾病有因果关系，是心血管疾病的重要致病因素。有研究证实，吸烟是心肌梗死第二大危险因素，是年轻人发生心肌梗死最重要的危险因素。与老年人相比，年轻吸烟者患心肌梗死的危险程度可增加4倍。目前，吸烟是唯一能够完全控制的致病因素，因此戒烟是避免心血管病死亡最经济、有效的干预措施。

3.规律运动　规律的体育锻炼有益于延长寿命，降低心血管疾病发病和死亡危险。体育锻炼的保护作用主要通过降低血压、控制血糖和体重及改善心血管功能来实现的。推荐成年人每周至少5d、每天进行30min以上中等强度的有氧运动（包括快步走、慢跑、游泳、爬山、各种球类运动等），或从事高强度的有氧运动不少于75min，或从事中等-高强度混合有氧运动不少于150min。推荐儿童每天从事中等强度或高强度有氧运动不少于60min。

4.控制体重　控制肥胖症是减少慢性病发病率和病死率的一个关键因素。超重使心血管病死亡增加1.5倍，肥胖使心血管病死亡增加2～3倍。我国超重和肥胖人数逐年增加，尤其是青少年，因此控制超重和肥胖是我国心血管疾病一级预防的重要内容，将体重指数控制在正常范围（18.5～24.9kg/m^2）内。

良好的心理也是减少慢性病发病率和病死率的重要因素。心血管疾病的一级预防中应重视心理问题的干预。只有身心平衡，才能使人体的神经系统、内分泌系统、免疫功能、各器官代偿功能处于最佳的协调状态，减少疾病的发生。

三、心血管健康新目标

2010年1月20日，美国心脏协会（AHA）提出了2020年心血管健康战略目标，即通过倡导健康生活方式改善心血管健康，促进全民健康。强调心血管病的初始预防，即全人群的危险因素预防，应从青少年开始，从健康人群开始，通过维持健康的生活方式或改善不健康的生活习惯，达到理想健康状态，把高危人群策略和全人群策略相结合，将心血管疾病的预防战线进一步前移。另外，战略目标所关注的疾病范围也由冠心病扩展到各种心血管系统疾病，包括先天性心脏病、心力衰竭和血栓栓塞性疾病等，到2020年将心血管病和脑卒中病死率降低20%。

2010年4月，胡大一教授借鉴AHA提出的心血管健康新概念和2020年心血管健康战略，提出了“4＋4”和“1带5”健康理念。“4＋4”，即4个理想的健康行为和4个理想的健康因素，推动全民心血管健康。“1带5”，指通过“4＋4”健康理念把心血管疾病的预防做好，可以带动肿瘤、糖尿病、老年呼吸系统疾病、慢性肾脏疾病和视力障碍5种疾病的预防，从而提高全民健康水平。

全球心血管疾病流行形势严峻，据世界心脏联盟分析预计，2020年全球心血管病病死率将增加50%，死亡例数将高达2500万例，其中1900万例发生在发展中国家，心血管疾病已成为全球卫生保健和卫生资源的沉重负担。美国心脏协会提出的心血管健康战略目标，为防治心血管疾病提出了具体的纲领。为唤起公众对心血管疾病及高血压、肥胖、缺乏运动、营养失衡、吸烟等危险因素的关注，我们当代医务工作者只有带头做好心血管疾病预防，普及心脏健康科普知识，提高全民健康意识水平，才能大幅度减少危险因素的发生，从根本上降低心血管病的发病和死亡。

（刘娅楠　张南南）

第二节　心血管疾病的预防与控制

心血管疾病最重要的是预防，一级预防是减少心脑血管疾病负担的关键措施。哈佛大学的一项研究显示，改善心血管病的高危因素，有效地控制好高血压、高血糖、高血脂等危险因素，会使全球缺血性心脏病的发生率下降75%。

一、一级预防的定义

心血管疾病一级预防，又称病因预防和初级预防，是指疾病尚未发生或疾病处于亚临床阶段时，主要针对心血管疾病致病因子或危险因素采取措施，达到预防心血管事件，减少群体发病率的目的。主要面向人群为没有或有危险因素存在，但疾病尚未发生者。一级预防的策略是全人群策略，主要是通过健康教育和健康促进，改变全人群的生活环境，降低全人群的危险因素水平，增进人群健康，控制心血管病的发生率。

二、心血管病的危险因素

危险因素（Risk factor）是指基于流行病学证据得出的威胁健康的一系列因素。它的存在可能导致疾病的发生，去除之后能够减缓甚至阻止疾病的发生。

1. *不可改变的危险因素*　包括年龄、性别、种族、家族史。成年男性60岁以前冠心病（coronary heart disease，CHD）发病率随年龄的增长而增加，女性绝经期后发生冠心病的危险性显著增加，接近男性。

2.可改变的危险因素 分为生理和行为危险因素。生理危险因素包括高血脂、高血压、糖尿病、肥胖等。行为危险因素包括吸烟、膳食饱和脂肪酸和胆固醇摄入过多、高盐饮食、缺乏体力活动、缺乏社会支持等。

3.新的危险因素 主要有C反应蛋白，载脂蛋白α、纤维蛋白原、同型半胱氨酸、尿酸等。

三、一级预防的方法

（一）生活方式干预

不健康的生活方式包括膳食不平衡（饮食中缺少蔬菜和水果、肉类和油脂量摄入过高、食盐摄入过多、大量饮酒）、缺乏运动、吸烟和精神紧张等。不健康的生活方式不仅是超重及肥胖、高血压、糖尿病、高胆固醇血症等慢性病的重要危险因素，也会直接导致血管内皮功能损伤、炎症和氧化应激加强、促进血栓形成。因此，生活方式干预是一级预防措施的基石。

1.合理膳食

（1）膳食以谷物为主，蔬菜（300～500g/d）、水果（200～400g/d）、谷类（250～400g/d）、胆固醇（＜300mg/d，相当于一个鸡蛋黄）、食用油（＜25g/d），每日饮水量至少1200ml。糖果、糕点要少吃，合理分配三餐。

（2）减少钠盐摄入，每天食盐≤3.8g；增加钾盐摄入，每天钾盐≥4.7g（含钾多的食物有坚果、豆类、瘦肉等，桃、香蕉、苹果、西瓜、橘子等，海带、木耳、蘑菇、紫菜等）。

（3）限制饮酒，最好戒酒。不能戒酒者建议成年男性饮酒量≤25g/d（相当于啤酒750ml，或葡萄酒250ml，或高度白酒50g，或38度白酒75g）。成年女性饮酒量≤15g/d（相当于啤酒450ml，或葡萄酒150ml，或38度白酒50g）。孕妇、儿童和青少年禁忌饮酒。酒量（g）＝饮酒量（ml）×酒精含量（%）×0.8（酒精比重）。

2.规律运动 每天坚持20～40min中等强度有氧运动。推荐每天进行累计相当于快走6000步的身体活动，每周进行至少2次抗阻训练（如负重训练），每次每种运动重复10～15次。

3.控制体重 超重和肥胖者在6～12个月减轻体重5%～10%，使体重指数（BMI）维持在18.5～23.9kg/m^2。腰围控制在男≤90cm、女≤85cm。

4.戒烟 避免被动吸烟；对所有吸烟者加强戒烟教育和行为指导，拟订戒烟计划，劝导每个吸烟者戒烟，建议应用戒烟药物辅助戒烟，减少戒断症状，定期随访。

5.心理平衡　有害心理因素是引起身心疾病的重要原因。在心血管疾病的一级预防中，应重视心理问题的干预，健康的核心是心理健康，情绪健康是心理健康的重要指标。因此，保持积极、稳定、乐观的心态，有利于防止心血管疾病的发生。

6.血脂异常干预　我国流行病学研究资料表明，血脂异常是我国冠心病发病的重要危险因素，降低血脂是一级预防的重中之重。一般人群健康体检包括血脂检测，对于40岁以下血脂正常的人群，每2～5年检测1次；40岁以上人群至少每年进行1次检测，心血管病高危人群每6个月检测1次。

对于所有血脂异常患者进行强化生活方式干预和降脂治疗，降脂治疗首选他汀类药物。低密度脂蛋白胆固醇（LDL-C）是调脂治疗的首要目标，但当三酰甘油（Triglyceride，TG）≥5.65mmol/L（500mg/dl）时，首要目标是降低TG。降脂药物治疗前后4～8周需复查血脂和肝功能、肌酸激酶。如血脂达标且肝功能、肌酸激酶正常，以后每6～12个月复查1次。

7.血糖监测与控制　大量研究证明，心血管损害早在糖调节受损阶段糖耐量异常（TGT）或空腹血糖受损（TFG）就已经发生。因此，对血糖的干预应提前到糖尿病诊断之前。糖耐量异常的患者通过生活方式干预和药物治疗的方法可有效预防糖尿病的发生。

（1）健康人40岁开始每年检查1次空腹血糖。

年龄＜45岁者，有如下危险因素：肥胖（BMI≥28kg/m^{2}）；2型糖尿病者的一级亲属；有巨大儿生产史；妊娠糖尿病或高血压史（血压≥140/90mmHg）；HDL-C≤0.91mmol/L（35mg/dl）及TG≥2.75mmol/L（250mg/dl）；有糖调节受损史应进行口服葡萄糖耐量试验（OGTT）筛查，如果筛查结果正常，3年后重复检查。

年龄≥45岁者，特别是超重（BMI≥24kg/m^{2}）者须定期进行口服OGTT检测，若筛查结果正常，3年后重复检查；糖耐量低减（IGT）应首先进行强化生活方式干预，包括平衡膳食、适当体育锻炼，3～6个月无效可口服二甲双胍或阿卡波糖，每半年进行1次OGTT评估。

（2）降糖目标：糖尿病患者的降糖目标为空腹血糖＜6mmol/L（108mg/dl），糖化血红蛋白（HbA1c）≤6.5%；在没有低血糖发生的情况下，HbA1c的目标要尽可能接近6%。降压药首选ACEI或ARB，将血压控制在130/80mmHg以下；应用他汀药物强化调脂，使TC＜4mmol/L，LDL-C＜2.6mmol/L。

8.血压监测与控制

（1）大量流行病学调查和临床研究证实，收缩压从115mmHg开始和心血管风险之间呈连续的正线性关系，且为独立危险因素。根据血压、年龄（男＞45岁，女＞55岁）、吸烟、血脂异常、糖耐量异常、腹型肥胖、早发心血管病家族史等心血管危险因素，将高血压分为低危、中危、高危和极高危四类，依据危险分层制定降压治疗的策略。

对于无其他危险因素的1级高血压［收缩压140～159mmHg和（或）舒张压90～99mmHg］患者（低危组），均先进行强化生活方式干预；对于2级高血压［收缩压160～179mmHg和（或）舒张压100～109mmHg］或高血压1级同时有1～2个危险因素（中危组），在进行强化生活方式干预数月后，若血压未得到控制，则开始药物治疗；对于高血压水平1级或2级，有3种或更多危险因素，同时患有心脏病、脑血管病、肾功能受损、周围血管病、视网膜病变、糖尿病等病或靶器官损害（左心室肥大、颈动脉内膜增厚斑块、肾功能受损）或高血压水平属3级［收缩压≥180mmHg和（或）舒张压≥110mmHg］但无其他危险因素患者（高危组）应立即药物治疗；对于高血压3级同时有1种以上危险因素或兼患临床疾病或靶器官损害患者（极高危组），应迅速开始最积极的治疗；对于18岁以上健康成年人至少每2年监测血压1次，35岁以上成年人至少每年监测血压1次，心血管门诊患者应常规接受血压测量；高血压患者调整治疗期间每日监测血压至少2次，血压平稳后每周监测血压2次；鼓励家庭自测血压。

（2）降压目标：普通高血压患者血压控制在140/90mmHg以下；年轻人、糖尿病、卒中、心肌梗死和肾功能不全及蛋白尿患者至少降至130/80mmHg以下；老年人收缩压控制在150 mmHg以下，如能耐受还可以进一步降低。

（二）抗血小板治疗

抗血小板药物是防治动脉粥样硬化血栓形成非常重要的手段之一。强化抗血小板治疗首先应强调普及阿司匹林的应用，除戒烟外，合理应用阿司匹林是效价比最高的预防措施。阿司匹林用于心血管病一级预防使心血管不良事件发生率减少15%，心肌梗死相对风险降低30%，出血并发症的相对危险增加69%，主要来自于胃肠道出血。阿司匹林的效益存在性别差异，男性主要获益是降低心肌梗死危险，女性主要获益是降低缺血性卒中危险。

1.阿司匹林一级预防的合适剂量　建议服用75～100mg/d，事实已经证明阿司匹林并不是剂量越大越好。

2.适用人群

（1）40岁以上的糖尿病患者，或30岁以上伴有1项其他心血管危险因素，如早发心血管病家族史、高血压、吸烟、血脂异常或白蛋白尿等。

（2）高血压且血压控制到150/90mmHg以下，同时合并下述3项任意一项者：年龄＞50岁、有靶器官损害和糖尿病。

（3）未来10年发生心脑血管事件的危险＞10%的患者。

（4）合并下述3项及以上危险因素的患者：血脂异常、吸烟、肥胖、年龄＞50岁、早发心血管病家族史。

3.注意事项

（1）30岁以下人群应用阿司匹林进行一级预防证据不足；80岁以上老年人获益增加，但胃肠道出血风险也明显增高，使用时应慎重。

（2）胃肠道出血高危患者服用阿司匹林，建议联合应用质子泵抑制药或H_2受体拮抗药。溃疡病活动期或幽门螺杆菌阳性者，治愈溃疡病且根除幽门螺杆菌后应用阿司匹林。

（3）对阿司匹林过敏且不能耐受或有禁忌证者（除外胃肠道疾病），如有应用阿司匹林进行心血管病一级预防的指征，建议氯吡格雷75mg/d口服替代。

（4）对阿司匹林要选择合适的疗程，刚开始需要长期应用，当血栓控制以后改为预防性应用。

（5）阿司匹林的剂型选择推荐使用肠溶剂，特别是缓释剂型，而不是平片，因为平片对胃肠道的刺激较大，一般的阿司匹林在十二指肠溶解（pH 3左右），刺激胃肠，精确肠溶片在pH 6～7的情况下溶解，对于胃的刺激很少，可以减少60%的胃肠反应。

（三）他汀类调脂药

许多大型研究已经证实，他汀类药物可降低冠心病的发病率和病死率。他汀类药物除具有调脂作用外，还具有抑制血管内皮的炎性反应，稳定粥样斑块，改善血管内皮功能，延缓动脉粥样硬化（AS）程度，抗炎，保护神经和抗血栓等作用。

对于长期服用他汀类药物的患者定期检查其血丙氨酸氨基转换酶及肌酸激酶等项目。儿童、孕妇、哺乳期的妇女及存在肝脏病变者禁用他汀类药物。本类药物不宜与烟酸、贝特类、环孢霉素合用，以免引起严重的肌肉及肝、肾功能损害。

总之，医务工作者应该加强初级预防与一级预防的学习和认识，并加大在社会中的宣传力度。从乡村到城市，从社区到医院等各个层面让更多的人了解心血管疾病的预防知识。从疾病的早期开始使用干预手段降低心血管病风险，在降压、调脂、控制血糖、改变不良生活方式等基础上合理应用阿司匹林和他汀类调脂药，让更多的患者意识到一级预防的好处，并积极参与其中，从而降低心血管疾病的发病率和病死率，提高人们的健康水平和生活质量。

（杨　丽　孔田甜）

第三节　心血管疾病的康复护理与保健

在我国，随着心血管疾病发病率的不断上升，经皮冠状动脉介入（percutaneous coronary intervention，PCI）患者也逐年增加，每年高达30多万例，且年轻化趋势明显。面对心血管疾病和PCI患者，目前我们重点关注的是发病急性期的抢救与治疗，而发病前的预防及发病后的康复没有得到应有的重视，导致患者得不到有效的健康指导，从而反复发病和住院，医疗开支巨大。因此，心脏康复势在必行。

一、定义

心脏康复是指通过综合干预改变患者的不良生活方式，帮助患者培养健康的行为习惯，控制心血管疾病的危险因素，坚持循证药物治疗，可使患者生理、心理和社会功能恢复到最佳状态，在延长患者寿命的同时显著提高患者的生存质量。

临床研究证据显示，心脏康复能够延缓动脉粥样硬化进程，降低再发冠状动脉事件的风险和反复住院率，降低医疗费用，延长健康寿命。欧洲心脏病学会、美国心脏协会和美国心脏病学会，均将心脏康复列为心血管疾病治疗中最高级别I级推荐。冠心病心脏康复的最终目标是使患者回归家庭、回归社会。

二、心脏康复发展和内涵

自20世纪60年代开始，由于认识到延长住院期间下床活动对冠状动脉事件的益处，心脏康复计划得以形成和发展。患者出院后，在家中躯体及脏器功能的康复过程是一个连续过程。有确切证据表明，规律运动和危险因素的纠正有利于改变冠心病的临床发展进程。

20世纪70年代世界卫生组织（WHO）提出以下观点：体力活动仅是心脏康复的一部分；心脏康复是二级预防的一部分；非心血管因素，如心理、社会和职业因素在康复的获益中占重要地位。

一次心脏事件后，患者的远期预后受到各种危险因素的影响，而这些危险因素持续存在，将导致动脉粥样硬化持续发展。因此，采取预防措施非常必要，二级预防的概念提出并获得重视。即心脏康复不仅仅是运动康复，应包括减少危险因素、改变不健康饮食习惯、改善心理适应性、戒烟、改善患者生活质量等。

早期心脏康复是包括康复（恢复和提高患者的功能能力）和预防（预防疾病再发和死亡）双重含义的现代心脏康复。2013年中国康复学会心血管病康复委员会颁布《冠心病康复/二级预防中国专家共识》明确心脏康复的具体内容如下。

1. 生活方式的改变　主要包括指导患者戒烟、合理饮食、科学的运动及睡眠管理。

2. 双心健康　注重患者心脏功能康复和心理健康的恢复。

3. 循证用药　冠心病康复必须建立在药物治疗的基础上，根据指南循证规范用药是心脏康复的重要组成部分。

4. 生活质量评估　生活质量评估也是心脏康复的组成部分。冠心病康复的目的是提高患者生活质量，使患者尽可能恢复到正常或者接近正常的生活质量水平。

5.职业康复　心脏康复是防治心血管疾病发生发展的重要措施之一，它不仅局限于心血管疾病二级预防，也逐渐扩大至心血管疾病一级预防，制定针对高危患者的危险因素，如高血压病、肥胖、高脂血症和糖尿病的综合管理。近年研究显示，以运动疗法为基础的心脏康复在心血管疾病的一级预防中发挥着越来越重要的作用。

三、心脏康复模式

目前心脏康复的标准模式包括院内Ⅰ期康复、院外监护下Ⅱ期康复和社区家庭Ⅲ期康复。

1.第Ⅰ期院内康复期　为住院期的冠心病患者提供康复和预防服务。主要内容包括病情评估、患者教育、早期活动和日常生活指导。本期康复目标是：缩短住院时间，促进日常生活能力及运动能力的恢复，增加患者自信心，减少心理痛苦，减少再住院；避免卧床带来的不利影响，提醒戒烟并为Ⅱ期康复提供全面完整的病情信息和准备。

2.第Ⅱ期院外早期康复或门诊康复期　一般在出院后1～6个月进行。与第Ⅰ期康复不同，除患者评估、教育、日常活动指导和心理支持外，这期康复计划增加了每周3～5次心电、血压监护下的中等强度运动，包括有氧代谢运动、抗阻运动及柔韧性训练。每次持续30～90 min，共3个月左右。推荐运动康复次数为36次，不低于25次。因目前我国冠心病患者住院时间控制在平均7 d左右，因此Ⅰ期康复时间有限，Ⅱ期康复为冠心病康复的核心阶段，既是Ⅰ期康复的延续，也是Ⅲ期康复的基础。

3.第Ⅲ期院外长期康复也称社区或家庭康复期　为心血管事件1年后的院外患者提供预防和康复服务，是第Ⅱ期康复的延续。这个时期，部分患者已恢复到可重新工作和恢复日常活动。为减少心肌梗死或其他心血管疾病风险，强化生活方式改变，进一步的运动康复是必要的。此期关键是维持已形成的健康生活方式和运动习惯。运动指导应因人而异，低危患者的运动康复无须医学监护，中高危患者的运动康复中需医学监护。对患者的评估十分重要，低危患者及部分中危患者可进入Ⅲ期康复，高危患者及部分中危患者应转上级医院继续康复。纠正危险因素和心理社会支持仍需继续。

虽然目前临床上仍沿用标准的心脏康复程序：院内Ⅰ期康复、院外监护下Ⅱ期康复和社区家庭Ⅲ期心脏康复。心脏疾病的社区和家庭康复已引起国际上的重视。一些学者认为多数心脏病患者可在社区得到良好的康复。有证据证实，低危患者在社区和家庭康复运动安全有效。家庭康复的优点是易操作，节省患者费用和时间，依从性好，缺点是对安全性有一定顾虑。

四、适应证

除心肌梗死以外，稳定型心绞痛、CABG/PCI、心源性猝死存活患者，各种原因导致的慢性心力衰竭，先天性心脏病术后，瓣膜心脏病术后及心脏移植术后的患者，均可从心脏康复程序中获益。

五、禁忌证

不稳定型心绞痛，心功能Ⅳ级，未控制的持续心动过速，严重有症状的主动脉瓣或二尖瓣狭窄，肥厚梗阻型心肌病，严重肺动脉高压，静息收缩压＞200mmHg或静息舒张压＞110mmHg，急性心肌炎或心包炎，血栓性静脉炎，体循环或肺循环栓塞。

六、心脏康复危险分层

根据心脏病患者发病后的临床表现、动态心电图、心脏超声、心室晚电位、运动试验及放射性核素心肌断层显像等对心肌损害范围、左心室功能、残存心肌缺血及严重室性心律失常程度的评价，将患者分层低、中、高危险人群。目前使用的危险分层为美国医师学会卫生及公共政策专业委员会于1988年颁布，根据病情、心肌梗死、CABG后1年心血管事件及病死率，提出心血管病患者危险分层方法。我国2013年发布的《冠心病心脏康复/二级预防共识》也做了引用。

1. *低危层*　运动或恢复期无症状，包括无心绞痛症状或征象（ST段下移）；无休息或运动导致的复杂性心律失常；心肌梗死、冠状动脉旁路移植术、血管成形术或支架术等无合并症；运动或恢复期血流动力学正常；无临床抑郁表现；无明显左心室功能不全（LVEF＞50%）；心功能储备≥7METs；血肌钙蛋白正常。每一项都存在时为低危。

2. *中危层*　中等强度运动（5～6.9METs）或恢复期出现包括心绞痛的症状/征象；中度左心室功能不全（LVEF 40%～49%），不符合典型高危或低危表现者设定为中危。

3. *高危层*　低强度运动（＜5METs）或恢复期出现包括心绞痛症状/征象；休息或运动时出现复杂性心律失常；MI或心脏手术等合并心源性休克或心力衰竭；运动时血流动力学异常（特别是运动负荷增加时收缩压不升或下降，或出现心率不升）；猝死或心脏停搏的幸存者；临床抑郁表现明显；左心室功能不全（LVEF＜40%）；心功能储备＜5METs；血肌钙蛋白浓度升高；存在任何一项时为高危。

随着医学的不断进步，危险分层需不断更新，如近几年新发现的预后指标：B型利钠肽已在临床用于评价心功能和预后，炎症因子高敏C反应蛋白（hSCRP）也被发现与心血管疾病患者预后相关，这些是否需纳入危险分层有待进一步研究。

七、心脏康复内容

（一）运动处方制订

1.运动能力评估

（1）运动负荷试验是患者进行运动康复前重要的检测指标，主要用于诊断、判断预后、指导日常生活和制订运动处方及评定疗效。常用的运动负荷试验方法有心电图运动负荷试验和心肺运动负荷试验，后者更准确，但设备昂贵且对操作要求较高。

（2）运动负荷试验禁忌证

绝对禁忌证：①AMI（2 d内）；②不稳定型心绞痛；③未控制的心律失常，且引发症状或血流动力学障碍；④心力衰竭失代偿期；⑤三度房室传导阻滞；⑥急性非心源性疾病，如感染、肾衰竭、甲状腺功能亢进；⑦运动系统功能障碍，影响测试进行；⑧患者不能配合。

相对禁忌证：①左主干狭窄或类似情况；②重度狭窄性瓣膜病；③电解质异常；④心动过速或过缓；⑤心房颤动且心室率未控制；⑥未控制的高血压［收缩压＞160mmHg和（或）舒张压＞100 mmHg］。

（3）运动负荷试验终止指征：①达到目标心率；②出现典型心绞痛；③出现明显症状和体征，如呼吸困难、面色苍白、发绀、头晕、眼花、步态不稳、运动失调、缺血性跛行；④随运动而增加的下肢不适感或疼痛；⑤出现ST段水平型或下斜型下降≥0.15 mV或损伤型ST段抬高≥2.0 mV；⑥出现恶性或严重心律失常，如室性心动过速、心室颤动、室上性心动过速、频发多源性室性期前收缩、心房颤动等；⑦运动中收缩压不升或降低＞10 mmHg；血压过高，收缩压＞220 mmHg；⑧运动引起室内传导阻滞；⑨患者要求停止运动。

（4）临床上，运动负荷试验应根据患者的能力进行低水平、压极量、症状限制性运动负荷运动试验。

①低水平运动试验：适用于急性心肌梗死后1周以上患者，运动时最高心率＜120次/分，血压增加不超过40mmHg。

②压极量运动试验：适用于无症状性心肌缺血、健康人及心功能评定，运动中最高心率＝195－年龄。

③症状限制运动试验：通常用于AMI后14d以上患者。要求患者坚持运动，直到出现运动试验必须终止的症状和体征或心电图ST段下降＞1 mm（或在运动前ST段的原有基础上下降＞1mm），或血压下降或过高，运动中血压下降是最危

险信号，常提示左主干或对等病变。如无设备条件完成运动负荷试验，可酌情使用6 min步行试验、400m步行试验等替代方法。

2.运动康复处方 根据患者的评估及危险分层，指导患者运动。运动处方的制订是关键。每例冠心病患者的运动康复方案必须根据患者的实际情况量身定制，即个体化原则，不存在对所有人都适用的运动方案，但应遵循普遍性的指导原则。运动处方指根据患者的健康、体力和心血管功能状态，结合学习、工作、生活环境和运动喜好等个体化特点制订，每一运动处方包括运动形式、运动时间、运动强度、运动频率及运动过程中的注意事项。

（1）运动形式：主要包括有氧运动和无氧运动。有氧运动包括行走、慢跑、游泳、骑自行车等。无氧运动包括静力训练、负重等运动。心脏康复中的运动形式以有氧运动为主，无氧运动作为补充。

（2）运动时间：心脏病患者运动时间通常为10～60min，最佳运动时间为30～60min。对于刚发生心血管事件的患者，从10min/d开始，逐渐增加运动时间，最终达到30～60min/d的运动时间。

（3）运动强度：运动强度评估有两种方法：最大氧耗量、最大心率及症状分级法。建议患者从50%的最大氧耗量或最大心率运动强度开始，运动强度逐渐达到80%的最大摄氧量或最大心率。最大氧耗量通过心肺运动试验测得，最大心率=220－年龄（次/分）。每3～6个月评价1次患者的运动强度是否需调整。

（4）运动频率：每周至少3d，最好每周7d。

（5）运动进展速度

①开始阶段：一般持续4～6周，随着患者对运动的适应，体力的改善可逐渐增加运动量。

②改善阶段：一般持续8～12个月，少数患者可持续到2年。

③维持阶段：需建立切实可行的运动方案，增加不同种类有兴趣的活动，避免乏味。

（6）运动注意事项：运动过程中，要对患者进行监测，并给予必要的指导。

运动时或运动后出现以下情况应暂时停止运动：①运动中发生心绞痛运动时出现胸、腹、颈、髎、臂、背部疼痛，可能是心绞痛，应立即停止，如2～3min仍未消失立即含服硝酸甘油0.5mg，5min后仍有疼痛，再含服硝酸甘油0.5mg，5min后仍无效，应立即就医。②运动中或恢复期出现眩晕、恶心或无力时，最好去枕平卧头低位或头与身体等高；运动时出现以往运动中不曾出现的呼吸急促；运动时血压过度上升（收缩压超过210mmHg，舒张压超过110mmHg）或运动负荷增加时收缩压不升或下降10mmHg；运动负荷增加时心率下降＞20次/分；运动时出现脉搏节律不规整，特别是运动前或以往运动脉率规整者，应停止运动，必要时立即求医。③运动训练应在饭后1～2h进行；在寒冷或炎热的气候下，要相对降低运动量和运动强度；只在感觉良好的情况下运动，感冒或发热后，要在症状或体征消失2d以上才能恢复运动；避免竞技性运动；可以增强心肌收缩力，促进心肌侧支循环的形成，避免发生严重心律失常。

（7）运动康复程序：有第一、二、三步。

第一步，准备活动：即热身运动，多采用低水平有氧运动，持续5～10 min。目的是放松和伸展肌肉、提高关节活动度和心血管的适应性，预防运动诱发的心脏不良事件及预防运动性损伤。

第二步，训练阶段：包含有氧运动、抗阻运动、柔韧性运动等，总时间30～90 min。其中，有氧运动是基础，抗阻运动和柔韧性运动是补充。

①有氧运动：有氧运动使心脏容量负荷增加，改善心脏功能。其对冠心病的治疗作用有：使冠状动脉管径增大、弹性增加；改善血管内皮功能，从而改善冠状动脉的结构和功能；促进冠状动脉侧支循环建立，代偿性地改善冠状动脉供血供氧能力；稳定冠状动脉的斑块；增加血液流动性，减少新发病变；有益于防控冠心病的危险因素，如高血压、血脂异常、糖尿病及肥胖等。

有氧运动方式：行走、慢跑、骑自行车、游泳、爬楼梯，以及在器械上完成的行走、踏车、划船等，每次运动时间为20～40 min。建议初始从20 min开始，根据患者运动能力逐步增加运动时间。运动频率3～5次/周；运动强度为最大运动强度的50%～80%。体能差的患者，运动强度水平设定为50%，随着体能改善，逐步增加运动强度。对于体能好的患者，运动强度应设为80%。通常采用心率评估运动强度。

确定运动强度方法：心率储备法、无氧阈法、目标心率法、自我感知劳累程度分级法。其中，前三种方法需心电图负荷试验或心肺运动负荷试验获得相关参数。推荐联合应用上述方法，尤其是应结合自我感知劳累程度分级法。

A.心率储备法：此法不受药物（β受体阻滞药等）的影响，临床上最常用。目标心率＝（最大心率－静息心率）×运动强度%＋静息心率。例如，患者最大心率160次/分，静息心率70次/分，选择的运动强度为60%，目标心率＝（160－70）×60%＋70＝124次/分。

B.无氧阈法：无氧阈水平相当于最大摄氧量的60%左右，此水平的运动是冠心病患者最佳运动强度，此参数需通过运动心肺试验或血乳酸阈值获得，需要一定设备和熟练的技术人员。

C.目标心率法：在静息心率的基础上增加20～30次/分，体能差的增加20次/分，体能好的增加30次/分。此方法简单方便，但欠精确。

D.自我感知劳累程度分级法：多采用Borg评分表（6～20分），通常建议患者在12～16分范围内运动（表9-1）。

表9-1 对自我理解的用力程度进行计分的Borg评分

Brog评分	自我理解的用力程度
6～8分	非常非常轻
9～10分	很轻
11～12分	轻
13～14分	有点用力
15～16分	用力
17～18分	很用力
19～20分	非常非常用力

②抗阻运动：与有氧运动相比，抗阻运动引起的心率反应性较低，主要增加心脏的压力负荷，从而增加心内膜下血流灌注，获得较好的心肌氧供需平衡。其次，抗阻运动增加骨骼肌质量，提高基础代谢率，增强骨骼肌力量和耐力，改善运动耐力，帮助患者重返日常生活和回归工作；其他慢性病包括腰痛、骨质疏松、肥胖、糖尿病等也能从阻抗运动中获益。有证据表明：抗阻运动对于血压已控制的高血压患者是安全的，对心力衰竭患者亦主张进行阻抗运动。

冠心病的抗阻运动形式多为循环阻抗力量训练，即一系列中等负荷、持续、缓慢、大肌群、多次重复的阻抗力量训练。常用的方法有俯卧撑、哑铃或杠铃、运动器械以及弹力带。其中弹力带因具有易于携带、不受场地及天气影响、能模仿日常动作等优点，特别适合家庭应用。每次训练8～10组肌群，躯体上部和下部肌群可交替训练，每周2～3次或隔天1次。

抗阻运动的时期选择：PCI后至少3周，且应在连续2周有医学监护的有氧训练之后进行；心肌梗死或CABG后至少5周，且应在连续4周有医学监护的有氧训练之后进行；CABG后3个月内不应进行中到高强度上肢力量训练，以免影响胸骨的稳定性和胸骨伤口的愈合。

③柔韧性运动：训练以缓慢、可控制原则进行，逐渐加大活动范围。训练方法：每一部位拉伸时间6～15s，逐渐增加到30s，如耐受可增加到90s，期间正常呼吸，强度为有牵拉感觉同时不感觉疼痛，每个动作重复3～5次，总时间10 min左右，每周3～5次。

第三步，放松运动：是运动训练必不可少的一部分，有利于运动系统的血液缓慢回到心脏，避免心脏负荷突然增加诱发心脏事件。放松方式是慢节奏有氧运动的延续或是柔韧性训练，根据患者病情轻重可持续5～10 min，病情越重放松运动的持续时间宜越长。

安全的运动康复除制订正确的运动处方和医务人员指导外，还需心电图及血压等医学监护。一般而言，低危患者运动康复时无须医学监护，中危患者可间断医学监护，高危患者需严格连续医学监护。

部分低、中危患者，可酌情使用心率表监护心率。同时密切观察患者运动中的表现，在患者出现不适反应时能正确判断并及时处理，并教会患者识别可能的危险信号。运动中有如下症状时，如胸痛，有放射至臂部、耳部、颌部、背部的疼痛，头昏目眩，过度劳累，气短，出汗过多，恶心呕吐，脉搏不规则，应立即停止运动，停止运动后上述症状仍持续，特别是停止运动5～6 min后，心率仍增加，应进一步观察和处理。如果感觉到有任何关节或肌肉不寻常疼痛，可能存在骨骼、肌肉的损伤，也应立即停止运动。

3.运动安全性　尽管心脏康复运动带来的风险很低，但运动期间同样会有不良事件发生。最常见的不良事件是心律失常，其次心肌梗死、心脏停搏和死亡。

发生不良反应的高危患者包括6周以内的心肌梗死、运动可诱发的心肌缺血、左心室射血分数＜30%、持续性室性心律失常的病史、持续性威胁生命的室上性心律失常的病史、突发心脏停搏病史治疗尚未稳定、新近置入自动复律除颤器或频率应答心脏起搏器等。

制订运动康复处方时，要对患者进行风险评估，并在制订运动处方时对患者进行运动健康教育，避免过度运动及识别不适症状。同时，在运动场所，配备相应抢救仪器及药品，康复医师和护士要接受心脏急救培训。

4.运动处方指导

（1）心脏康复指南建议：心血管病患者进行中等强度的有氧运动。运动处方的制订以不诱发心肌缺血为准，运动获益随着运动强度的增加而增加，高强度的有氧运动比中等强度的有氧运动显著增加摄氧量，可提供更好的心血管保护作用。

（2）目前心脏康复指南：将抗阻训练作为有氧运动的补充推荐。抗阻运动可增加心脏压力负荷，继而增加心内膜下血流灌注，获得较好的心肌氧供需平衡，增加骨骼肌质量，提高基础代谢率，增强骨骼肌力量和耐力，改善运动耐力。

（二）心血管疾病患者用药管理

改善心血管疾病患者预后的重要措施是充分使用二级预防药物，及时调整方案，提高用药的依从性。包括抗血小板药物、β受体阻滞药、ACEI/ARB、他汀类药物。

1.抗血小板药物　所有患者均应长期服用阿司匹林800 mg/d，CABG后应于6h内开始使用阿司匹林。

2.β受体阻滞药和ACEI/ARB　若无禁忌证，所有患者均应使用β受体阻滞药和ACEI，如患者不能耐受ACEI，可用ARB类药物代替。

3.他汀类药物　坚持长期使用他汀类药物，使TC和（或）LDL-C无明显升高。

（三）纠正不良的生活方式

改变不良的生活方式并对患者及其家属进行健康教育，包括饮食和营养指导，改变不良生活习惯（戒烟、限酒）等。

1. 合理膳食　指导患者及其家属养成健康饮食习惯。每天摄入营养的标准：大约蔬菜500g，水果300g，谷类250g，蛋白质（鱼、禽、肉、蛋）225g，鲜奶300g，大豆及其制品200g，食用油＜25 g，饮水量至少1200ml，食盐5g以内，增加钾盐摄入14.7g（含钾多的食物有坚果、豆类、香蕉、橘子、海带、木耳等）。

2. 戒烟限酒　戒烟并远离烟草环境，避免二手烟危害。戒烟是心血管疾病一级预防和二级预防的重要措施，长期获益优于目前常用的心血管疾病二级预防药物如阿司匹林和他汀类药物。适量饮酒，建议成年男性饮酒量≤25 g/d。成年女性饮酒量≤15 g/d。

3. 控制体质量　超重和肥胖者在6～12个月减轻体质量5%～10%，使体质指数（BMI）维持在18.5～23.9kg/m^2；腰围控制在男性≤90 cm，女性≤85 cm。推荐措施：每次就诊评估BMI和腰围，鼓励患者通过体力活动、降低热量摄入来维持或降低体质量。不使用药物控制体重。

（四）心理康复

冠心病的情绪管理应贯穿冠心病全程管理的始终。心理康复目标：识别患者的精神心理问题，并给予对症处理。推荐措施如下。

1. 评估患者的精神心理状态。

2. 了解患者对疾病的担忧、患者的生活环境、经济状况、社会支持，给予针对性治疗措施。

3. 通过一对一方式或小组干预对患者进行健康教育提供咨询，促进患者伴侣和家庭成员、朋友等参与教育和咨询。

4. 轻度焦虑抑郁治疗以运动康复为主，对焦虑和抑郁症状明显者给予对症药物治疗，病情复杂或严重时应请精神科会诊或转诊治疗。

康复过程中患者易出现情绪变化波动，常伴躯体不适。运动康复能有效化解不适症状，同时有助于患者克服焦虑情绪，提高自信心。

（五）睡眠管理

冠心病与睡眠障碍关系密切，也是冠心病患者发生抑郁的标志之一。临床医师对冠心病患者的失眠问题应给予重视，早期给予有效预防和控制。

治疗原则如下。

1. 综合治疗　躯体治疗结合心理治疗。

2. 镇静催眠药　治疗要短程、足量、足疗程。

3. 个性化治疗　根据患者年龄、过去疗效、耐受性等因素选择镇静催眠药物。

4.其他　告知患者药物作用和不良反应及遵医嘱服药。

（六）回归社会指导

目前发现，很多青壮年心肌梗死患者心脏功能虽恢复但未回归工作岗位，导致患者社会功能明显受损，不仅影响生活质量，对社会也是巨大损失，因此应对患者进行职业指导，促进患者回归工作和社会。

附：心脏康复五大处方

1.运动处方　运动康复是心脏康复的重要组成部分，安全有效的运动能显著提高患者的运动能力、改善症状和心功能。根据患者的评估及危险分层，制订个体化的运动处方。运动处方包括运动形式、运动时间、运动强度、运动频率及运动过程中的注意事项等。

2.营养处方　膳食营养是影响心血管病的主要环境因素之一。合理科学膳食可降低心血管疾病风险，通过对患者饮食习惯和行为方式、身体活动水平和运动功能状态，以及体格测量和适当的生化指标，为患者制订个体化膳食营养处方。

3.心理处方　包括心理咨询及心理治疗。心血管疾病患者多存在精神心理问题，通常表现为轻中度焦虑抑郁。因此，心脏康复工作有必要关注患者的心理问题，评估了解患者的心理状况，进而进行进一步的干预治疗。

4.戒烟处方　吸烟是导致心肌梗死的直接因素，尤其是做过药物支架的患者更应该戒烟。吸烟促进血栓的形成，会进一步增加药物支架患者心肌梗死的危险。戒烟仅通过劝诫是没有效果的，最好的办法就是技术戒烟与劝诫协同作战。

5.药物处方　改善冠心病患者预后的重要措施是充分使用有循证证据的二级预防药物。心血管病患者坚持长期规律服药，并定期与医师沟通，进行药物调整。

（崔亚暖　代晓雪）

第四节　心血管疾病的运动指导

一、冠心病的运动指导

1.运动方式　根据病情、体能状况及爱好，选择一项或几项合适的运动方式。以有氧运动为主，如散步、慢跑、骑自行车或健身车、游泳、登山、做体操、跳舞、打乒乓球、打太极拳、上下楼梯等。

步行及慢跑，简便易行，对改善心肺功能，提高摄氧效果最好。一般在清晨或傍晚进行，应选择平坦路，步幅均匀，步态稳定，呼吸自然，防止跌倒。慢跑虽然容易取得锻炼效果，但因其外伤较多，也曾有猝死的报道，故老年人、心功能有明显损害、体质较差者慎重。

太极拳动作舒松自然，动中有静，对合并高血压、冠心病者更为合适。

2.运动频率与时间 每天活动1次或隔天活动1次，每周运动3～5次即可达到锻炼效果。每次20～40min。包括准备运动阶段5～10min、正式运动阶段15～20min和放松阶段5～10min。

3.运动强度 冠心病患者的心血管病变程度差别很大，运动强度也有很大不同。病情严重者，应选择较为缓和的运动方式，运动强度宜小，进度要相对慢些，每次活动持续时间宜短，可在一天内分几次活动。若患者应用抗凝药物治疗，在运动中应该小心，避免磕碰伤，以防出血。

病情相对稳定者可开始正常运动。运动期间以心率作为衡量运动强度最实际的指标，患者只需数自己的脉搏15s，再乘以4，即得每分钟的心率。低、中等强度运动时最高的心率分别为100次/分，100～120次/分。但这种方法只适合无心律失常的患者；如果患者没有服用减慢心率的药物，在运动中脉搏比运动前增加15～20次/分，停止运动后5min左右，脉搏可恢复至运动前水平，这样的运动强度比较合适。经过一段时间的训练，可适当增加运动强度。

一般来说，患者运动后收缩压轻度增高、心率增快，停止活动后不久，疲劳减轻或消失为适宜强度。但如果在活动中出现气短、心绞痛、心律失常、头晕、恶心、面色苍白及活动后出现长时间疲倦、失眠等不适时，提示这次运动过量，应该在下次运动时减量或暂停运动。

按照上述运动处方开始运动时，需注意对健康状况进行自我监督，定期找专科医师复诊，以便根据检查结果适当地调整运动处方。如果患者在运动期间出现病情变化，应及时就诊。

4.运动注意事项

（1）心血管病的发作在一天中有两个高峰，即起床后1～2h和此后的10～12h，尤以第一个高峰更为明显。将传统的晨练改为21：00时锻炼。有些人的心脏病突发就是因晨练不当所致。21：00时锻炼，一方面避开了发病的高峰期；另一方面可促进血液循环，降低发病隐患。

（2）运动要严格按运动处方进行，循序渐进，持之以恒。避免运动突然开始或突然停止。活动前要做好准备活动。

（3）随身携带硝酸甘油等急救药品，出现心绞痛等症状时，可及时服用。

（4）不要进行爆发性或过于剧烈的运动，尤其是不要参加竞争性强的比赛或运动。如果在运动中出现胸闷、胸痛、憋气、头晕等不适症状，立即停止活动，并及时到医院就诊。

（5）阴天、闷热或寒冷天气时，减少活动量或暂停活动；饭前、饭后不要立即运动；运动后不要立即洗热水浴，休息20min后进行温水淋浴。

二、高血压的运动指导

1.*运动方式* 患者根据身体情况选择合适的方法和运动量，如血压控制情况、安静时心跳次数、年龄，以及有无心脏、脑、肾脏病变来选择运动类型。活动前期运动量宜小一点，时间短一点，根据情况适当加量。

运动方式的选择以有氧代谢运动为原则，如养生功、太极拳、医疗体操、步行、爬楼梯、健身跑、有氧舞蹈、游泳、娱乐性球类、郊游、垂钓等。避免在运动中做推、拉、举之类的静力性力量练习或憋气练习。

2.*运动频率与时间*

（1）运动时间以每次30～60min为宜，每周3～5次，运动前5min做好预备活动，运动后5min做好放松运动，不要突然停止运动。

（2）散步对所有的高血压病患者均适用，即使是高龄及病情较重者也能收到良好的治疗效果。一般宜在清晨、黄昏或睡前进行，每天1～2次，每次10～30min。运动以不感疲劳为度。

（3）慢跑适宜于轻度高血压病患者。慢跑一般在步行的基础上逐步过渡，以不过度劳累为度，每次15～30min。跑步时，最好用鼻呼吸，避免用口呼吸，防止引起咳嗽、恶心、呕吐。

（4）爬楼梯有利于降低血压。爬楼梯时以慢速为宜，一般以中等强度、不感到吃力和紧张为好，每爬1～2层楼梯可稍做片刻休息。

（5）打拳时动作要柔和，姿势放松，动中有静，动静结合，每天1～2次，每次15～30min。

（6）养生功可以取坐位或站姿，每次10～30min，每日1～2次。

3.*运动强度* 运动强度指标为运动时最大心率＝170（180）－年龄（170适用于年龄偏大或有明确心脏病史，体质弱且过去无任何规律运动习惯者，反之则用180）。

Ⅰ期高血压患者，运动时心率控制在102～125次/分或运动后心率增加不超过运动前的50%为宜。每天运动15～30min，以后每隔2～3周逐渐增加运动量，以不产生过度疲劳为度，并尽可能持之以恒，以达到减肥、降压、有益心身健康的目的。

Ⅱ、Ⅲ期高血压患者，经过治疗，血压已降至安全水平后，可考虑先进行少量运动，逐渐增加运动量，如先慢步行走、打太极拳、健身操等，适应后可逐渐改为慢跑，还可适量进行一些自己喜欢的运动项目，如游泳、打乒乓球等，运动后心率不超过运动前的30%。

老年高血压患者，慢慢增加运动量，运动时心率不超过100次/分。

4.*运动注意事项*

（1）重症高血压和有严重并发症患者不要运动。

（2）室外锻炼时，切忌做鼓劲屏气、快速旋转、用力剧烈和深度低头的动作。

（3）由于血压存在“晨峰”现象，锻炼的时间建议在8：00～10：00时或者16：00～18：00时进行，在运动中如出现心脏不适、气短、心率超过130次/分立即停止运动。

（4）避免在寒冷天气外出锻炼；切忌不服降压药外出锻炼，以免发生心脑血管意外事件。

三、心肌梗死的运动指导

1.运动处方　传统康复要求心肌梗死患者严格卧床休息和限制运动，但长期卧床对身体功能的恢复十分不利，有研究显示，卧床休息7～10d，循环血容量减少700～800ml，会出现反射性心动过速和直立性低血压，卧床休息20d，体力工作能力减低20%～25%。运动康复是急性心肌梗死二级预防的重要环节，对提高患者的生存质量具有重要作用，分为急性期、恢复期和维持期。

（1）急性期：心肌梗死后24h内绝对卧床休息，由护士协助患者进食、排尿、排便、翻身及个人卫生等日常生活；24h后可允许患者坐床旁椅，护士指导患者进行腹式呼吸、关节被动运动和主动运动，协助洗漱、进餐，鼓励患者部分生活活动自理，以增加自我价值感，逐渐过渡到床边活动；第5～7天可病室内自由散步、护士协助如厕、淋浴、室外散步、试着上下一层楼梯。

（2）恢复期：①出院后早期（2d至2周），患者可在密切监护下逐渐增加活动级别，推荐健身车运动。此外，还可以选择其他形式的运动作为辅助，最佳方式是步行，逐渐达到每次10～15min，每周3～4次。②后期恢复期（出院后6～12周），持续3～6个月。患者可在医学监护下锻炼，并继续接受营养、生活方式、控制体重方面的健康教育和咨询。

（3）维持期：不需要医学监护，只需终身维持健康状态，并定期接受随访。教会患者正确的锻炼方法，主要以骑自行车、慢跑、散步为主，其次可以选择自己感兴趣的运动，如爬山、划船，以及各种有音乐伴奏的有氧健身操等。

2.运动强度　运动时心率增加10～20次/分为正常反应；增加小于10次/分可加大运动量；增加超过20次/分，收缩压降低超过15mmHg，出现心律失常或心电图有缺血改变应减少运动量。

3.运动注意事项　心肌梗死3周内活动时，心率增加超过20次/分或收缩压降低超过20mmHg；心肌梗死6周内活动时，心率增加超过30次/分或收缩压降低超过30mmHg或运动时出现胸痛、心悸、气喘、头晕、恶心、呕吐等，应立即停止运动。

（金延春　李　丹）

第五节　心血管疾病的营养指导

心血管疾病是我国的常见病和多发病，严重影响着人们的健康和生活质量。大量研究证明，营养与心血管疾病密切相关。营养指导是防治心血管疾病的重要措施，通过营养干预措施、改善饮食结构，可使心血管疾病的发病率及病死率显著下降。

一、冠心病的营养指导

（一）营养指导原则

1.控制总热量，维持理想体重，避免超重和肥胖。饮食遵循“宜偏淡忌过咸，宜偏素忌过荤，宜偏粗忌过精”的原则，总热量应控制在2000kcal/d左右。

2.脂肪比例适宜，减少饱和脂肪酸的摄入量，增加多不饱和脂肪酸的摄入量。脂肪摄入低于总热量的20%～25%，其中动物脂肪不超过脂肪摄入总量的33.3%；胆固醇控制在300mg/d（约相当于100g肥肉或200g瘦肉或1个鸡蛋中的胆固醇量）以内，对合并高胆固醇血症者胆固醇宜＜200mg/d。

3.进食适宜的蛋白质，增加植物蛋白的摄入。成年人蛋白质摄入量为60g/d，占全天总量的15%左右。豆类及其制品中含较高的植物性蛋白，具有降低血清TC和抗动脉粥样硬化的作用。

4.进食适宜的糖类。多选用复合糖类，少食蔗糖、单糖和甜食；多食粗粮、粗细搭配，因粗粮较精粮具有更多的食物纤维、维生素和有益的微量元素。

5.补充维生素C和微量元素。维生素C既有加强血管弹性、韧性，防止出血的作用，又可促进创面愈合。微量元素中的碘、镁对降低血清胆固醇有重要作用，可减少胆固醇和钙盐在血管壁上的沉积，减缓动脉粥样硬化的形成。

6.少食多餐，切忌暴饮暴食。

7.适量饮酒，清淡饮茶。葡萄酒对冠心病有保护作用，可适量饮用，不饮度数高的烈性酒（白酒不超过50g/d）；饮茶宜清淡，最好选用绿茶，不宜在晚上或清晨空腹时饮茶。

（二）食物选择

1.宜食用的食物

（1）食用有降压、调脂作用的食物：如香菇、大蒜、豆角、芸豆、毛豆、黄豆、红小豆、淡菜、核桃仁、大葱、扇贝、对虾、甲鱼、豌豆、花生仁、木耳、洋葱、海带、紫菜、蚕豆等。

（2）植物油含不饱和脂肪酸多并有降低胆固醇的作用：如豆油、花生油、麻油、玉米油、葵花籽油等。

（3）进食富含维生素、矿物质和膳食纤维的新鲜绿色蔬菜、瓜果与谷物：镁在绿叶蔬菜中含量较多，猕猴桃、柑橘、草莓、新鲜大枣等富含维生素C，鱼、虾、海带、海蜇、紫菜等海产食物中含碘量较多。

（4）其他：富含优质蛋白及不饱和脂肪酸的深海鱼类。

2.不宜食用的食物

（1）富含饱和脂肪酸的动物脂肪：如肥肉、猪油、乳制品（全乳、乳脂、奶油、乳酪）、油炸食物等。

（2）富含高胆固醇的食物：如蛋黄、动物的脑和内脏、螃蟹（含胆固醇高，每100g蟹肉中含胆固醇235mg，每100g蟹黄中含胆固醇460mg）及某些贝壳类。

（3）过咸、过甜的食物：如咸菜、大酱、食用糖。

（4）产气的食物：如白薯、干豆、豆浆、萝卜、葱、蒜和白菜。

（5）刺激性食物：如浓茶、咖啡、可乐型饮料（1瓶可乐型饮料，含咖啡因50～80mg）、辣椒等。

二、急性心肌梗死的营养指导

（一）营养指导原则

1.急性期　心肌梗死发病1～3d以流食为主，食物细软易消化，少用产气的食物，食盐用量2～3g/d，热量2090～3344kJ/d（500～800kcal/d）为宜。

2.缓解期　随着病情好转，可逐步改为半流食，但仍少量多餐，并以高钾、低钠、低热量食物为宜，以减轻心脏负担。食盐量不宜超过3g/d或酱油量不宜超过15ml/d。

3.稳定期　病情稳定后，随着活动量的增加，可逐渐调整饮食。给予足量优质蛋白质、维生素和纤维素饮食，保持排便通畅。多吃富含维生素和纤维素的蔬菜和水果。热量摄入控制在4180～5016kJ/d（1000～1200kcal/d）。

（二）食物选择

1.宜食用的食物

（1）发病1～3d可给予少量米汤、果汁、藕粉、去油肉汤、菜汁等缓慢喂食。

（2）乳类、瘦肉、鱼类、蔬菜水果等均可食用，特别是绿叶蔬菜和水果。

（3）多进食含糖类、蛋白质、低脂肪而纤维素多的蔬菜，增加膳食纤维摄入，保持排便通畅。

（4）多进食具有活血化瘀作用，又富含营养的温和食物，尤以各种药粥最为适宜，如葛根粉粥等。

2.不宜食用的食物

（1）产气的食物，如牛奶、豆浆及过甜的食物等。

（2）辛辣刺激食物，如浓茶、浓咖啡、白酒、辣椒等。

三、高血压的营养指导

（一）营养指导原则

1.限制热量摄入和控制体重　膳食总热量控制在2000kcal/d左右。

2.脂肪、脂肪酸、蛋白比例合理的低脂肪、低蛋白饮食　高血压患者可进食鱼类和豆制品，特别是海鱼类。鱼类蛋白富含蛋氨酸和牛磺酸，有助于降低高血压和脑卒中的发病率；鱼油富含不饱和脂肪酸，有降压作用；大豆蛋白可预防脑卒中发生的作用。饱和脂肪酸、不饱和脂肪酸摄入比值1∶1.5为宜。脂肪每日入量控制在总热能的25%以下，且以植物脂肪为主，胆固醇的摄入量每日少于300mg。

3.增加含钾、镁、钙等食物的摄入　因钾盐能促使胆固醇的排泄，增加血管弹性，有利尿作用，有利于改善心肌收缩能力；钙有保护心血管的作用；镁盐通过舒张血管达到降压作用。

4.高纤维素饮食以预防便秘　高纤维素饮食既能达到控制热量代谢的目的，又能增加饱腹感，还能促进胃肠蠕动，防止便秘，减少糖脂的吸收，减少高血脂对血管壁的损害，减少排便导致的血压升高。

5.清淡饮食和限制钠盐摄入　食盐摄入量控制在1.5～3.0g/d，轻度高血压患者食盐摄入量少于5g/d或酱油10ml/d（一大牙膏盖的食盐相当2g，5ml酱油相当1g食盐），中高度高血压患者食盐摄入量少于3g/d。

6.补充足量维生素C　血清维生素C含量与血压呈负相关，多吃绿色蔬菜和新鲜水果，有利于降低血压，还能促进心肌代谢，改善心肌功能和血液循环，促使胆固醇的排泄，防止高血压发展。

7.戒烟限酒　严格戒烟，烟草中的尼古丁、一氧化碳对心血管有害，吸烟促进动脉硬化性心脏病的发生和发展，高血压患者饮酒量限制在25g/d以下（白酒50g/d）。

8.科学饮水　水的硬度与高血压的发生有密切联系，硬水中含有较多的钙、镁离子，是参与血管平滑肌细胞舒缩功能的重要调节物质，如果缺乏，极易导致血管痉挛，最终引起血压升高；绿茶中含有大量活性物质茶多酚，具有抗氧化、清除氧自由基、保护血管、调脂的作用，有利于降低血压。

（二）食物选择

1.宜食用的食物

（1）多吃含钾、钙、镁丰富而含钠低的食品。含钾高的食物，如绿叶菜、豆类、根茎类、香蕉、杏、梅、家禽、鱼、瘦肉等；含钙丰富的食物，如牛奶（100ml牛奶含钙超过100mg）、酸牛奶、芝麻酱、虾皮、绿色蔬菜（甘蓝菜、花椰菜）等；含镁丰富的食物，如绿叶蔬菜、小米、荞麦面、豆类及豆制品等。

（2）多进食豆制品、马铃薯、南瓜、大白菜、冬瓜、卷心菜及水果，以增强低钠饮食的降压效果。

（3）提倡吃复合糖类，如淀粉、标准面粉、玉米、小米、燕麦等。

（4）适当进食调脂食物，如洋葱、大蒜、香菇、木耳、紫菜、海带等。

（5）麦麸、胶质、燕麦麸或混合纤维可作为含高脂肪、高胆固醇和高热量食物的代用品。

（6）尽量饮用硬水，如泉水、深井水、天然矿泉水等；饮茶以淡茶为宜，尤其是绿茶。

2.不宜食用的食物

（1）单糖食物，如葡萄糖、果糖及蔗糖，因易引起血脂升高。

（2）高脂肪食物，如加工品（香肠）、五花肉、排骨、动物油、生猪油、熏肉、油浸沙丁鱼、鲸鱼、鲱鱼、金枪鱼等。

（3）酱菜、榨菜等盐腌食品，味精、小苏打及饮料中的防腐剂因含钠盐，应少用。

（4）刺激性食物和饮料，如辣椒、花椒、咖喱粉、桂皮、咖啡、饮料等。

四、心力衰竭的营养指导

（一）营养指导原则

1.限制钠盐摄入　根据病情轻重选择低盐、无盐、低钠饮食。①低盐饮食：每天食盐不超过2g；②无盐饮食：不加盐或酱油等含盐物质；③低钠饮食：除了饮食中不添加含盐物质外，含钠量控制在500mg以内。

2.限制水的摄入　晚饭早吃，晚饭后不进或少进食食物及水分。心力衰竭患者在采取低钠饮食时，可不必严格限制进水量。根据病情及个体习惯有所不同，一般每日1000～1500ml（夏季可为2000～3000ml）。严重心力衰竭，尤其是伴有肾功能减退的患者，采取低钠饮食的同时，适当控制水分的摄入（液体摄入量限制为每天500～1000ml），以免引起稀释性低钠血症。

3.维持电解质平衡　最常见的电解质紊乱为钾平衡失调。缺钾可引起肠麻痹，严重心律失常、呼吸麻痹等，并易诱发洋地黄中毒，造成严重后果。鼓励患者进食含钾较高的食物。除补钾外还应注意镁、钙的供给。钙与心肌的收缩性密切相关，高钙促进心肌收缩，低钙使心肌收缩减弱。

4.补充维生素　患者一般胃纳较差，加上低钠饮食缺乏味道，故饮食上注意富含多种维生素。维生素B_1缺乏可导致脚气性心脏病，并诱发高排血量型的充血性心力衰竭；叶酸缺乏可引起心脏增大。

5.适当限制蛋白质和热能的摄入 维持体重在正常或略低于正常的范围。每日蛋白质摄入量控制在25～30g，2～3d后蛋白质加至40～50g，糖类每天300～350g。心力衰竭严重时，宜减少蛋白质的供给，每天每千克体重0.8g。肥胖患者宜采用低热量饮食以减少身体氧消耗，从而减轻心脏负荷，病情好转后渐增蛋白质和热能，但不宜太高。

6.少量多餐易消化食物 糖类在胃中停留时间短，排空快，易于消化。心力衰竭患者初期用流质、半流质饮食，然后改用软饭，每日分4～5次摄入。

（二）食物选择

1.宜食用的食物

（1）富含维生素的食物：如鲜嫩蔬菜、绿叶菜汁、鲜枣、草莓、香蕉、橘子等，必要时应口服补充维生素B和维生素C等。

（2）宜进食含淀粉及多糖类食物。

（3）多进食含钾量较高的食物和水果，如香蕉、橘子、枣、番木瓜等。

2.不宜食用的食物

（1）含钠过高的食物，如肉松、咸菜、香肠、火腿、咸鱼、腐乳、雪菜等腌制品；用苏打、发酵粉、碱制成的馒头（120g碱馒头含1g食盐）、饼干、面包等；各种含钠饮料及调味品，如番茄酱、味精、汽水、啤酒等。另外，糖果、葡萄干、巧克力、果仁、挂面、猪肾、海味、乳酪、奶油、松花蛋、香豆干等含钠食物，应适当控制。

（2）蔗糖和甜点心，以预防胀气、肥胖及三酰甘油升高。

（3）肥胖者注意控制脂肪的摄入量。

五、肺心病的营养指导

（一）营养指导原则

1.高纤维素饮食 肺源性心脏病患者体力差，活动少，易发生便秘，消化功能障碍，肉食不易消化。因此，应多吃蔬菜、水果等高纤维、易消化的清淡饮食，可以有效防止因便秘、腹胀而加重的呼吸困难。

2.限制水钠的摄入 患者由于心功能不全，发生水钠潴留，如果出现水肿、少尿或腹水时，应限制水钠的摄入，每天摄入钠盐＜3g，水分＜1500ml。

3.控制热量的摄入 每天摄入热量至少达到30kcal/kg，其中蛋白质为1.0～1.5g/kg，糖类≤60%。因糖类可增加CO_2生成量，增加呼吸困难。

4.其他 少食多餐，减少用餐疲劳。进食前后漱口，保持口腔清洁，增进食欲。

（二）食物选择

1.宜食用的食物 同心力衰竭患者的饮食。

2.不宜食用的食物 同心力衰竭的饮食；含糖高的食物，以免痰液黏稠，不易咳出；某些食物易引起过敏，如虾、蟹等，应适当加以限制。

（汲 芳 金延春）

第六节 心血管疾病患者的心理护理

心血管内科常见病（如高血压、冠心病等）是目前医学界公认的心身疾病，心理因素可促进心血管疾病的发生，同时心血管疾病又加重了患者的心理负担，心血管疾病患者较正常人群常存在更为严重的不良情绪。因此，在临床护理工作中，保证药物治疗的同时，要实施必要的心理干预措施，帮助患者正确认识疾病，减轻或消除焦虑、抑郁等消极情绪，以期达到双心同治，最大限度地改善患者的预后和生活质量，从而提高护理服务质量。

一、心血管疾病患者的心理特征

1. 恐惧和焦虑 心血管内科住院患者易产生恐惧和焦虑的心理：一方面，患者自身缺乏与疾病相关的知识和介入手术的知识；另一方面，多年的生活规律在患者住院后被打乱，饮食、睡眠和排泄等发生变化。因此，患者对自己的病情没有正确的认识，对自身治疗，如用药或介入手术知识缺乏了解，会对自己的身体情况抱有消极的态度，过分担心自己的身体情况，害怕自身疾病程度重，对家庭造成负担，久而久之，处于一种恐惧与焦虑并存的状态中。

2. 抑郁 多数心内科患者年龄相对较大，患病时间长，病情复杂且反复发作，这类患者对于自身疾病态度消极，常伴有预感性悲哀，对治疗效果不抱希望。同时，高额的医药费用、病情的不稳定都会使患者产生抑郁情绪，甚至有时候会出现对生活绝望的念头，想要结束生命结束痛苦。

3. 孤独 患者离开原本熟悉的家庭环境和工作单位来医院，面对陌生的人和环境，可以交谈的人很少，医护人员只在查房和进行相关治疗时和患者说几句话，因此患者很容易产生孤独感，有的患者夜间不易入睡，烦躁不安，甚至有时会起床踱步。

4. 多疑 心内科患者的疾病和心脏有关，所以患者很容易认为自己病情危重，随时有离开的可能。部分老年患者听力及视力下降，和医护人员存在沟通障碍，容易对护理人员的言语或表情产生猜忌，担心医护人员是否会挂错吊瓶、发错药。患者的多疑心理常造成患者夜不能寐、睡眠状态欠佳，甚至严重失眠，降低患者的生活质量，影响康复。

5. 易怒 A型性格是公认的冠心病独立危险因素，普遍存在于冠心病人群中。易怒是A型性格中最具代表性的表现之一。这类患者常常会因为一些小事发脾气，甚至与人发生冲突。

6.轻视　部分患者在临床症状不严重时，易产生轻视心理，对各种治疗及健康宣教依从性差，如随意调节输液滴速、不遵医嘱服药或是对于自身存在的疾病危险因素（如吸烟、肥胖等）毫不在意。

二、心血管疾病患者的心理护理

1.识别患者心理特征　较生理性疾病而言，心理问题不易被察觉，需要护理人员仔细鉴别。若心血管疾病患者经过心内科专科治疗效果不明显，特别是一些患者的主观感受与检查结果不相符时，应在排除其他躯体疾病之后考虑心理问题，进行鉴别诊断。护理人员可通过与患者及其家属交谈、观察患者表情、留意患者的语气语态、了解其对目前治疗或是疾病的想法，综合评估患者心理状态，及时发现其不良心理特征，使用相关心理量表进行进一步的心理评估，如A型性格行为类型评定量表、非精神科患者心理状态评估量表（MSSNS）、焦虑自评量表（SAS）及抑郁自评量表（SDS）、医院焦虑抑郁量表（HADS），有的放矢地进行心理护理。需要特别注意的是，患者住院的不同时期其心理状态有所不同，如患病急性期，由于害怕而产生焦虑情绪，特别是冠状动脉造影、PTCA 等侵入性检查和治疗手段更可加重其焦虑；治疗期，随着住院时间的延长，部分人会产生抑郁情绪，并且常出现抑郁、焦虑并存现象；康复期，最常出现的主诉是易疲劳、压力大及不敢恢复工作等。

2.遵医嘱用药　对于焦虑、抑郁程度较重的患者，应协助医师进行抗焦虑、抗抑郁药物治疗，如给予患者抗焦虑药物（氯硝西泮、阿普唑仑等）、抗抑郁药物（马普替林、阿米替林等）。但需注意用药前，应将用药内容向患者阐明，并注意保护患者隐私，确保患者信任医护人员，有利于心理护理效果改善。

3.人性化护理　以患者为中心，从细微之处关心、体贴患者，为患者营造和谐舒适的住院环境，调整好病房的温度和湿度。夜晚医护人员交谈时声音要低，治疗和护理尽量集中在病情较轻者和危重症者要分开安置，存在心理问题的患者尽量将其安排在单间进行治疗，与患者多多进行沟通，夜间护理人员多巡视患者，了解患者的心理活动及其精神需求，个体化地采取针对性护理方法。住院期间帮助患者养成良好的生活习惯，以减轻其心理负担。

4.活动指导　有氧运动有助于预防和改善焦虑和抑郁。最常见的项目，如快步走、慢跑、骑自行车、游泳、打羽毛球、练健身操、打太极拳、跳舞等。活动量应以不会引起其并发症为度。

5.健康宣教

（1）向患者详细讲解相关心血管疾病知识，客观地告知患者长期坚持治疗的目的与意义，既要避免过分夸大病情，也要避免过分夸大治疗作用，让患者对自己的病情有一个正确的认识，避免或减轻其焦虑、恐惧及轻视等不良情绪产生。

（2）指导家属可以先阅读一些与患者不良情绪有关的科普读物，做到心中有数，积极为患者创造良好的生活环境，关心患者，尽可能解除或缓解患者的心理负担。定期陪伴患者去医院就诊，保证患者在家中能够按照医嘱坚持服用药物，获得及时、正确的治疗。

6.其他心理减压方式

（1）冥想：每天冥想10min。近期研究表明，冥想对减少血管阻塞的概率和降低因心力衰竭和心绞痛引起的猝死风险有帮助。

（2）深呼吸：在情绪低落时深呼吸感恩练习，深呼吸可以让自己冷静下来，摆脱坏情绪。

（3）音乐治疗：旋律优美的乐曲能够使人情绪安静，变得轻松愉快。

（4）感恩练习：用5min记录下每天应该要感谢的5件事，无论大小，感恩可以为自己注入积极情绪，提高幸福感。在实践中，每次睡前做感恩练习，让心中充满感激和温暖，带着良好的情绪入睡。

（陈亚婷　张云梅）

第10章

护理临床教学

第一节　护理教学查房标准及案例示范

一、教学查房标准

（一）教学内容

1.目的明确，概述清晰。

2.选择典型病例，覆盖知识点较多。

3.理论讲述准确，重点突出，难点讲述透彻。

4.护理技术操作规范。

5.查房过程完整，内容覆盖护理的全过程：病史采集、护理问题、护理措施、护理技能、健康教育等。

6.结合临床新进展及科研成果，扩展学生知识面，培养学生的创造性思维能力。

7.适当运用双语教学。

（二）教学方法

1.理论讲解过程中，结合患者的具体情况印证理论，培养学生临床思维方法。

2.教学查房形式合理，运用启发式教育，激发学生的学习兴趣。

3.查房程序安排合理，使学生心中有数，相关知识准备充分。

4.布置思考题、参考书，培养学生自学能力。

5.引导学生理论联系实际，提高运用理论解决实际问题的能力。

6.注重言传身教，进行医德教育。

7.培养学生的学习意志、科学作风及为人民服务的品质。

二、慢性心力衰竭的护理查房案例示范

各位同事、同学们，上午好！

今天我们将对×床慢性心力衰竭患者进行护理查房，希望大家通过这次护理查房能够巩固慢性心力衰竭的相关知识，掌握护理要点，从而更好地为患者提供护理服务。在查房的过程中，如果你们有什么问题或建议，可以随时提出，我将会结合患者病情逐一进行解答。

主查人：××大叔（使用尊称）您好！今天感觉怎么样？我是这个科室的总带教老师，今天我们计划对您进行护理教学查房，希望能够取得您的配合，如果在查房过程中您有任何的不适或疑惑，请及时告诉我，我会及时调整并回答您的问题。请问可以吗？

患者：好的，没问题。

主查人：谢谢您的配合！同学们，我们知道，心力衰竭，是由于任何心脏结构或功能异常导致的心脏收缩功能和（或）舒张功能发生障碍，不能将回心血量充分排出心脏，导致静脉系统血液淤积，动脉系统血液灌注不足，从而引起心脏循环障碍的症候群。心力衰竭不是一个独立的疾病，而是各种心脏疾病的终末阶段。随着年龄的增长，心力衰竭的患病率显著上升，70岁以上的人群中，每10个人就有1人患有心力衰竭。严重影响了患者的身心健康，也给家庭、社会带来了沉重的负担。

首先，我们来回顾一下心力衰竭的临床特点有哪些？

主查人：临床上以左侧心力衰竭最为常见，单纯右侧心力衰竭比较少见。

左侧心力衰竭主要因为肺淤血、心排血量降低而表现出一系列症状：①程度不同的呼吸困难；②咳嗽、咳痰、咯血；③疲乏、无力，心慌；④少尿及肾功能损伤症状。前两个主要是肺淤血所致，而后两个主要是心排血量降低所致。

右侧心力衰竭主要是因为体循环淤血出现一系列症状：①胃肠道淤血表现，例如，腹胀，恶心，食欲缺乏；②水肿，尤其是最低垂部位；③颈静脉怒张。

主查人：谢谢！关于心力衰竭的病因、临床特点、发病机制在上一次的护理查房中，已经进行了具体的讨论，本次护理查房的重点内容是心力衰竭药物治疗的相关知识、护理要点及出院后患者自我管理。下面请责任护士为大家汇报病例。

责任护士A：患者因“胸闷、胸痛1年余，加重伴憋气，少尿1周”收入院。既往史：患者既往高血压30余年，最高达180/105mmHg，冠心病20年，房颤10余年，糖尿病10余年。

体格检查：T 36.6℃，P 68次/分，R 20次/分，BP 122/64mmHg，H 173cm，W 72kg。心前区无隆起，心尖搏动未见增强及弥散，心率68次/分，律不齐。心电图显示窦性心律，多导联ST-T压低。听诊双肺呼吸音粗，双肺底可闻及湿啰音。实验室检查：三酰甘油1.66mol/L（0.30～1.92），胆固醇5.69mol/L（2.32～5.62），低密度脂蛋白3.39mol/L（1.9～3.12），高密度脂蛋白1.34mol/L（0.8～2.35），血糖7.56mol/L。

初步诊断：高血压3级，慢性阻塞性肺疾病，慢性心力衰竭（心功能四级）。

治疗要点：患者入院后给予呋塞米、合贝爽、异乐定、地高辛、倍博特、科素亚、络活喜、拜阿司匹林、波立维、舒普深等强心、利尿、扩血管、抗凝、抗感染及改善心肌重构等药物治疗。目前患者憋气症状缓解，感染好转，食欲改善，一般状况较好。

主查人：病历汇报得很全面。把患者入院前的情况和入院后的治疗做了简要的概括，现在我们对病历有了大致的了解，下面请×老师（责任护士A）进行护理查体，采集病历信息，请同学们认真学习，加强练习。

责任护士A：肺部听诊时，患者取坐位或卧位。听诊的顺序一般由肺尖开始，自上而下分别检查前胸部、侧胸部和背部。听诊前胸部应沿锁骨中线和腋前线；听诊侧胸部应沿腋中线和腋后线；听诊背部应沿肩胛线，自上而下逐一肋间进行，而且要在上下、左右对称的部位进行对比。患者入院时肺底部能闻及湿啰音，经过治疗和护理后，听诊双肺呼吸音轻，无湿啰音。

现在我们再检查一下患者的水肿情况有无减轻。同学们，检查患者有无水肿或判断水肿性质及严重程度时，通常采用手指按压被检查部位皮肤（胫骨前内侧皮肤）3～5s，若加压部位组织发生凹陷则称为压陷性水肿（pitting edema）。临床上根据水肿程度可分为轻、中、重三度：①轻度水肿指水肿仅发生于眼睑、眶下软组织、胫骨前、踝部皮下组织，指压后可出现组织轻度凹陷，平复较快。有时早期水肿，仅有体重迅速增加而无水肿征象出现。②中度水肿时患者全身疏松组织均有可见性水肿，指压后可出现明显的或较深的组织凹陷，平复缓慢。③重度水肿是指全身组织严重水肿，身体低垂部皮肤紧张发亮，甚至可有液体渗出，有时可伴有胸腔、腹腔、鞘膜腔积液。患者水肿的情况明显减轻，尿量从入院时的500ml/d增加到目前2000ml/d。

主查人：谢谢，×老师不仅操作非常规范，讲解也非常透彻。关于心力衰竭的诱因，我们知道包括感染、心律失常、血容量增加、过度劳累、原有心脏疾病加重、受凉后发生呼吸道感染是一个最常见也是首要的诱因。加上该患者心脏基础病较多，心肌梗死12年，房颤10余年，左束支传导阻滞多年，心脏结构和功能都有改变，所以导致了心力衰竭的发生。那么对于心力衰竭患者来说，如何判断严重程度，衡量标准是什么？

学生甲：心功能的判断可以使用NYHA分级，总共分为四级，级别越高，心功能越差。

一级：体力活动不受限制，日常活动不引起心功能不全的表现。

二级：体力活动轻度受限，一般活动可引起乏力、心悸和呼吸困难等症状。

三级：体力活动明显受限，轻度活动即可引起乏力、心悸和呼吸困难。

四级：体力活动重度受限，不能从事任何活动，即使在休息时也可出现心力衰竭的各种症状和体征。

主查人：非常好，为了便于记忆，我跟大家分享个顺口溜，一无二轻三明显，四级不动也困难。

一无是体力活动没有限制；二轻指体力活动轻度受限；三明显是体力活动明显受限；四级不动也困难就是体力活动重度受限。除了NYHA分级，我们临床上还可以通过6min步行试验来判断心力衰竭的程度：这个试验是让患者在平直走廊里尽可能快的行走，测定6min的步行距离，如果6min步行距离＜150m，为重度心力衰竭；150～425m为中度心力衰竭，426～550m为轻度心力衰竭。

主查人：××大叔（尊称），请问您睡觉或者躺在床上时有无憋气？

患者：有，有时不能躺，躺下就憋气。

主查人：住院后这段时间怎么样了，下床活动的时候还会憋气吗？

患者：现在好多了，下床走走也不憋气，谢谢你们啊。

主查人：这种表现说明患者之前心功能较差，已经达到四级，现在经过治疗已经好转为二级，心功能情况越来越好。根据病历汇报及病史采集，我们知道这次患者因感染后诱发心力衰竭而收入院。入院后给予强心、利尿、扩血管及抗感染等治疗，目前病情明显好转。谁能总结一下心力衰竭的治疗原则有哪些？

学生乙：老师我来回答，心力衰竭的治疗原则为利尿、扩血管、强心并使用神经内分泌抑制剂。最终目标不仅要改善症状，提高生活质量，而且要阻止心室重塑和心力衰竭进展，提高患者生活质量，降低再入院次数，提高生存率。

主查人：学生乙用简洁的语言说明了治疗原则。也就是说心力衰竭患者的治疗已经从简单的强心、利尿、扩冠转变为以神经内分泌抑制剂为主的新的“标准治疗”：以ACEI-b受体阻滞药、利尿药、地高辛、醛固酮受体拮抗药等药物治疗为主。

大家根据课前预习及目前的病史采集，思考患者目前存在的护理问题有哪些，并做出护理诊断。

学生丙：护理诊断是There are four nursing diagnosis.

1.Impared Gas Exchange: Associated with pulmonary congestion and inadequate cardiac output.

2.Fluid Volume Excess: It is related to the right heart failure induced systemic circulation congestion，water sodium retention and hypoalbuminemia.

3.Activity Intolerance Related to the decrease in cardiac output.

4.Knowledge Deficit: Lack of knowledge of disease prevention and health care is associated with limited medical sources.

主查人：非常好！有无补充？除了这些护理诊断，还有一个护理诊断也非常重要即潜在并发症：洋地黄中毒。护理诊断在临床工作中还要结合患者的需求，进行整体综合评估。此外，我们还应该学会辨别首优、次优问题。首优问题是首先紧急解决的问题。次优问题可以稍后解决。毫无疑问，气体交换受损和体液过多作为首优问题经过治疗和护理后已然解决，目前给患者带来困扰的是知识缺乏，并由此产生的焦虑。

我们知道心力衰竭的治疗护理是一个长期慢性的过程，住院期间，我们给予规范的治疗护理，出院后如何对心力衰竭患者进行系统化的管理与指导，提高患者用药依从性，也是我们护理工作的重点。针对这个护理问题，请责任护士为患者提供个性化的自我健康管理指导。

责任护士A

1.饮食护理中，要以低盐低脂、清淡易消化的食物为主，每天控制主食不要过量，每顿饭不要吃得太饱，以免加重心脏的负担，限制钠盐摄入，每天食盐摄入量在5g以下；限制腌或熏制品。多吃新鲜的蔬菜，保持排便通畅。

2.休息为主，可适量活动，以不感到疲劳为主；如晨起散步、打太极拳或做操等。注意保暖，定时通风，预防感染，减少诱发因素。

3.关注体重的变化，建议在家中准备一个健康秤，每日醒后、早餐前、同样衣着条件下自测体重，准确记录24h液体出入量。如果3d内体重突然增加了2kg以上，伴有腿肿、腹部膨胀、胸闷气急等症状的时候，及时到医院进行检查。

4.一定遵医嘱用药，不擅自停药或换药，以免引发严重不良后果。长期服用利尿药，注意血钾的补充与监测，可以多吃些香蕉、橘子等防止电解质紊乱。

5.患者服用地高辛易发生洋地黄中毒，教会患者测量脉搏的正确方法。每日早晨服药前一定要测量脉搏，若＜60次/分，一定要停用地高辛。

现场演示并指导患者测量脉搏的方法。取自然体位，左手臂轻松置于桌上，手腕伸展，右手的示指、中指、环指的指腹平放于腕部桡动脉搏动最明显部位，按压力量适中，以能清楚测得脉搏搏动为宜。测试30s再乘以2，即为每分钟的脉搏数。

6.保持心态稳定，避免大喜、大怒、过度悲哀等精神刺激，保持轻松愉快的心情。

7.定期到医院复查，如出现心慌、气促、胸闷不适、乏力等表现，应就地休息，服用硝酸甘油或呼救或及时就诊，防止病情进展、恶化。

主查人：责任护士A把患者自我管理相关知识阐述得较全面。我们希望患者及其家属掌握基本的疾病知识，提高用药的依从性，掌握相关技能，加强自我管理能力，避免各种诱发因素，延长生命，提高生活质量。对于以上问题大家还有什么疑问吗？

学生丙：心力衰竭原因是由多种因素诱发的，通过查阅大量文献，我发现心力衰竭患者的治疗不再仅仅局限于药物，CRT的出现已经为患者大大提高了生活质量。老师，我想知道什么是CRT呢？

主查人：这个问题问的非常好，说明大家很用心，今天因为时间有限，不能展开来说，简单说一下心脏再同步化治疗（cardiac resynchronization therapy，CRT）。

CRT是指通过双心室起搏的治疗方式治疗心室收缩不同步的心力衰竭患者。重度心力衰竭患者多存在心室收缩的不同步，CRT在传统的双腔起搏让心房心室按照步骤顺序的起搏基础上增加了左心室起搏，通过多部位起搏恢复心室同步收缩，减少二尖瓣反流，改善患者的心脏功能，同时显示出逆转左心室重构的作用。一般适用于：心功能三级到四级，射血分数＜35%，伴有心室内传导阻滞，QRS＞130ms，LVEDD＞55cm的患者。感兴趣的同学可以回去自己查找一下相关文献和资料。最后，给大家布置两个思考题。

1.CRT治疗的相关知识及护理措施？

2.洋地黄药物中毒的临床表现及紧急处置与护理？

大家可以参考人民卫生出版社出版的《内科护理学》《心血管疾病预防与健康教育》进行学习。

小结：通过今天的护理查房，我们全面掌握了慢性心力衰竭的相关知识与护理查体的正确方法，重点了解了“慢性心力衰竭的药物治疗”“慢性心力衰竭患者自我管理”的相关措施及护理要点。后期，我会在微信平台推送相关测试题来检测本次护理查房的学习效果，请大家认真对待。

非常感谢大家积极参加本次的护理查房及踊跃发言，也希望通过临床护理查房能够将理论与实践紧密结合起来，同时也能够培养你们的创新思维。希望大家认真学习，用爱工作，为患者提供最优质的护理服务。

今天的护理查房到此结束，感谢患者及其家属的积极配合！

护理教学查房比赛评分标准，见表10-1。

表10-1　护理教学查房比赛评分标准

评分标准	满分	得分	备注
一、教学内容	50		
1.目的明确，阐述清楚	7		
2.理论讲述准确，条理清晰	8		
3.护理技术操作规范	6		
4.重点突出，难点讲述透彻	6		
5.查房过程完整，内容覆盖护理的全过程：病史采集、护理问题、护理措施、护理技能、健康教育等	8		
6.结合临床新进展及科研成果，扩展学生的知识面，培养学生的创造性思维能力	6		

续表

评分标准	满分	得分	备注
7.病例选择合适，覆盖的知识点较多	6		
8.双语教学运用得当	3		
二、教学方法	30		
9.理论讲解过程中，注重临床分析，培养学生临床思维方法	5		
10.能引导学生理论联系实际，提高运用理论解决实际问题的能力	6		
11.能结合患者的具体情况印证理论，避免单纯的理论讲解	5		
12.教学查房形式合理，有利于激发学生的学习兴趣	5		
13.有详细的查房安排，查房程序安排合理，使学生心中有数，相关知识准备充分	6		
14.布置思考题、参考书，培养学生自学能力	3		
三、教书育人	10		
15.注重言传身教，进行医德教育	6		
16.注意培养学生的学习意志、科学作风及为人民服务的品质	4		
四、教学态度	10		
17.查房准备充分	4		
18.查房态度认真，情绪饱满，作风严谨	4		
19.查房仪表庄重，穿着得体	2		
总　分	100		

（魏丽丽　崔　岩）

第二节　理论授课标准及案例示范

一、理论授课标准

1.带教老师要注重学习本专业前沿知识和科技动态，具备深厚的专业理论知识，做到教授学生“一杯水”，老师自身要储备“一桶水”。

2.老师备课要根据教学大纲选择合适的教材及参考书。熟悉与课程内容相关的应用与最新发展动态，理论联系实际不断更新教学内容。

3.老师要明确教学的重点难点，抓住关键，明确通过授课要让学生掌握哪些理论和技能，加强案例教学，注重培养学生能力。

4.对学生应有全面了解，设计针对学生特点的授课方案，掌握教学内容的难度、确定讲课形式。

5.根据教学内容和教学方法需要，收集或制作多媒体课件及有关教学辅助手段等，达到最佳的教学效果。

6.依据学生反馈，不断改进教学方法。老师每一次授课结束后，都要进行反思，对教学内容、方法有新的认识和体会。

7.任课老师着装整洁，仪表端正，举止大方。非特殊原因不得坐着讲课。

8.讲课用语一定要准确、规范。讲课语速适中，声音洪亮，强调抑扬顿挫和使用普通话授课。语言逻辑性要强，要有思想性、启发性和趣味性，并能恰当地运用表情和手势。重点内容要重点强调，切忌照本宣科。

9.教学态度认真，教书育人，为人师表。在上课过程中，善于用恰当的方式吸引学生注意力，调动学生听课的积极性。

10.每次授课前，可适当安排课前提问；结束时布置学生认真做好课后作业和下节课的预习。

二、原发性高血压理论授课案例示范

（一）课程导入

1.导入原发性高血压的案例，激发学生学习兴趣。

2.提出问题，启发学生思考。

（1）什么叫原发性高血压？

（2）如何诊断高血压？

（3）该如何护理高血压患者？

（二）学习目标

1.掌握高血压的定义、临床表现、护理诊断及护理措施。

2.熟悉常用的降压药物种类，血压控制目标值，高血压急症的急救护理。

3.了解高血压的病因、发病机制和健康教育。

（三）学习内容

1.概念　高血压是一种以动脉压升高为特征，可伴有心、脑、肾、血管等器官功能性或器质性改变的全身性疾病。目前我国将高血压定义为收缩压≥140mmHg和（或）舒张压≥90mmHg。

2.分类

（1）原发性高血压（primary hypertension）是以血压升高为主要临床表现的综合征，通常简称高血压（95%）。

（2）继发性高血压（secondary hypertension）是指由某些明确而独立的疾病引起的血压升高（5%）。

3.病因　遗传因素。环境因素包括饮食、精神刺激等。其他因素包括超重和肥胖等。

4.发病机制　交感神经系统活动亢进，肾性水钠潴留，肾素血管紧张素醛固酮系统（RAAS）激活，细胞膜离子转运异常，胰岛素抵抗。

5.临床表现及并发症

（1）一般表现

①症状：多无明显症状，头晕、头痛，耳鸣、心悸，视物模糊，鼻出血等。

②体征：血压升高，主动脉瓣区A2亢进、收缩期杂音，颈腹部血管杂音。

（2）并发症

①脑血管的并发症：最常见，包括出血性或缺血性脑卒中、高血压脑病等，多属于高血压急症的范畴。

②心脏的并发症：高血压心脏病、急性左侧心力衰竭、冠心病。

③肾脏的并发症：高血压肾病、慢性肾衰竭。

④其他：眼底改变、视力及视野异常；鼻出血；主动脉夹层。

6.诊断标准及分类

（1）根据血压升高水平，进一步将血压分为1级、2级和3级（表10-2）。

表10-2　血压水平分类（中国高血压防治指南，2010）

分类	收缩压（mmHg）	舒张压（mmHg）
正常血压	＜120	＜80
正常高值	120～139	80～89
高血压	≥140	≥90
1级（轻度）	140～159	90～99
2级（中度	160～179	100～109
3级（重度）	≥180	≥110
单纯收缩期高血压	≥140	＜90

注：以上标准适用于男性、女性任何年龄段的成年人，当收缩压和舒张压分属于不同分级时，以较高的级别作为标准

（2）根据血压水平、心血管危险因素、靶器官损害、伴临床疾病，将心血管风险分为低危、中危、高危、很高危四个层次（表10-3）。

表10-3　高血压患者心血管危险分层标准

其他危险因素和病史	血压（mmHg）		
	1级高血压	2级高血压	3级高血压
无	低危	中危	高危
1～2个其他危险因素	中危	中危	很高危
≥3个其他危险因素，或靶器官损害	高危	高危	很高危
伴临床疾病	很高危	很高危	很高

①心血管危险因素

A.高血压水平1～3级；

B.男性＞55岁，女性＞65岁；

C.吸烟；

D.糖耐量受损（餐后2h血糖7.8～11.0mmol/L）和（或）空腹血糖异常（6.1～6.9mol/L）；

E.血脂异常：总胆固醇≥5.7mol/L（220mg/dl）或低密度脂蛋白胆固醇＞3.3mmol/L（130mg/dl）或高密度脂蛋白胆固醇＜1.0mmol/L（40mg/dl）；

F.早发心血管病家族史（一级亲属发病年龄＜50岁）；

G.腹型肥胖（腰围，男性≥90cm；女≤85cm）或肥胖（BMI≥28kg/m^2）；

H.高同型半胱氨酸＞10μmol/L。

②靶器官损害

A.心电图或超声心动图示左心室肥大；

B.颈动脉超声：预动脉内膜中层厚度＞0.9mm或动脉粥样斑块；

C.颈～股动脉脉搏波速度＞12m/s（选择使用）；

D.踝/臂血压指数＜0.9（选择使用）；

E.估算的肾小球滤过率降低或血清肌酐轻度升高，男性115～133μmol/L（1.3～1.5mg/dl），女性107～124μmol/L（1.2～1.4mg/dl）；

F.微量白蛋白尿：30～300mg/24h或白蛋白/肌酐比≥30mg/g（3.5mg/mmol）。

③伴临床疾病

A.脑血管病：脑出血、缺血性脑卒中、短暂性脑缺血发作者；

B.心脏疾病：心肌梗死史、心绞痛、冠状动脉血运重建史、慢性心力衰竭；

C.肾脏疾病：糖尿病肾病、肾功能受损、血肌酐（男性＞133μmol/L，女性＞124μmol/L）、蛋白尿（＞300mg/24h）；

D.外周血管疾病；

E.视网膜病变：出血或渗出、视盘水肿；

F.糖尿病：空腹血糖≥7.0mmol/L（126mg/dl）、餐后血糖≥11.1mmol/L（200mg/dl）、糖化血红蛋白≥6.5%。

7.实验室及其他检查

（1）常规项目：血脂、血糖、肾功能、尿常规、超声心动图、眼底检查。

（2）特殊检查：动态血压监测、踝/臂血压比值、心律变异、颈动脉内层中膜厚度、动脉弹性测定、血浆肾素活性。有创性血流动力学检查。

8.治疗要点

（1）非药物治疗：减轻体重；减少钠盐摄入；补充钙钾；减少脂肪摄入；限

制饮酒；增加运动；减少精神压力，保持心理平衡。

（2）药物治疗

①利尿药：代表药物包括氢氯噻嗪、呋塞米、螺内酯。

适应证：轻中度高血压；盐敏感型高血压；合并肥胖或糖尿病的患者；更年期女性和老年人。袢利尿药主要用于肾功能不全时。

禁忌证：噻嗪类禁用于痛风患者；保钾利尿药不宜与血管紧张素转化酶抑制药（ACEI）合用；肾功能不全者禁用。

②β受体阻滞药包括倍他乐克、普萘洛尔（心得安）、卡维洛尔。

适应证：各种程度高血压，尤其是心率快的中青年患者或合并心绞痛患者；运动所诱发的血压急剧升高。

禁忌证：急性心力衰竭、支气管哮喘、病态窦房结综合征、房室传导阻滞、外周血管病。糖尿病患者慎用。

③钙通道阻滞药包括硝苯地平、维拉帕米和地尔硫䓬。

适应证：各种程度高血压，尤其是老年人高血压；合并应用非甾体抗炎药物或高钠摄入的患者；合并糖尿病、冠心病、外周血管病的患者。

禁忌证：非二氢吡啶类禁用于急性心力衰竭、病态窦房结综合征、心脏传导阻滞。

④血管紧张素转化酶抑制药包括卡托普利、依那普利、福辛普利。

适应证：在肥胖、糖尿病和心脏、肾脏靶器官受损的高血压患者具有相对较好的疗效。特别适用于伴有心力衰竭、心肌梗死后、糖耐量减低或糖尿病肾病的高血压患者。

禁忌证：高钾血症、妊娠、双侧肾动脉狭窄。血肌酐超过3mg/dl者慎用。

⑤血管紧张素Ⅱ受体阻滞药：包括氯沙坦、缬沙坦。

适应证、禁忌证：同血管紧张素转化酶抑制药，但不引起干咳。

（3）高血压的治疗原则

①小剂量开始。

②优先选择长效抑制药。

③联合用药。

④个体化用药。

⑤合理的两种降压药物联用方案：利尿药＋β受体阻滞药；利尿药＋ACEI/ARB；钙拮抗药＋β受体阻滞药；钙拮抗药＋ACEI/ARB。

⑥降压药物联用除非有禁忌证，否则必须包含利尿药；血压获得控制后可调整剂量但不能随意停药。

（4）高血压急症（hypertensive emergencies）

①概念：指在某些诱因作用下，血压突然升高和显著升高（一般＞

180/120mmHg），同时伴有重要器官组织（如心、脑、肾等重要器官）功能不全的表现。

②治疗原则

A.迅速降低血压：选用起效迅速，短时间达到最大作用，持续时间短，不良反应少的降压药物。首选硝普钠，直接扩张动静脉，降低前后负荷。

B.控制性降低血压：24h内降低20%～25%，48h内不低于160/100mmHg。

C.有高血压脑病时给予脱水药，如甘露醇。

D.脑出血：仅当血压极度升高（＞200/130mmHg）时才考虑严密血压监测下进行降压治疗，目标值不能低于160/100mmHg。

9.常用护理诊断/问题、措施及依据

（1）疼痛：头痛与血压升高有关。

①减少引起或加重头痛的因素，包括劳累、情绪激动、精神紧张、环境嘈杂等。

②环境：为患者提供安静、温暖、舒适的环境，尽量减少探视。

③用药护理：注意各类降压药的不良反应。

（2）有受伤的危险：与头晕、视物模糊、意识改变或直立性低血压有关。

①避免受伤：定时测量患者血压并做好记录。

②直立性低血压的预防及处理

A.患者如有头晕、视物模糊、眼花、耳鸣等症状时，应指导患者卧床休息，如厕或外出时有专人陪伴，若头晕严重，应协助床上排尿、排便；

B.伴恶心、呕吐患者，应将痰盂放置患者伸手可及处；

C.呼叫器放于患者手边，防止取物时跌倒；

D.避免迅速改变体位、活动场所光线暗、病室内有障碍物、地面滑、厕所无扶手。

（3）潜在并发症：高血压急症。

①避免诱因。

②病情监测：定期监测血压，一旦发现血压急剧升高、剧烈头痛、呕吐、大汗、视物模糊、面色及神志改变、肢体运动障碍等症状，立即通知医师。

③高血压急症的护理

A.患者绝对卧床休息，抬高床头，避免一切不良刺激和不必要的活动，协助生活护理。

B.保持呼吸道通畅，吸氧。

C.安定患者情绪。

D.给予心电、血压、呼吸监护。

E.迅速建立静脉通路，遵医嘱尽早应用降压药物，期间监测血压变化，避免血压骤降。

F.应用硝普钠和硝酸甘油时，应严格遵医嘱控制滴速，密切观察药物的不良反应。

10.其他护理诊断/问题

（1）营养失调：高于机体需要量，与摄入过多、缺乏运动有关。

（2）焦虑：与血压控制不满意有关。

（3）知识缺乏：与缺乏疾病预防保健知识有关。

11.健康指导　疾病相关知识指导，指导患者正确服用药物，饮食护理，合理安排运动量，定期复诊并指导患者自我监测血压。

（四）复习思考题

某患者，男性，56岁，做销售工作，平时很忙，压力大，由于工作需要，经常饮酒，并养成了吸烟的习惯。有一天在工作中突然头痛，右半身活动不灵，说话口齿不清，被送往医院诊断为急性脑出血，高血压3级。

1.原发性高血压常用的护理诊断、护理措施是什么？

2.常用降压药物有哪几类？护理要点是什么？

3.高血压急症的紧急处置措施是什么？

（黄　霞　胡　建）

第三节　护理说课标准及案例示范

一、说课标准

1.熟悉教学内容，整合教学资源，梳理重点、难点，提出新思路和新成果。

2.明确阐述本课教学过程中主要的教学方法、教学手段及创新之处。

3.采用有利于体现教学重点、难点的教学方法，给予学生思考创新的启发。

4.结合教学内容讲解相关操作技能或知识要点，有效提高学生的学习兴趣。

5.教学结构完整、层次清楚，有教学反馈环节。

6.语言表述清晰、简练、富有逻辑，积极与听者进行课堂互动。

二、电除颤说课案例示范

（一）说课程目标

1.知识目标　学生能列出电除颤的适应证，复述操作步骤、说出作用原理。

2.能力目标　能正确评估患者、判断病情，规范熟练地进行电除颤操作。

3.情感目标　进一步强化急救意识和团队协作精神。

（二）说教材教学背景

1.教材 电除颤是急危重症护理学，人民卫生出版社，第十八章第四节内容。是一节急救技术专业课程，是对教材前部分急救理论知识的延伸和实践。“快速除颤”作为成年人“生存链五环”之一，在临床急救中非常重要。

2.授课对象 工作2年内的急诊规培护士，他们已经学习了心脏的解剖、生理等基础知识、常见心律失常知识及徒手心肺复苏术，但在主动学习和综合运用知识的能力方面相对欠缺。

3.教学重点 电除颤操作步骤和注意事项。

4.教学难点 结合教学内容及对临床护士的调研，确定电除颤适应证的判断作为教学难点，因为室颤、室扑、无脉室速的心电判断需要一定的知识和经验基础；而且紧急情况下，这些心电波形变异较大，容易影响护士的判断。

（三）说教学方法

1.教法主要有媒体演示、理论讲解和情景模拟法。

2.学法主要有小组学习和角色扮演。

（四）教学过程

1.视频引入和呈现任务 播放韩剧《太阳的后裔》的一段应用除颤仪抢救伤员的视频并给学生提出问题：请注意观察画面上如何抢救伤员？他们使用了什么仪器设备，是如何操作的？如果你在现场，你应该怎样做？这段视频清楚展示了电除颤技术的关键步骤。通过播放视频，引发学生学习兴趣，提出学习目标。

2.讲解演示和强化记忆 通过对电除颤的理论知识的讲解和对除颤操作的演示，增强学习的效果。老师当场提问，与学生互动，切实掌握知识，为下一步的学习打好基础。

（1）介绍电除颤定义、作用原理、发展和地位及与电复律的区别。同时引入拓展知识自动体外除颤仪（AED）和置入性心律转复除颤器。

（2）讲解电除颤适应证，重点讲解如何正确判断适应证的心电图特点，实例讲解波形特点。

（3）分步解读操作流程和注意事项，重点强调注意事项。

（4）结合除颤仪进行结构和面板的展示，然后演示除颤仪操作，教学结合，师生互动。

（5）情景模拟，练习操作：采用先进的高级多功能急救训练模拟人教学，设置模拟心肌梗死患者意识丧失，心室颤动，连接监护仪，使用除颤仪进行除颤训练，模拟人体心律发生的生理变化，真实评价除颤效果。然后学生分组讨论，分配角色，实际操作，强调团队的协作配合。最后是引导性反馈，学生反馈他们的感受和疑问，老师进行点评和总结。

3.强调重点和难点

（1）教学重点是操作步骤，通过分步讲解，如视频播放、PPT步骤讲解、流程图示梳理及运用仪器操作演示等方法来反复讲解操作步骤。并将操作流程概括为一看二涂三充四离五放六压，便于学生记忆。在理论讲解和操作演练中，强调急救意识，时间就是生命，除颤必须争分夺秒。

（2）教学难点是电除颤适应证的判断。通过心电图实例强化心电图知识，重点指导学生如何进行快速识别及心电图判断。提供案例分析，综合运用知识解决决问题。带领学生复习徒手心肺复苏术，细化讲解评估判断环节，突破教学重点难点。

4.学以致用和临床实践　课堂上用心学习，课后加强练习操作，在实践中总结经验。授课结束前指导学生参考相关学习资料和网络链接，利用微信教学平台进行课后交流、分享，及时总结、评价，帮助学生提升科研能力，提供最新电除颤方面的文献资料，延伸拓展知识。

通过明确教学目标，利用视频、图片、文字、讲解等方式帮助学生理解和记忆；依靠情景模拟、技能训练等方式，增加学生动手能力，调动学生积极性，扎实掌握电除颤技术，培养急救意识和团队协作精神，见表10-4。

表10-4　护理教学说课比赛评分

评分指标	评判依据	分值	得分	备注
说内容（15分）	娴熟驾驭教学内容，合理整合课程学习资源，准确梳理重点、难点	10		
	体现学科发展的新思路、新成果	5		
说教法（15分）	明确阐述本课教学过程中主要的教学方法和教学手段	10		
	有教法创新	5		
说学法（20分）	结合教学内容和学生特性阐述学习方法	10		
	有效提高学生的学习兴趣	5		
	讲解相关操作技能或知识要点	5		
说教学过程（25分）	教学结构完整、层次清楚	5		
	教学策略与方法有利于教学重点、难点的把握，给予学生思考、联想、创新的启迪	15		
	有教学反馈环节的设计	5		
课件制作（10分）	文字、图片无误	5		
	PPT制作精美、简洁	5		
课堂表现（15分）	仪表端庄，姿势得体	5		
	语言表述清晰、简练、富有逻辑	5		
	有目光对视和课堂互动	5		
总　分		100		

（崔　岩　冷　敏）

主要参考文献

毕怀丽，张艳玲，何丽琴，等. 2008，经桡动脉穿刺冠脉介入术后发生上肢血肿的护理［J］. 现代临床护理，7（7）：176-177.

曹小彤，徐翠荣，王静静. 2017，慢性心力衰竭患者生活质量影响因素的病例对照研究［J］.护理学报，23（24）：5-8.

陈国伟，郑宗锷. 2002，现在心脏内科学［M］.湖南：科学技术出版社，822.

陈灏珠，林果为. 2009，实用内科学［M］.13版.北京：人民卫生出版社，1618-1635.

陈灏珠. 2010，实用内科学［M］.13版.北京：人民卫生出版社，1354-1363.

陈丽娜，段培蓓，张学萍. 2017，急性心肌梗死早期运动疗法研究进展［J］.护理研究，31（12）：1431-1433.

陈素梅. 2017，中老年急性心肌梗死患者心脏康复护理研究进展［J］.护理实践与研究，14（17）：23-25.

陈文彬，潘祥林. 2008，诊断学［M］.7版.北京：人民卫生出版社，479，522-523.

陈燕，梁涛. 2013，心力衰竭患者运动康复的研究进展［J］.中华护理杂志，48（7）：666-668.

陈一岳. 2002，实用临床药物手册［M］.广州：华南理工大学出版社，232.

陈照辉，张南滨，韩宏光，等. 2012，同步电复律治疗心脏瓣膜术后室上性心动过速的观察与护理［J］.护士进修杂志，27（7）：628-630.

陈作元. 2002，心电图训练图谱［M］.青岛：青岛海洋大学出版社，28-44.

崔岩. 2018，规范化专科护士教程//心血管内科［M］.北京：科学出版社，22-50.

崔焱.2006，儿科护理学［M］.4版.北京：人民卫生出版社，189.

戴雯，余丽娟，陈莉. 2017，经桡动脉冠状动脉介入术后伤口管理的护理研究［J］.实用临床护理学杂志，2（37）：116-117.

丁荣晶. 2011，特殊人群心血管疾病一级预防的处理［J］.中国社区医师，4.8.

丁振若，于文彬. 2008，实用检验医学手册［M］.2版.北京：人民军医出版社，143-181.

方丕华. 2008，心电学新进展［M］.北京：中国协和医科大学出版社，494-523.

高玉芳. 2010，临床实用护理技术［M］.北京：人民军医出版社，136.

顾权. 2006，胺碘酮治疗急性心肌梗死并发恶性心律失常41例［J］.同济大学学报，27（4）：64-66.

郭涛，郭继鸿. 2011，心律失常新进展［M］.3版.北京：中华医学电子音像出版社，348-353.

郭志刚，梁亚玲. 2017，饮食调节及基因改变在防治冠心病中的新观点［J］.中华老年心脑血管病杂志，19（1）：2-4.

郝云霞，高瑞雪. 2008，实用心血管内科护理及技术［M］.北京：科学出版社，51-55.

侯应龙，郭文怡.2007，心脏介入诊疗并发症［M］.北京：人民军医出版社，27-30，155-175.

侯应龙，霍勇. 2011，心脏内科新概念［M］.北京：人民军医出版社，15-156，538-545，785-778.

胡大一，向小平. 2006，心血管疾病诊治新进展［M］.北京：人民卫生出版社，16-21.

胡大一. 2011，立足综合预防，有效应对心血管疾病危机，谈中国心血管疾病的一级预防［J］.中国社区医师，12（13）：5-5.

黄霞，魏丽丽. 2013，心内科疾病预防与健康教育［M］.北京：军事医学科学出版社，237-241.

黄霞. 2013，心血管疾病预防与健康教育［M］.北京：人民军医出版社，38-66.

黄霞. 2013，心血管系统疾病的防治与健康教育指导［M］.北京：人民军医出版社，16-24.

霍燕嫦，王志红，龙洁莹，等.2012，止痛消炎膏治疗胺碘酮所致静脉炎的疗效观察［J］. 当代护士（下旬刊），19（1）：154-155.

江明性.2005，新编实用药物学［M］.2版.北京：科学出版社，235.

蒋小燕，林玉环，林燕欢. 2017，5步式叙事护理干预在经皮冠状动脉介入术后病人戒烟护理中的应用［J］.全科护理，15（2）：171-174.

金大鹏.2002，临床医疗护理常规［M］.北京：中国协和医科大学出版社，48-49.

李春华，徐萍.2017，行经皮冠状动脉介入术的急性心肌梗死患者的围术期护理［J］.中国医科大学学报，46（2）：181-183.

李丹，李秋萍.2010，内科护理学［M］.上海：上海科学技术出版社，112-117，140-142.

李瑞平.2008，最新医院心血管疾病临床护理操作规范与护理常规实用全书［M］.北京：人民卫生出版社，589-594.

李森，姜亚芳.2008，冠心病患者心脏康复依从性的影响因素及干预措施的研究进展［J］.中华护理杂志，43（5）：454-455.
李向利.2007，多巴胺静脉注射外渗的预防和护理［J］，现代医药卫生，23（21）：3295-3296.
李小寒，尚少梅.2008，基础护理学［M］.4版.北京：人民卫生出版社，164-172.
李晓松.2004，基础护理技术［M］.北京：人民卫生出版社，243-245.
李贞.2014，可达龙静脉用药所致静脉炎的护理研究 ［J］. 中国实用医药，9（8）：232-233.
林志彬，金有豫.2008，医用药理学基础［M］.6版.北京：世界图书出版公司，174.
刘娟.2017，慢性心力衰竭患者运动功能康复的全病程个案管理［J］.护理学杂志，23（32）：98-100.
刘人伟.2002，检验与临床［M］.北京：化学工业出版社，18-23，232-233.
卢洪斌.2012，经外周静脉泵入多巴胺的护理和并发症处理［J］，中国医药科学，2（20）：133-134.
陆再英，钟南山.2008，内科学［M］.7版.北京：人民卫生出版社，122-362.
路毅.2017，急性心肌梗死病人心脏康复护理研究进展［J/CD］.临床医药文献电子杂志，4（14）：27-38.
罗雅，胡晓春，施昌盛，等.2017，股动脉穿刺后血肿形成的影响因素及护理策略［J］.现代实用医学，29（2）：274-275.
吕探云.2014，健康评估［M］. 3版. 北京：人民卫生出版社，339-385.
马云飞，王洪娟，王俊峰，等.2017，急性心肌梗死患者PCI术后的心脏康复现状及进展［J］.中国老年学杂志，37（7）：1778-1779.
马长生.2011，心血管疾病一级预防的主要措施［J］.中国社区医师，12（13）：7-7.
冉梅，熊英.2014，体外电复律治疗心房颤动17例的护理配合体会［J］.内科，2（9）：200-201.
芮庆林.2012，国际心肺复苏最新指南变化与进展［J］.内科急危重症杂志，18（2）：147-151.
覃峰.2008，心血管内科护理教学查房管理与评分标准手册［M］.北京：人民卫生出版社，406-410.
谭力，刘代菊.2010，22 例患者安置永久性人工心脏起搏器术前心理状态的调查和护理［J］. 医学信息，5（7）：1667-1668.
万学红.2013，诊断学［M］. 8版. 北京：人民卫生出版社，483-526.
王传慧，王群山.2016，对心房颤动电复律治疗的认识［J］.中国介入心脏病学杂志，4（24）：221-224.

王华，于兰贞.2009，内科疾病健康教育指导［M］.北京：军事医学科学出版社，65-68.
王华，于兰贞.2010，内科疾病健康教育指导［M］.北京：军事医学科学出版社，56-68.
王吉耀.2010，内科学［M］.2版（上册）.北京：人民卫生出版社，27-30，230-242.
王晓亚，赵纯.2007，康复运动有助于心肌梗塞患者的恢复［J］.心血管康复医学杂志，205-207.
文晓霞，朱福君，杜梁英.2011，永久性人工心脏起搏器置入术的护理［J］.旬刊，医学信息，24（9）：4641-4642.
吴小玲，黄锡球，宋玉梅.2011，弹力绷带松解时间提示牌在经桡动脉行冠脉介入治疗后的应用［J］.中华现代护理杂志，17（15）：1835-1836.
肖激文.2003，实用护理药物学［M］.北京：人民军医出版社，358-374.
肖佳，舒琼.2016，心脏康复护理对急性心肌梗死患者心理状态和并发症的影响［J］.养生保健指南，24：185-185.
熊剑秋，苏云艳，李丽，等. 2015，69例心房颤动外科射频消融术后复发行电复律治疗［J］.中华护理杂志，6（50）：671-673.
徐奎，杨思进.2017，冠心病药物及介入治疗方法研究进展［J］.中国乡村医药，24（1）：79-80.
徐庆科.2009，心血管药物临床应用新进展［M］.北京：人民军医出版社，16-211.
徐银银.2017，心脏康复护理对心肌梗死患者心理状态的影响［J］.基层医学论坛，21（30）：4201-4202.
杨宝峰.2008，药理学［M］.7版.北京：人民卫生出版社，240-274.
杨新春.2003，急性冠脉综合征［M］.北京：人民军医出版社，55-56.
杨新春.2003，急性冠脉综合征基础与临床［M］.北京：人民卫生出版社，183-198.
杨跃进.2006，阜外心血管内科手册［M］.北京：人民卫生出版社，12-22，88-99.
姚云超，沈丽红，贾莹.2013，临床多巴胺外渗的观察与护理［J］，当代护士（下旬刊），20（6）：141-142.
尤黎明，吴瑛.2006，内科护理学［M］.4版.北京：人民卫生出版社，141-143.
尤黎明，吴瑛.2012，内科护理学［M］.5版.北京：人民卫生出版社，107-261.
尤莉莉，刘爱萍，钮文异，等.2011，心血管疾病的优先干预类型及综合危险因素控制策略［J］.中国健康教育，27（3）：214-217.

于维汉.2006，心肌病学［M］.北京：科学出版社，49-55.
张华瑜，郑菁，陈美榕，等.2013，外周静脉保护策略在预防多巴胺致外周静脉炎中的应用［J］，中外健康文摘，10（14）：100-101.
张磊，周鹏.2006，冠心病调养与防治必读［M］.北京：中国妇女出版社，217，323-333.
张丽随，卢彩霞，冯佳慧.2016，赛肤润外涂预防可达龙外渗致静脉炎的疗效观察［J］，中国保健营养，26（13）：100-102.
张利红.2015，心力衰竭病人液体管理的护理［J］.内蒙古中医药，34（6）：169-170.
张美华.娄玉娟.2014，孙洪巧.持续质量改进在预防可达龙致静脉炎中的应用体会［J］.中国标准卫生管理，5（19）：176-177.
张艳雯，高小雁，崔晶.2011，微量泵持续静脉注射可达龙致静脉炎的观察［J］，护士进修杂志，26（24）：2291-2292.
张媛媛.2013，不同早期干预方法对预防微量泵持续泵入胺碘酮致静脉炎的效果研究［J］，护理研究，27（24）：2652-2653.
张兆琪.2010，心血管疾病64排CT诊断学［M］.北京：人民卫生出版社，44-45.
郑方胜.1998，经食管心脏起搏与电复律［M］.青岛：中国海洋大学出版社，187-191.
中华医学会心血管病学分会，中国康复医学会心血管病专业委员会，中国老年学学会心脑血管病专业委员会.2013，冠心病康复与二级预防中国专家共识［J］.中华心血管病杂志，41（4）：267-275.
中华医学会心血管病学分会介入心脏病学组.2016，中国经皮冠状动脉介入治疗指南（2016）［J］.中华心血管病杂志，44（5）：1-18.
钟敬泉.2009，心肺脑复苏新进展［M］.北京：人民卫生出版社.
朱妙章.2011，心血管生理学与临床［M］.2版.北京：高等教育出版社，10-21.